# 临床护理实践研究

刚春梅　张余芳　甘美英 ◎ 主编

汕頭大學出版社

**图书在版编目（CIP）数据**

临床护理实践研究 / 刚春梅，张余芳，甘美英主编．
汕头 ：汕头大学出版社，2024．8．-- ISBN 978-7-5658-
5395-1

Ⅰ．R47

中国国家版本馆 CIP 数据核字第 2024G2B885 号

**临床护理实践研究**

LINCHUANG HULI SHIJIAN YANJIU

---

主　　编：刚春梅　张余芳　甘美英
责任编辑：黄洁玲
责任技编：黄东生
封面设计：瑞天书刊
出版发行：汕头大学出版社
　　　　　广东省汕头市大学路 243 号汕头大学校园内　邮政编码：515063
电　　话：0754-82904613
印　　刷：济南文达印务有限公司
开　　本：710mm×1000mm　1/16
印　　张：20.5
字　　数：320 千字
版　　次：2025 年 3 月第 1 版
印　　次：2025 年 3 月第 1 次印刷
定　　价：86.00 元
ISBN 978-7-5658-5395-1

---

# 《临床护理实践研究》

## 编委会


**主　编**

刚春梅　梁山县人民医院
张余芳　潍坊市人民医院
甘美英　清远市人民医院
李　汝　聊城市茌平区疾病预防控制中心
刘业慧　烟台毓璜顶医院
云　青　淄博市中心医院
韩丽娜　解放军总医院第二医学中心
王　昕　聊城市东昌府人民医院
魏燕红　聊城市东昌府人民医院

**副主编**

赵子楠　泰安市公共卫生医疗中心
柴菲菲　巨野县人民医院
吴秋香　深圳市中西医结合医院
邓米娜　深圳市中西医结合医院
曹文明　深圳市中西医结合医院
董　芳　联勤保障部队解放军第九〇三医院
叶明月　联勤保障部队解放军第九〇三医院
杨丽敏　南昌大学第一附属医院

# 前　言

现代社会中护理学作为医学的重要组成部分，其角色和地位更是举足轻重。不论是在医院抢救患者的生命，有效地执行治疗计划，进行专业的生活照顾、人文关怀和心理支持，还是在社区、家庭中对有健康需求的人群进行保健指导，预防疾病，护理学都发挥着越来越重要的作用。随着社会经济的发展和人民群众对医疗保健需求的不断增长，医院的结构和服务功能不断变化，护理工作的内涵不断丰富和延伸。

《临床护理实践研究》一书不仅详细阐述了各科室的护理工作，还针对每个涉及的疾病都进行了详细的叙述。这些叙述深入浅出，既包括疾病各方面的介绍，也包括疾病的治疗方案、护理措施等方面的内容。同时，书中还重点强调了临床实用价值，为护理人员提供了实用的护理知识和技能，帮助他们更好地应对各种临床情况。此外，书中还注重培养护理人员的临床思维。通过大量的临床案例和实践经验的分享，帮助护理人员更好地理解疾病的发生和发展过程，掌握正确的诊断和治疗方法，提高护理质量和患者满意度。

《临床护理实践研究》一书是一本非常实用的护理学书籍，对于提高护理人员的专业素养和实践能力具有重要意义。本书从临床实际出发，可作为高职高专护理类专业学生的参考书目，也可作为广大护理人员从事临床护理工作的学习参考，或新护士岗前培训及护士继续教育的参考书。

本书共十九章内容，由刚春梅、张余芳、甘美英、李汝、刘业慧、云青、韩丽娜、王昕、魏燕红、赵子楠、柴菲菲、吴秋香、邓米娜、曹文明、董芳、叶明月、杨丽敏共同编写，具体分工如下：刚春梅（梁山县人民医院）担任第一主编，负责第一章至第五章内容的编写；张余芳（潍坊市人民医院）担任第二主编，负责第六章和第七章内容的编写；甘美英（清远市人民医院）担任第三主编，负责第十五章和第十八章内容的编写；李汝（聊城市茌平区疾病预防控制中心）担任第四主编，负责第十四章内容的编写；刘业慧（烟台毓璜顶医院）担任第五主编，负责第十二章至第十三章、第十九章内容的编写；云青（淄博市中心医院）担任第六主编，负责第八章至第十一章内容的编写。本书由魏燕红（聊城市东昌府人民医院）、吴秋香（深圳市中西医结合医院）、邓米娜（深圳市中西医结合医院）、曹文明（深圳市中西医结合医院）担任第一章至第七章的校对工作；柴菲菲（巨野县人民医院）、赵子楠（泰安市公共卫生医疗中心）担任第八章至第十四章的校对工作；韩丽娜（解放军总医院第二医学中心）、王昕（聊城市东昌府人民医院）担任第十五章至第十九章的校对工作；董芳（联勤保障部队解放军第九〇三医院）、叶明月（联勤保障部队解放军第九〇三医院）、杨丽敏（南昌大学第一附属医院）担任本书的统稿工作。

由于编写时间有限，书稿可能存在一些不足之处。我们诚挚地邀请各位读者在阅读过程中提供宝贵的反馈意见，以便我们在未来的工作中不断改进和提高。

# 目　录

## 第一篇　心内科护理

## 第二篇　心外科护理

# 第三篇　妇科护理

## 第四篇 其他护理

# 第一篇　心内科护理

# 第一章　心内科常见症状体征及护理

## 第一节　心源性呼吸困难

心源性呼吸困难是指各种心脏病出现心力衰竭时，患者在休息或较轻的体力活动时感觉到呼吸费力并伴有呼吸频率、深度与节律的异常，表现为气促或气喘，严重时，患者只能端坐呼吸甚至伴有濒死感。主要原因是心功能不全导致肺淤血所致。常见于各种心脏病引起的心力衰竭，如冠状动脉粥样硬化性心脏病（冠心病）、风湿性心脏病（风心病）、高血压性心脏病等。心源性呼吸困难包括：①劳力性呼吸困难：是最早出现的一种类型，其特点是在体力活动时发生或加重，休息后缓解或消失；②夜间阵发性呼吸困难：是左心衰竭的早期表现，常发生于夜间，患者于睡眠中突然憋醒，感到呼吸困难而被迫坐起或下床开窗通风后症状逐渐缓解；③端坐呼吸：常为严重心力衰竭的表现之一，患者休息平卧时感到呼吸困难，常被迫采取半卧位或坐位以减轻呼吸困难。

### 一、护理评估

1.病史评估

询问呼吸困难的发作时间、特点，对呼吸困难的评估类型，以及与呼吸困难相关的体力活动。同时，它探究了伴随呼吸困难的症状，如咳嗽、咳痰的出现时间、特点，以及痰液的性质和分泌量。此外，还涉及过往是否有类似症状发作、是否存在其他疾病的问题。

2.身心状况

包括生命体征及意识状况，尤其是呼吸的频率、节律及深度；皮肤黏膜有无水肿、发绀；颈静脉充盈程度；体位、营养状况等。注意有无三凹征及哮鸣音。心脏检查注意心率、心律、心音的改变，有无奔马律。注意观察患者面色及表情，评估患者是否有恐惧或焦虑心理。

3.辅助检查

无创血氧饱和度监测可动态评估患者缺氧程度；血气分析能更准确地评估缺氧程度及酸碱平衡状况；胸部X线检查有利于判断肺淤血或肺水肿的严重程度。

## 二、护理措施

1.一般护理

轻度心源性呼吸困难应嘱患者减少活动量，尽量避免呼吸困难反复发作。中度呼吸困难患者睡眠时将头背部垫高，以减少回心血量。中度和重度呼吸困难可适当限制活动，平卧位出现胸闷、憋气、呼吸困难时，应协助患者坐起，必要时双下肢下垂。患者的饮食应以高蛋白质、高热量为宜。心力衰竭的患者，限制钠盐的摄入量。

2.病情观察

应经常观察患者的呼吸频率及呼吸动度，如呼吸频率加快，动度加大，可能为呼吸困难加重。另外还应观察患者的口唇发绀情况，这可以看出患者缺氧的严重程度；此外还需观察患者是否伴有出汗及精神和神志情况，中枢神经系统缺氧时这些都会有所改变。应经常给患者做体格检查，特别是肺部听诊，注意肺部啰音的有无或增减，以便确认心功能的状况。

3.对症护理

出现心源性呼吸困难，特别是急性肺水肿患者，一般都表现为精神极度紧张，有强烈的恐惧感。此时应积极、镇定、有序地配合医生采取有效的治疗措施，动作要迅速、准确，但不能惊慌失措，要避免失误及忙中出错，首先给患者高流量氧气吸入，以保证吸入气中有较高的氧含量，给氧同时应尽快建立静脉通道，以便抢救药物能及时应用。在治疗措施实施过程中应安抚患者，向患者说明精神紧张会使体内有害物质增加，加重呼吸困难，精神放松加上有效药物的治疗，症状会很快缓解。

4.治疗护理

（1）心源性呼吸困难的患者为了减少心脏负荷，一般需要血管扩张剂。在应用血管扩张剂时应随时监测血压，一般随血压下降，症状会逐渐好转，但如心功能极差，血压下降也可能是血管扩张剂的作用。因此，当血压降至接近正常时应减慢静脉注射速度，并密切观察病情变化，配合医生做好进一步的抢救处理。

(2)心源性呼吸困难的患者静脉输液时应注意速度，一般以每分钟30～40滴为宜，速度过快易导致心力衰竭加重。

（3）对肺源性呼吸困难，特别是慢性支气管炎导致的肺源性心脏病（肺心病）患者，应给予低流量氧气吸入，以免引起呼吸抑制。

5.并发症护理

心源性呼吸困难常见的并发症有呼吸道感染，如患者咳嗽、咳黄色黏痰，并根据医嘱应用抗生素治疗。呼吸困难是心功能不全的常见表现，因此对此类患者应给予强心、利尿治疗，随着心功能好转，呼吸困难应逐渐减轻。严重的呼吸困难又可导致心功能不全的进一步加重，引发心源性休克，如发现患者血压下降、四肢发凉、发绀、尿少等情况，应及时与医生取得联系，并备好抢救药品。另外呼吸困难时往往给予利尿治疗，应注意观察尿量，并随时观察电解质变化，如患者有腹胀、恶心、心率加快等低血钾的表现，应给予补钾治疗。

## 三、健康指导

（1）嘱患者停止活动，卧床休息，协助患者取半卧位或端坐位。注意体位的舒适与安全。

（2）保持呼吸道通畅。着宽松衣服，协助患者保持舒适体位，给予氧气吸入，根据病情调节氧流量，急性肺水肿时湿化瓶内加入适量酒精。

（3）保持环境安静，定时通风换气，保持室内空气新鲜，但应防止患者着凉。

（4）遵医嘱及时给予药物治疗，并注意观察药物疗效及副作用。

（5）密切观察病情变化，评估呼吸困难、缺氧的程度及其改善情况。

（6）做好患者及家属的安抚工作，以消除其紧张心理。

（7）与患者及家属一起制订活动目标和计划，循序渐进增加活动量，逐步提高患者的活动耐力。

（8）患者卧床期间，加强基础护理及生活护理，进行床上主动或被动的肢体活动，定时翻身、按摩、拍背，防止下肢静脉血栓形成、压疮及肺部感染等并发症。

（9）适时做好健康宣教，使患者了解自己的病情及应对措施，积极配合治疗及护理。

# 第二节 心源性水肿

心源性水肿是指心力衰竭引起体循环静脉淤血，导致机体组织间隙有过多的液体积聚。其特征是水肿首先出现于身体最低垂部位，常为对称性、可压陷性。非卧床患者，水肿从身体下垂部位开始，以足踝部、胫前明显，逐渐延至全身；卧床患者的水肿以背骶部、会阴部明显。最常见的病因为各种心脏病导致的右心衰竭或全心衰竭，如肺心病、扩张型心肌病等，也可见于心包炎。

## 一、护理评估

1.病史评估

了解患者水肿出现的时间、部位、发展速度、程度及水肿与体位、饮食、活动的关系；了解患者的饮食情况、饮水量、摄盐量、尿量等，评估导致水肿的原因。

2.身心状况

检查水肿的程度、范围，心源性水肿与饮食、体位有关，重者伴有颈静脉充盈、胸水征和腹水征或伴有呼吸困难、发绀。评估患者是否因水肿影响日常生活及引起躯体不适而产生焦虑、烦躁等不良心理。

3.辅助检查

血液生化检验了解有无低蛋白血症及电解质紊乱。

## 二、护理措施

1.卧床姿势

严重水肿尤其伴有大量胸腔、腹腔积液的患者因肺受压及横膈抬高，使呼吸运动受限而产生呼吸困难。原则上取坐位或半卧位，以便横膈下降，增加肺活量，减轻呼吸困难；下肢水肿者应减少站立或坐立时间，尽量平卧，抬高下肢，以减轻水肿；阴囊水肿者可用托带托起阴囊，以利于水肿消退。同时注意局部皮肤护理，防止破溃。

2.要多休息

向患者及家属解释休息的意义。运动不仅增加氧及能量的消耗，增加心脏负担，也使蛋白分解增加，加重肾脏负担。此外，运动使肾血流量减少，醛固酮分泌，肾远曲小管对钠的重吸收增多，故运动可加重水肿。休息则可增加肾血流量，提高肾小球滤过率，使尿量增加，减轻心脏负荷。因此，轻度水肿者应限制活动；重度水肿者，尤其心、肝、肾功能减退时，应卧床休息，有利水肿消退。

3.合理饮食。

饮食原则是低盐、低热量、易消化饮食，少食多餐，以免加重消化道淤血。钠盐限制程度应根据水肿程度、心力衰竭程度及利尿剂治疗情况而定，一般每日食盐量应少于5g（5g 盐为塑料瓶盖的半瓶盖）。除钠盐外，限制其他含钠多的食品和饮料，如发酵食品、腌制食品、香肠、味精、罐头、碳酸饮料等。

4.维持体液平衡

定期测量体重和腹围，每天在相同时间，用相同服装、相同体重计测量体重。时间宜安排在早餐前，排尿后。必要时记录24h液体出入量，以观察水肿的情况。遵医嘱及时准确给予利尿剂，非紧急情况下，利尿剂的应用时间选择早晨或日间为宜，避免夜间排尿过频而影响患者的休息。观察用药后疗效及副作用，并注意观察尿量、体重变化及水肿消退情况。监测血电解质变化，随时调整用药剂量；及时补充电解质，防止出现电解质紊乱。

5.用药护理

用药期间记录每日尿量，观察水肿有无消退，伴随症状有否减轻或好转，以判断疗效。利尿剂尤其是强排钠利尿剂可导致低钠血症、低钾血症等药物不良反应，出现无力、恶心、呕吐、腹胀，肠蠕动减弱或消失，心率早期增快并有心律失常。心电图示 T 波低平、倒置，可出现 U 波提示发生低钾血症。低钠血症主要表现为肌无力、肌痉挛、口干、眩晕、胃肠功能紊乱等。代谢性碱中毒主要表现为易激动、神经肌肉过度兴奋，严重者可有强直性痉挛。

6.加强皮肤护理，防止皮肤破损与感染

严重水肿者，由于循环及营养不良，皮肤抵抗力低、弹性差，破损后易发生压疮。将下肢抬高，增加静脉回流，减轻下肢部位水肿。避免腿部及踝部交叉重叠，可衬软垫。鼓励患者经常自己翻身，使用便盆时动作轻柔，勿强行推、拉，防止擦伤皮肤。故应保持床单干燥、柔软、平整无褶皱，嘱患者穿柔软、宽松的衣服。骨头突出部位使用气圈或气垫床，预防压疮发生。肌内注射时应严格消毒，深部肌内注射时，按压针孔防药液外渗，如有外渗，用无菌巾包裹。水肿局部皮肤每天擦洗，涂滑石粉或爽身粉，并局部按摩，促进血液循环。避免过冷或过热的刺激，使用热水袋保暖时水温不宜太高，防止烫伤。定期观察水肿部位和皮肤受压部位的情况，注意有无发红、破溃现象，发现异常情况及时处理。

## 三、健康指导

1.水肿严重者，嘱患者卧床休息

伴胸水或腹水的患者宜采取半卧位；以下肢水肿为主者，间歇抬高下肢，利于静脉回流，以减轻肢体的肿胀不适。

2.低钠、高蛋白、易消化饮食

做好饮食宣教，说明钠盐与水肿的关系，告诉患者及家属不宜食用的高钠食物品种，强调限钠及加强营养的重要性。

3.定期测量体重，遵医嘱记录 24h 出入水量

根据心力衰竭和水肿的严重程度限制液体摄入量。

4.遵医嘱及时准确给予利尿剂

观察用药后疗效及副作用，尤其注意观察尿量，及时补充电解质，防止出现电解质紊乱。

5.协助患者经常更换体位

保持床单干燥、平整无褶皱，防止翻身或使用便器时擦破皮肤。使用气圈或气垫床预防压疮发生。

6.保持皮肤清洁

嘱患者穿着柔软、宽松的衣服，避免过冷或过热的刺激。使用热水袋保暖时水温不宜过高，防止烫伤。

7.定期观察

观察水肿部位和皮肤受压部位的情况，发现异常情况及时处理。

# 第三节　心悸

心悸是指患者自我感觉到心脏搏动或心慌，伴心前区不适感。最常见的原因为心律失常，尤其是快速型心律失常和期前收缩。健康人在剧烈运动、精神紧张或情绪激动，过量吸烟、饮酒，饮浓茶或咖啡等刺激性食物时可以产生；也可见于应用肾上腺素、阿

托品、氨茶碱等药物时；病理情况常见于心肌炎、心肌病、甲状腺功能亢进症（甲亢）、贫血、发热等。

## 一、护理评估

1.病史评估

对有心悸发作的患者，应评估以下情况：①发作时间：是初发还是复发；②发作性质：是阵发性还是持续性，持续时间多长；发作时心率的快慢，节律是否整齐；③是否有呼吸困难、心绞痛、意识障碍、血压波动等伴随症状及体征；④是否与体力活动、情绪激动及烟酒等刺激性食物有关；⑤是否应用肾上腺素、阿托品等药物；⑥了解患者既往健康状况及生活习惯。

2.身心状况

主要评估患者的生命体征及意识状况，尤其是心律、心率、脉搏情况，了解患者有无焦虑心理。

3.辅助检查

常规心电图检查或24h动态心电图监测，可帮助确定产生心悸的心律失常类型。

## 二、护理措施

1.心理护理

为减轻患者的焦虑和不安，应多关心患者，耐心向其解释病情。对神经质患者应多鼓励、多肯定，同时做好家属的工作，以取得家属的支持和合作。

2.去除生理性诱因

如限制饮酒、吸烟；调整工作环境；避免刺激性谈话；适当读书、看报以分散注意力。

3.休息与运动

病情稳定时应适当运动。如有严重心律失常时应卧床休息，病情好转后再逐渐起床活动。若是心功能Ⅳ级的患者，应绝对卧床休息。

4.体位与姿势

心悸明显的患者应避免左侧卧位，因左侧卧位可使症状加重。器质性心脏病伴心功能不全时，为减少回心血量，减轻心悸，应取半卧位。

5.衣服应宽松

衣服的紧束，可增强心脏搏动的感受和引起呼吸困难。

6.饮食

如果是器质性心脏病引起的心悸，应给予合理的营养，控制钠盐，少量多餐，以减轻水肿和心脏前负荷；多吃水果、蔬菜、维生素，以利于心肌代谢，防止低钾；避免饱餐，因饱餐可诱发心律失常，加重心悸。

7.吸氧

可行面罩和鼻导管吸氧，因吸氧可提高血氧浓度，对治疗心律失常有效。对器质性心脏病引起的心悸，如伴有气急、不能平卧、发绀等症状者也应吸氧。

8.病情观察

注意心悸发生的时间、性质、程度、诱发缓解因素和呼吸困难、胸痛、晕厥等伴随症状，重点观察心脏的体征，尤其是心率、心律变化。全身情况和生命体征不能忽视，以利于查明病因。

## 三、健康指导

（1）症状明显时，嘱患者卧床休息，以减少组织耗氧，减轻心脏负担。

（2）协助患者生活起居，保证患者充分休息。

（3）做好健康宣教，使患者了解心悸产生的原因并能积极应对。

（4）对症处理。发热引起的心率增快，应积极给予物理降温；室上性心动过速引起的心悸，可用刺激迷走神经的方法终止发作。

（5）积极治疗原发病，避免各种诱因。

# 第四节　胸痛

胸痛是指各种化学因素或物理因素刺激肋间神经的感觉纤维、支配心脏及主动脉胸段的感觉纤维，表现为心前区或胸骨后疼痛。常见于冠心病心绞痛、急性心肌梗死、主动脉夹层动脉瘤、急性心包炎等。典型心绞痛位于胸骨后，呈压榨性，常于体力活动或情绪激动时发生，休息后可缓解；急性心肌梗死患者的胸痛多呈持续性剧痛伴冷汗、面色苍白等；主动脉夹层动脉瘤患者可出现胸骨后或心前区撕裂性剧痛或烧灼痛；急性心包炎引起的疼痛可因呼吸或咳嗽而加剧。

## 一、护理评估

1.病史评估

应详细询问患者疼痛的部位、性质、程度、发作时间及持续时间，是否放射至其他部位；是首次发作还是经常发作，此次发作与以往发作有无差异；发作前有无过度劳累或情绪激动等诱发因素，有无伴随症状；了解患者以往健康状况，是否有高血压、冠心病、风心病等疾病史。

2.身心状况

注意生命体征、意识及精神状况，评估有无血压升高或下降、面色苍白、大汗淋漓等伴随症状及体征，了解疼痛程度是否随呼吸或咳嗽而改变，评估有无心脏杂音及心包摩擦音。患者是否因剧烈疼痛而感到恐惧。

3.辅助检查

常规心电图或动态心电图、心脏三位片、心脏超声检查，血液生化检查。

## 二、护理措施

（1）胸痛发作时，嘱患者立即停止活动，卧床休息，协助患者取舒适体位。

（2）密切观察胸痛情况，注意其部位、性质及伴随症状。

（3）严密观察生命体征、意识状况，及时发现病情变化。

（4）遵医嘱及时给予吸氧、止痛等处理措施。

（5）关心理解患者，稳定患者情绪。

# 第五节 晕厥

晕厥是由于一过性脑组织缺血缺氧引起的短暂的、突发的可逆性意识丧失。晕厥可由多种原因产生，其中有心源性、血管神经性、代谢性等。因心脏原因引起的心排血量突然下降而产生的晕厥称阿-斯（Adams-Stokes）综合征，常发生于严重心律失常的患者，是病情严重而危险的征兆，见于急性心肌梗死、病毒性心肌炎、心肌病等。

## 一、护理评估

1.病史评估

由于晕厥可由多种病因引起，包括心源性、血管神经性、药物性、代谢性和脑血管病等，而心源性晕厥又可由多种原因产生，如各种严重心律失常、神经性等。因此，询问病史时应全面、系统，并掌握各种晕厥的特点。

对心源性晕厥患者的评估应注意：①晕厥的特点为意识丧失时间短，多在1～2分钟内恢复；②了解发作前有无先兆症状及诱因；③了解既往有无类似发作，是否有心脏病或其他疾病。

2.身心状况

观察生命体征及意识状况，注意发作时有无抽搐、口吐白沫、大小便失禁等情况；注意监测心律、心率、血压等变化。评估患者有无焦虑或恐惧心理。

3.辅助检查

常规心电图或24h动态心电图检查，发作频繁者进行持续心电监测可了解发作时的心电情况。血液生化检查测定血钾及血糖，可帮助寻找病因。

## 二、护理措施

（1）协助患者平卧，解开衣领及领带，保持呼吸道通畅。

（2）伴有抽搐者，将压舌板用纱布包裹，置入患者口腔中，防止舌咬伤；安好床护栏，以免患者坠床。应专人守护在患者身边。

（3）立即心电监护，并准备好抢救药品和器械。

（4）迅速建立静脉通道。

（5）严密观察生命体征及意识状况。

（6）做好患者及家属的安抚工作，以消除紧张恐惧心理。

（7）治疗原发病，消除诱因。

# 第二章　心力衰竭护理

心力衰竭是由于各种心脏结构或功能性疾病导致心室充盈和（或）射血能力受损而引起的一组临床综合征，简称心衰。临床上以体循环淤血和（或）肺循环淤血及组织血液灌注不足为主要特征，其主要临床表现为呼吸困难、疲乏、体液潴留，是一种渐进性疾病，常见于各种心脏疾病的终末阶段。

心力衰竭按发生的部位可分为左心、右心和全心衰竭；按发生的速度可分为急性和慢性两种，以慢性居多。

## 第一节　慢性心力衰竭

慢性心力衰竭也称慢性充血性心力衰竭，是大多数心血管疾病的最终归宿，也是最主要的死亡原因。在西方国家心力衰竭的基础心脏病构成以高血压、冠心病为主。我国从前以心瓣膜病为主，但近年来高血压、冠心病所占比例呈明显上升趋势。

### 一、临床表现

#### （一）左心衰竭

主要表现为心排血量低和肺循环淤血的综合征。

1.症状

（1）呼吸困难：劳力性呼吸困难是左心衰竭早期症状，最初在较重的体力活动时出现，并在休息后得到缓解。随着病情进展，呼吸困难可在轻度体力活动时出现，甚至出现夜间阵发性呼吸困难，这是左心衰竭的典型表现。在严重情况下，患者可能出现端坐呼吸、心源性哮喘和急性肺水肿。患者采取的坐位越高，可能暗示左心衰竭的程度越重，可以通过这一情况来估计病情的严重程度。

（2）咳嗽、咳痰、咯血：咳嗽是较早出现的症状，常在夜晚出现，而患者坐起或站立时咳嗽可能减轻或消失。典型情况下，患者咳出白色泡沫状痰，有时痰中可能带有血丝。当肺部淤血明显加重或肺水肿时，患者可出现咳嗽粉红色泡沫状痰的症状。

（3）低心排血量症状：出现头晕、乏力、心悸、失眠或嗜睡、尿少、发绀等症状的主要原因是心、脑、肾、骨骼肌等重要器官组织血液灌注不足。

2.体征

呼吸加快、血压升高、心率增快以及可能出现的交替脉，常伴有左心室增大。临床上可能听到心尖部的舒张期奔马律，以及肺动脉瓣区第二心音的亢进。在两肺底部可能出现细湿啰音。此外，原有的心脏瓣膜病变可能导致杂音以及原有心脏病的其他特征体征。

（二）右心衰竭

主要表现为体循环淤血的综合征。

1.症状

患者可能出现食欲不振、恶心、呕吐、右上腹痛、腹胀、腹泻、尿少以及夜间尿频等症状。这些症状的原因通常是因为各个脏器长期慢性淤血所致。

2.体征

（1）颈静脉充盈、怒张，肝颈静脉反流征阳性。

（2）肝大：肝脏肿大伴有上腹部饱胀不适及明显压痛，还可出现黄疸和血清转氨酶水平升高，晚期可出现心源性肝硬化。

（3）水肿：双下肢及腰骶部水肿，严重的全身水肿，伴有胸、腹腔积液。

（4）其他：胸骨左缘第 3～4 肋间可听到舒张期奔马律。当右心室增大或全心增大时，心浊音界会向两侧扩大。在三尖瓣区可能听到收缩期吹风样杂音。

（三）全心衰竭

此时左心和右心衰竭的临床表现同时存在。由于右心衰竭时右心排血量减少，能减轻肺淤血和肺水肿，故左心衰竭的症状和体征有所减轻。

心功能分级可以正确评价患者心功能，对于判断病情轻重和指导患者活动量具有重要意义。根据患者的临床症状和活动受限制的程度，可将心功能分 4 级[1928 年纽约心脏病协会（NYHA）分级，美国心脏病协会（AHA）标准委员会 1994 年修订]。

Ⅰ级：体力活动不受限制。日常活动不引起心悸、乏力、呼吸困难等症状。

Ⅱ级：体力活动轻度受限。休息时无症状，日常活动即可引起以上症状，休息后很快缓解。

Ⅲ级：体力活动明显受限。休息时无症状，轻于日常活动即可引起以上症状，休息后较长时间症状才可缓解。

Ⅳ级：不能进行任何活动。休息时也有症状，稍活动后加重。

## 二、辅助检查

（1）心电图检查。

（2）X线胸片及影像学检查。

（3）超声心动图检查。

（4）实验室检查：动脉血气分析、血常规、生化和心肌酶谱。

（5）放射性核素心室造影检查。

（6）创伤性血流动力学检查等。

## 三、救治原则与方法

### （一）治疗原则和目的

慢性心力衰竭的短期治疗如纠正血流动力学异常、缓解症状等，并不能降低患者死亡率和改善长期预后。因此，治疗心力衰竭必须从长计议，采取综合措施，包括治疗病因、调节心力衰竭代偿机制以及减少其负面效应如拮抗神经体液因子的过分激活等。既要改善症状，又要达到下列目的：①提高运动耐量，提高生活质量；②阻止或延缓心室重构，防止心肌损害进一步加重；③延长寿命，降低死亡率。

### （二）治疗方法

1.病因治疗

（1）治疗基本病因：大多数心力衰竭的病因都存在相应的针对性治疗方法，例如控制高血压、改善冠心病引起的心肌缺血、手术治疗心瓣膜病以及医治先天性畸形等。然而，病因治疗面临的主要挑战在于很多情况下疾病被发现和治疗的时间过晚。许多患者通常只满足于短期治疗以缓解症状，而拖延治疗，导致最终病情发展为严重的心力衰竭，失去了最佳的治疗时机。

（2）消除诱因：最常见的心力衰竭诱因之一是感染，尤其是呼吸道感染，因此需要积极选择合适的抗生素治疗。对于持续发热一周以上的患者，应提高警惕，注意感染性心内膜炎的可能性。此外，心律失常，尤其是心房颤动，也是导致心力衰竭的常见原因。对于心房颤动伴有极快的心室率，若无法及时进行复律，则应迅速控制心室率。同时，潜在的甲状腺功能亢进、贫血等因素也可能加重心力衰竭，因此需要注意及时进行诊断和纠正治疗。

2.一般治疗

（1）休息和镇静：针对心力衰竭患者，合理控制体力和心理活动至关重要。在需要时，可考虑使用镇静剂来促进休息，但对于严重心力衰竭患者应谨慎使用。充分休息有助于降低心脏负担、减缓心率，并促进冠状动脉供血，从而对改善心脏功能有利。然而，长期卧床容易导致下肢静脉血栓形成，甚至引发肺栓塞，同时也会影响消化吸收功能和肌肉健康。

（2）控制钠盐摄入：心力衰竭患者常伴有水钠潴留，导致血容量增加，因此减少钠盐摄入有助于减轻水肿等症状，并降低心脏负荷，改善心脏功能。在应用强效的排钠利尿剂时，需注意过度限制盐分可能导致低钠血症的风险。

3.药物治疗

（1）利尿剂的应用：利尿剂是治疗慢性心力衰竭的基本药物，对于有液体潴留证据或原有液体潴留的所有心力衰竭患者，均应给予利尿剂。利尿剂可通过排钠排水减轻心脏容量负荷，改善心功能，对缓解淤血症状和减轻水肿有十分显著的效果。

（2）血管紧张素转换酶抑制剂（ACEI）的应用：ACEI 是治疗慢性心力衰竭的基本药物，可用于所有左心功能不全者。其主要作用机制是抑制肾素-血管紧张素（RAS）系统对循环和心脏局部组织中的影响，从而具有扩张血管、抑制交感神经活性以及改善和延缓心室重构等作用；同时，ACEI 还可抑制缓激肽降解，使具有血管扩张作用的前列腺素生成增多，并有抗组织增生作用。ACEI 也可明显改善其远期预后，降低死亡率。因此，及早（如在心功能代偿期）开始应用 ACEI 进行干预，是慢性心力衰竭药物治疗的重要方法。ACEI 种类很多，临床常用的有卡托普利、依那普利等。

（3）增加心排出量的药物。

①洋地黄制剂：通过抑制心肌细胞膜上的 $Na^+$-$K^+$-ATP 酶，使细胞内 $Na^+$浓度升高，$K^+$浓度降低；同时 $Na^+$与 $Ca^{2+}$进行交换，又使细胞内 $Ca^+$浓度升高，心肌收缩力增强，

增加心脏每搏血量；心脏收缩末期残余血量减少，舒张末期压力下降，有利于缓解各器官淤血，尿量增加。一般治疗剂量下，洋地黄可抑制心脏传导系统，对房室交界区的抑制量最为明显，可减慢窦性心率、减慢心房扑动或颤动时的心室率；但大剂量时可提高心房、交界区及心脏的自律性，当血钾过低时，更易发生各种快速性心力衰竭。本制剂0.25mg/d，适用于中度心力衰竭的维持治疗，但对70岁以上或肾功能不良患者宜减量。毛花苷C（西地兰）为静脉注射用制剂，适用于急性心力衰竭或慢性心力衰竭加重时，特别适用于心力衰竭伴快速心房颤动者。注射后10min起效，1～2h达高峰。每次用量0.2～0.4mg，稀释后静脉注射。

②非洋地黄类正性肌力药物：多巴胺和多巴酚丁胺只适宜进行短期静脉应用；米力农在改善心力衰竭症状方面具有一定的效果，但经过大型前瞻性研究和其他相关研究验证，长期使用这类药物治疗重症慢性心力衰竭的患者，其死亡率往往比不使用这类药物的患者更高。

（4）β受体阻滞剂的应用：β受体阻滞剂可对抗心力衰竭代偿机制中的“交感神经活性增强”这一重要环节，对心肌产生保护作用，可明显提高其运动耐量，降低死亡率。β受体阻滞剂应该用于NYHA心功能Ⅱ级或Ⅲ级、左心室射血分数（LVEF）<40%，但病情稳定的所有慢性收缩性心力衰竭患者，应在ACE抑制剂和利尿剂的基础上应用；同时，因其具有负性肌力作用，用药时应十分慎重。一般宜待病情稳定后，从小量开始用起，然后根据治疗反应每隔2～4周增加一次剂量，直至达最大耐受量，并适量长期维持。症状改善常在用药后2～3个月出现。长期应用时避免突然停药。临床常用制剂有：①选择性β受体阻滞剂：无血管扩张作用，如美托洛尔初始剂量12.5mg/d，比索洛尔初始剂量1.25mg/d；②非选择性β受体阻滞剂：如卡维地洛属第3代β受体阻滞剂，可全面阻滞$\alpha_1$受体、$\beta_1$受体和$\beta_2$受体，同时具有扩血管作用，初始剂量3.125mg，2次/日。β受体阻滞剂的禁忌证为支气管痉挛性疾病、心动过缓以及二度或二度以上房室传导阻滞（安装心脏起搏器者除外）。

（5）血管扩张剂的应用：在心力衰竭中，各种代偿机制导致周围循环阻力增加，加重心脏前负荷。扩血管治疗能减轻心脏负荷，改善症状。因此，在心力衰竭治疗中可以考虑使用小静脉扩张剂（如硝酸异山梨酯）、阻断α受体的小动脉扩张剂（如肼屈嗪），以及均衡扩张小动脉和小静脉的制剂（如硝普钠）等通过静脉滴注途径。

## 四、护理评估

1.病史评估

详细询问患者起病情况，了解有无感染、过度劳累、情绪激动等诱因；有无活动后心悸、气促或休息状态下的呼吸困难，若有劳力性呼吸困难，还需了解患者产生呼吸困难的活动类型和轻重程度，如步行、爬楼、洗澡等，以帮助判断患者的心功能；询问患者有无咳嗽、咳痰，有无夜间阵发性呼吸困难。对于右心衰竭的患者，应注意了解患者是否有恶心、呕吐、食欲不振、腹胀、体重（体质量）增加及身体低垂部位水肿等情况。了解患者既往的健康状况，评估有无引起心力衰竭的基础疾病，如冠心病、风湿性心脏病、心肌病等。

2.身体评估

（1）左心衰竭：评估患者有无活动后心悸、气促，夜间阵发性呼吸困难，以及咳嗽、咳痰、咯血等症状。此外，需要检查是否有心脏扩大或心脏杂音。同样重要的是观察患者的心理反应，了解心理压力的根源。

（2）右心衰竭：了解患者是否存在上腹部不适和食欲不振等症状。另外，评估时要注意观察是否有肝大、水肿、腹腔积液以及颈静脉怒张等特征。

（3）全心衰竭：了解患者有无左心衰竭和右心衰竭的症状、体征；评估心力衰竭的基础疾病、扩张型心肌病及各种心脏病的晚期往往出现全心衰竭表现。

3.日常生活评估

了解患者的饮食习惯，包括是否喜欢咸食、腊制品、发酵食品，以及是否吸烟、酗酒，喜欢喝浓茶、咖啡等，能帮助评估心力衰竭风险。同时，了解患者的睡眠、排便情况和日常活动水平也是重要的，以排除心力衰竭是否由过度活动引起。

4.心理社会评估

长期的疾病和反复发作的心力衰竭使患者生活能力下降，需要依赖他人照顾。频繁住院治疗造成经济负担，引发患者焦虑、内疚、恐惧和绝望情绪。与此同时，家属和亲人因长期照顾患者而身心俱疲，承受着巨大的压力。

## 五、护理诊断

（1）气体交换受损：与左心衰竭致肺循环淤血有关。

（2）活动无耐力：与心排血量下降有关。

（3）潜在并发症：洋地黄中毒。

## 六、护理目标

（1）患者呼吸困难、咳嗽等症状明显减轻，发绀消失，血气指标在正常范围。

（2）胸、腹腔积液，水肿减轻或消失。

（3）患者能够了解和识别限制最大活动量的指征，根据医疗计划进行活动，并报告活动耐力增强的主诉。

（4）患者能说出洋地黄中毒的表现，能及时发现和控制中毒。

## 七、护理措施

1.一般护理

（1）休息与活动：休息是减轻心脏负荷的重要方法，包括身体活动的休息、精神放松以及获得充足的睡眠。根据患者的心功能分级和整体健康状况，应该确定合适的活动量。

Ⅰ级：不限制一般的体力活动，积极参加体育锻炼，但要避免剧烈运动和重体力劳动。

Ⅱ级：适当限制体力活动，增加午休，强调下午多休息，可不影响轻体力工作和家务劳动。

Ⅲ级：严格限制一般的体力活动，每天有充分的休息时间，但日常生活可以自理或在他人协助下自理。

Ⅳ级：绝对卧床休息需要他人照顾患者生活，但可以在床上进行被动肢体运动、轻微的屈伸运动和翻身等活动，逐步过渡到坐起或下床活动。医护人员鼓励患者不要过度延长卧床时间。当病情有所改善时，应尽早进行适量的活动，因为长期卧床可能导致血栓形成、肺栓塞、便秘、身体虚弱以及直立性低血压等并发症的发生。

（2）饮食：低盐、低脂、低热量、高蛋白、高维生素、清淡易消化，少食多餐。

①限制食盐及含钠食物：Ⅰ级心力衰竭患者每日钠摄入量应限制在 2g（相当于氯化钠 5g）左右；Ⅱ级心力衰竭患者每日钠摄入量应限制在 1g（相当于氯化钠 2.5g）左右；Ⅲ级心力衰竭患者每日钠摄入量应限制在 0.4g（相当于氯化钠 1g）左右。但应注意在用强效利尿剂时，可放宽限制，以防发生电解质紊乱。

②限制饮水量：高度水肿或伴有腹腔积液者，应限制饮水量，24h 饮水量一般不超过 800mL。应尽量安排在白天间歇饮水，避免大量饮水，以免增加心脏负担。

（3）排便的护理：指导患者养成按时排便的习惯对于预防便秘非常重要。同时，要提醒患者在排便时避免过度用力，因为过度用力可能增加心脏负担，甚至诱发严重的心律失常。

2.对症护理及病情观察护理

（1）呼吸困难。

①休息与体位：让患者取半卧位或端坐位，安静休息，鼓励患者多翻身，咳嗽时尽量做缓慢的深呼吸。

②吸氧：根据缺氧程度及病情进展情况选择氧流量。

③遵医嘱给予强心、利尿、扩血管药物时，需要注意观察药物的作用和不良反应。例如，血管扩张剂可能引起头痛和血压下降等不良反应。另外，血管紧张素转换酶抑制剂可能导致直立性低血压和咳嗽等不良反应。

④病情观察：应观察呼吸困难的程度、发绀情况、肺部啰音的变化，血气分析和血氧饱和度等，以判断药物疗效和病情进展。

（2）水肿。

①观察水肿的消长程度：每日测量体重，准确记录出入液量并适当控制液体摄入量。

②限制钠盐摄入：每日食盐摄入量少于 5g，服利尿剂者可适当放宽。限制含钠高的食品、饮料和调味品，如发酵面食、腌制品、味精、糖果、番茄酱、啤酒、汽水等。

③加强皮肤护理：协助患者经常更换体位，嘱患者穿质地柔软的衣物，以及经常按摩骨隆突处，是为了预防压疮的发生。

④遵医嘱：正确使用利尿剂需要密切观察其不良反应，主要包括水和电解质紊乱。为了避免夜间排尿频繁影响患者的休息，利尿剂的应用时间最好选择在早晨或白天。

3.用药观察与护理

（1）利尿剂：电解质紊乱是利尿剂最易出现的不良反应，应随时注意观察。氢氯噻嗪类排钾利尿剂，作用于肾远曲小管，抑制 $Na^+$的重吸收，并可通过 $Na^+$-$K^+$交换机制降低 $K^+$的吸收，易出现低钾血症，应监测血钾浓度，给予含钾丰富的食物，遵医嘱及时补钾；氨苯蝶啶直接作用于肾远曲小管远端，排钠保钾，利尿作用不强，常与排钾利尿剂合用，起保钾作用。出现高钾血症时，遵医嘱停用保钾利尿剂，嘱患者禁食含钾高的食物，严密观察心电监护变化，必要时给予胰岛素等紧急降钾处理。

（2）ACE 抑制剂：ACE 抑制剂的不良反应有低血压、肾功能一过性恶化、高钾血症、干咳、血管神经性水肿以及少见的皮疹、味觉异常等。对无尿性肾衰竭、妊娠哺乳期妇女和对该类药物过敏者禁止应用，双侧肾动脉狭窄、血肌酐水平明显升高（＞225umolL）、高钾血症（＞5.5mmol/L）、低血压（收缩压＜90mmHg，1mmHg=0.133kPa）或不能耐受本药者也不宜应用本类药物。

（3）洋地黄类药物：加强心肌收缩力，减慢心率，从而改善心功能不全患者的血流动力学变化。其用药安全范围小，易发生中毒反应。

①严格按医嘱给药：教导患者在服用地高辛时应自行检测脉搏。如果脉搏＜60 次/分或者出现不规律的心跳情况，应当暂停服用药物并及时告知医生。毛花苷 C 或毒毛花苷 K 在静脉注射前需要进行稀释，然后缓慢静脉注射，并且在给药期间需要同时监测心率、心律和心电图变化。

②密切观察洋地黄中毒表现，包括：a.心律失常：洋地黄中毒最重要的反应是出现各种类型的心律失常，是由心肌兴奋性过强和传导系统传导阻滞所致，最常见者为室性期前收缩（多表现为二联律）、非阵发性交界区心动过速、房性期前收缩、心房颤动以及房室传导阻滞；快速房性心律失常伴房室传导阻滞是洋地黄中毒的特征性表现。洋地黄可引起心电图 ST-T 改变，但不能据此诊断为洋地黄中毒。b.消化道症状：食欲减退、恶心、呕吐等（需与心力衰竭本身或其他药物所引起的胃肠道反应相鉴别）。c.神经系统症状：头痛、头晕、抑郁、嗜睡、精神改变等。d.视觉改变：视物模糊、黄视、绿视等。测定血药浓度有助于洋地黄中毒的诊断。

③洋地黄中毒的处理：a.发生中毒后应立即停用洋地黄药物及排钾利尿剂。b.单发室性期前收缩、一度房室传导阻滞等在停药后常自行消失。c.对于快速性心律失常患者，若血钾浓度低则静脉补钾，如血钾不低可用利多卡因或苯妥英钠；有传导阻滞及缓慢性心律失常者，可用阿托品 0.5～1.0mg 皮下或静脉注射，必要时安置临时心脏起搏器。

（4）β 受体阻滞剂：必须从极小剂量开始逐渐加大剂量，每次剂量增加的时间梯度不宜少于 5 天，同时严密监测血压、体重、脉搏及心率变化，防止出现传导阻滞和心力衰竭加重。

（5）血管扩张剂。

①硝普钠：用药过程中，要严密监测血压，根据血压调节滴速，一般剂量为 0.5～3ug/（kg - min），连续用药不超过 7 天，嘱患者不要自行调节滴速，体位改变时动作宜缓慢，防止直立性低血压的发生；注意避光，现配现用，液体配制后无论是否用完需 6～8h 更换；长期用药者，应监测血氰化物浓度，防止氰化物中毒，临床用药过程中发现老年人易出现精神方面的症状，应注意观察。

②硝酸甘油：用药过程中可出现头胀、头痛、面色潮红、心率加快等不良反应，改变体位时易出现直立性低血压。用药时从小剂量开始，严格控制输液速度。做好宣传教育工作，以取得配合。

4.心理护理

（1）护士自身应具备良好的心理素质：要保持沉着冷静，以积极乐观的态度影响患者及其家属，帮助患者增强战胜疾病的信心。

（2）建立良好的护患关系：关心体贴患者，简要解释使用监测设备的必要性及作用，得到患者的充分信任。

（3）对患者及家属进行适时的健康指导：严格遵医嘱服药，不随意增减或撤换药物是确保治疗有效性和患者安全的关键。在用药过程中，出现中毒反应是一种严重情况，应立即就医。

## 八、出院健康指导

### （一）指导内容

1.疾病知识教育

对慢性心力衰竭及原发病的基本知识进行宣教，包括发病机制、临床表现、诱发因素、简要的治疗方案、护理措施、应急情况的处理等，使患者对疾病有进一步的了解，正确、客观地对待疾病，正视危险因素的存在。积极遵从医嘱，接受长期家庭康复治疗的现实，尽可能避免生活中的危险因素。定期门诊随访，防止复发。

2.休息与活动指导

良好的体力和休息是减轻心脏负担的重要措施。慢性心力衰竭患者要注意多休息，保证充足的睡眠，避免疲劳。日常活动应根据不同患者的原发疾病性质、体力及心功能情况等给予具体指导，适当的体力活动可使毛细血管床开放，降低外周血管阻力，减轻心脏的后负荷，改善运动耐力，同时可以预防长时间卧床带来的压疮、下肢静脉血栓、胃肠蠕动减弱致食欲下降、直立性低血压等危险。活动形式以散步、慢跑、打太极拳、做保健操等有氧运动为宜。活动量的增加要循序渐进、量力而行，以不引起胸闷、憋气、心悸等不适为宜。

3.饮食指导

总的饮食原则是进食低盐、低脂、低胆固醇、高蛋白、高维生素、易消化食物，少食多餐。控制钠盐摄入可以减轻慢性心力衰竭患者体内水钠潴留，减轻心脏的前负荷。食盐的摄入量可限制在 23g/d，长期维持，以防止心力衰竭的复发。在低盐饮食基础上可食用五谷类、豆类，各种新鲜蔬菜、水果，菌藻类（如香菇、黑木耳），植物油等；动物内脏和脑、动物油、肥肉、含钠调味品、辛辣刺激性食物等尽量少吃。适当限制水分的摄入，以 1.52L/d 为宜，以免过多的水分进入体内，增加循环血量，加重心脏的负担。

4.服药指导

患者出院时心功能已明显改善或恢复正常，但绝大多数患者需用药维持和巩固，要使患者充分认识到坚持用药的重要性，并讲明出院所带药物的作用、用法、剂量、不良作用及注意事项等。如服用利尿剂以早晨为宜，以使利尿作用发生在白天，避免影响夜间休息。在服用利尿剂期间尿量多时要定期复查电解质，了解有无电解质紊乱情况，一旦出现疲倦、肌肉无力、腹胀、恶心等低血钾症状时应及时就诊，遵医嘱给予补钾药物。饮食上可多吃红枣、橘子、香蕉、韭菜等含钾高的食物。服用洋地黄类药物时，严格遵守医嘱服药，不得随意增减剂量或停药；服药前要测脉搏，若脉率＜60 次/分，应立即停药；若出现恶心、呕吐、食欲减退、黄视或绿视等不良反应症状时应及时就诊，给予相应的处理。

5.心理指导

良好的心理状态对疾病转归至关重要。不良心态可能导致身体多系统功能失调，尤其是对于慢性心力衰竭，可能诱发复发和加重。因此，维持愉快的心情、积极乐观的态度，避免情绪激动，学会情绪调节和控制对疾病康复和生活具有积极意义。

6.避免诱因，防止复发

对于慢性心力衰竭患者，减少诱发因素对于延缓病情进展、减少住院率至关重要。

（1）积极治疗引起心力衰竭的原发疾病如冠心病、高血压、风心病等。

（2）维持情绪稳定、避免激动，尤其是不宜观看竞争激烈或惊险刺激的比赛或电视剧。

（3）饮食结构合理，少食多餐，避免过饱。戒烟、酒。

（4）注意休息，避免疲劳。

（5）保持定时排便习惯，保持大便通畅，但避免用力排便，以免加重心脏负担。

（6）注意保暖，预防受凉感冒，积极防止呼吸道感染。

（7）育龄妇女应注意安全避孕。

（二）指导方法

1.口头讲解与书面指导相结合

患者出院前 12 天，根据患者心功能情况及原发病性质等进行认真评估，给予全面的出院健康指导。告知科室联系电话及急救电话。同时发放《心力衰竭患者出院健康教育》书面资料，方便患者出院后长期保留及查阅。

2.口头讲解与示教相结合

对于需要患者或家属掌握的简单操作，比如正确测量脉搏、高血压患者测量血压、舒适卧位等方法，在口头讲解的同时，重视示范训练直至患者或家属正确掌握为止。

3.因人而异，有针对性地进行宣教

根据患者的性别、年龄、文化程度、性格特点、病情轻重和心理状态的不同，有针对性地进行健康宣教。例如，对于文化程度较低、理解能力较差的患者，应使用通俗易懂的语言，重复强化讲解，避免使用医学术语。对于文化程度较高者，除一般宣教外，也可以推荐医学科普书籍，以提升他们对疾病的深入理解。针对年龄较大、听力障碍、自理能力差或智能减退的患者，宣教对象重点是家属，使其了解疾病原因、病理生理过程、治疗方法和紧急情况处理，以确保患者出院后在家得到持续的治疗和关怀。

## 第二节　急性心力衰竭

急性心力衰竭是指因急性心脏病变引起心排血量急剧降低而导致的组织器官灌注不足和急性淤血综合征。临床上以急性左心衰竭较为常见，主要表现为肺水肿或心源性休克，是严重的急危重症，抢救是否及时合理与患者预后密切相关。急性右心衰竭即急性肺源性心脏病，主要由大面积肺梗死所致。

### 一、临床表现

急性左心衰竭是一种严重的状况，其主要表现为急性肺水肿。患者可能表现为突然出现的严重呼吸困难，呼吸频率可能达 30～40 次/分，吸气时肋间隙和锁骨上的凹陷，伴有频繁的咳嗽，咳出大量粉红色泡沫状痰。患者常采取坐位，双腿下垂，感到极度焦虑不安、大量出汗，皮肤湿冷，面色灰白，严重者甚至可能因缺氧导致精神混乱。对于因急性心肌梗死引起心力衰竭的患者，常伴有剧烈胸痛。

急性肺水肿早期可因交感神经激活，血压可一度升高，随着病情进展，血压常下降，严重者可出现心源性休克。听诊时，两肺布满湿性啰音和哮鸣音；心尖部第一心音减弱，心率增快，同时有舒张早期奔马律、肺动脉瓣第二心音亢进。

## 二、救治原则

急性左心衰竭是危重急症，应积极而迅速地抢救。

1.吗啡

吗啡是治疗急性肺水肿极为有效的药物。吗啡可减弱中枢交感冲动，使外周静脉和小动脉扩张而减轻心脏负荷。其镇静作用又可减轻患者躁动所带来的额外心脏负担。5～10mg 静脉缓慢推注，于 3min 内推完，必要时每间隔 15min 重复 1 次，共 2～3 次。应用时随时准备好吗啡拮抗药。肺水肿伴颅内出血、意识障碍及慢性肺部疾病者禁用吗啡，年老体弱者应酌情减量或改为皮下或肌内注射。

2.快速利尿

呋塞米 20～40mg 静脉注射，于 2min 内推完，4h 后可重复 1 次，可减少血容量，扩张静脉，缓解肺水肿。应注意观察并准确记录尿量，必要时行导尿。

3.血管扩张药

硝酸甘油、硝普钠、酚妥拉明等。

4.洋地黄类药物

一般选用毛花苷 C 或毒毛花苷 K。应先利尿，后强心，避免左、右心室排血量不均衡而加重肺淤血和肺水肿。

5.氨茶碱

可解除支气管痉挛，并有一定的正性肌力及扩血管、利尿作用，可起辅助作用。

## 三、护理评估

1.病史评估

对急性发作进行评估时，需要考虑诱因、患者过往健康状况以及潜在导致心力衰竭的基础疾病，如冠心病、风心病和心肌病等。

2.身体评估

评估有无急性肺水肿的体征；了解呼吸困难，端坐呼吸，频繁咳嗽，咳大量粉红色泡沫状痰是否为突发严重；有无面色青灰，口唇发绀，大汗淋漓，皮肤湿冷；患者有无心源性休克和意识障碍。

3.心理—社会状况评估

急性发作后可能引起患者窒息感，导致极度烦躁不安和恐惧。在这种情况下，重视患者的心理反应至关重要，理解导致心理压力的原因是必要的。此外，患者家属也可能因患者病情急性加重而感到恐惧、慌乱和不理解，同时长期照顾患者可能导致身心疲惫和失落感增强。

4.辅助检查

在急性发作后，积极处理后可进行心脏三位片、心电图、超声心动图等检查，以了解心脏大小和供血情况。胸部 X 线检查可以评估肺部淤血情况和是否存在肺部感染。无创性和有创性血流动力学测定对于诊断心功能不全、预后评估以及治疗效果的评估具有重要意义。

## 四、护理诊断

（1）气体交换受损：与急性肺水肿有关。

（2）恐惧：与突发病情加重而担心疾病预后有关。

（3）清理呼吸道无效：与呼吸道分泌物增多、咳嗽无力有关。

（4）潜在并发症：心源性休克。

## 五、护理目标

（1）患者呼吸困难、咳嗽等症状减轻。

（2）患者焦虑/恐惧程度减轻，配合治疗及护理。

（3）患者呼吸道通畅，呼吸道分泌物减少并能咳出。

（4）患者得到及时治疗与处理，血流动力学稳定。

## 六、护理措施

1.心理护理

急性心力衰竭时，患者可能产生濒死感，导致信心丧失，有些患者可能拒绝合作。护理人员应以亲切态度、熟练技术、冷静从容的态度，积极安慰和鼓励患者，建立信任关系。倾听患者对死亡的恐惧，同时劝导家属保持冷静，避免给患者不良刺激，减轻焦虑和恐惧。对于过度焦虑的患者，可依医嘱给予镇静剂。

2.体位

取坐位或半卧位，双腿下垂，也可用止血带四肢轮扎，以减少静脉回流。还可根据需要提供倚靠物如枕头等，以节省患者体力。同时加床挡板防止患者坠床。

3.给氧

遵医嘱给予高流量 6～8L/min 氧气吸入，湿化瓶内加入 25%～50%的酒精，降低肺泡内泡沫表面张力，改善通气功能。必要时给予麻醉剂加压吸氧或双水平气道正压通气，但应注意观察患者的二氧化碳潴留情况，对已经出现严重低氧血症合并二氧化碳潴留时可考虑行有创通气进行治疗。

例如，合理氧疗：治疗患者的低氧血症，可以给予患者低流量吸氧，并通过湿化瓶增加空气湿度，避免患者鼻黏膜干燥。如患者出现发绀等严重缺氧症状，可适当加大吸氧流量，待患者病情缓解后再适当降低氧流量。

4.生命体征监测

对患者进行心电、呼吸、血压等监护，并详细记录。测量脉率时注意脉律，同时测心率和心律。观察患者有无缺氧所致的意识障碍、思维紊乱，并做好用药护理。判断呼吸困难程度，观察咳嗽情况、痰的量及颜色。观察患者皮肤颜色，并注意患者意识的变化。定时翻身、叩背，协助排痰。

例如，排痰护理：急性呼吸道感染是患者发病的主要诱因，发病时患者呼吸困难，气道中脓性黏痰不易排出，因此应积极给予患者排痰护理。采取护理措施包括：对患者胸背部进行节奏性叩击，促进患者排痰；间歇性对患者进行雾化吸入，使患者呼吸道湿润，促进患者痰液排出；引导患者多饮水，湿润气道，降低痰液黏度。

5.其他

各项检查、治疗前向患者说明目的、意义，让患者明白医护人员正积极采取措施，使患者建立病情会好转的信念。

例如，饮食干预：建议患者保持坐位、进食不要过快，以避免呛咳。同时，禁止食用刺激性食物，避免暴饮暴食，增加蔬菜和水果的摄入。控制食盐摄入量，根据电解质情况进行调整。

## 七、健康指导

1.合理休息

休息可减轻心脏负担，使机体耗氧减少、水肿减退。

2.注意防寒保暖

气候转冷时注意加强室内保暖，防止上呼吸道感染诱发心力衰竭。

3.采取低盐（钠）饮食

由于盐会导致水分潴留，增加心脏负担，护理时需注意饮食，推荐低热量、清淡易消化的食物，并确保充足摄入维生素和碳水化合物。建议患者每日食盐摄入控制在 5g 以下，对重度心力衰竭患者更应控制在 1g 以下。要避免食用咸菜、高盐零食以及碱发酵的馒头，并适当控制水分摄入。

4.戒烟限酒

让患者戒烟限酒，严禁食用刺激性食物。饮食方面，推荐少食多餐，每天分 4～5 顿饭，每顿不宜吃得过饱。因为过量进食会增加心脏负担，诱发或加重心力衰竭。

5.心理治疗

心力衰竭患者常年卧床，生活中缺乏信心，易陷入悲观情绪。因此，在心力衰竭护理中，重视情感上的支持对患者至关重要。此外，患者自己也需要努力建立平和、乐观的心态，因为过度忧虑和紧张会加重病情。

6.定期复查

心力衰竭病情变化快，有突然死亡的意外，因此心力衰竭的护理切记要严密观察病情。要经常注意心律和心率的变化，定期去医院复查，发现异常立即治疗。

7.其他

心力衰竭的护理还要注意，如患者突然出现急性心力衰竭症状，如突然呼吸困难、不能平卧；或急性肺水肿症状，如气急、发绀、粉红色泡沫状痰、两肺布满湿啰音，应立即送医院抢救。长期服用地高辛的患者，应严格按医嘱服药，并注意药物的不良反应。对服用洋地黄类药物的患者，要教会患者自己测脉搏。服用血管扩张剂者，改变体位时动作不宜过快，以防止发生直立性低血压。

# 第三章　心律失常护理

## 第一节　概述

心律失常是指心脏冲动在频率、节律、起源部位、传导速度和激动次序上出现异常（图 3-1）。它是一种常见病症，可以由多种疾病和药物引发。心律失常可能单独出现或同时出现，表现复杂，其临床意义受多种因素影响，如发病原因、伴随症状、心脏病变和血流动力学障碍等。严重的心律失常可能导致严重的血流动力学问题、暂时的意识丧失或甚至猝死等急危状态。因此，及时识别和处理心律失常对临床治疗具有重要意义。

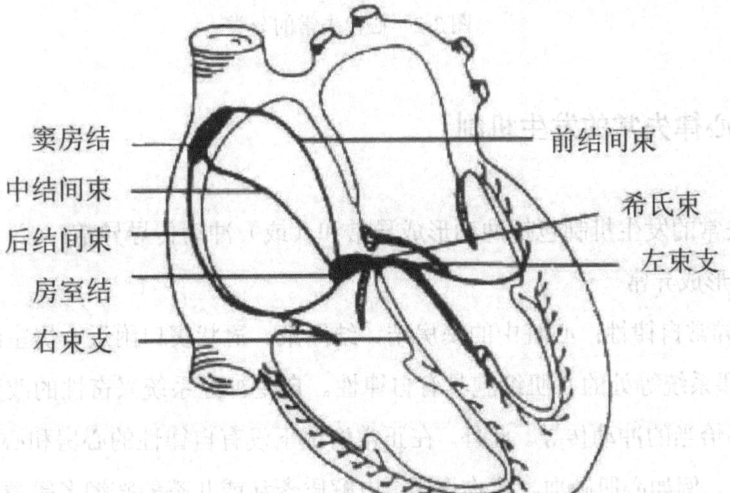


图 3-1　心脏传导示意图

## 一、心律失常的分类

心律失常的分类如图 3-2 所示。

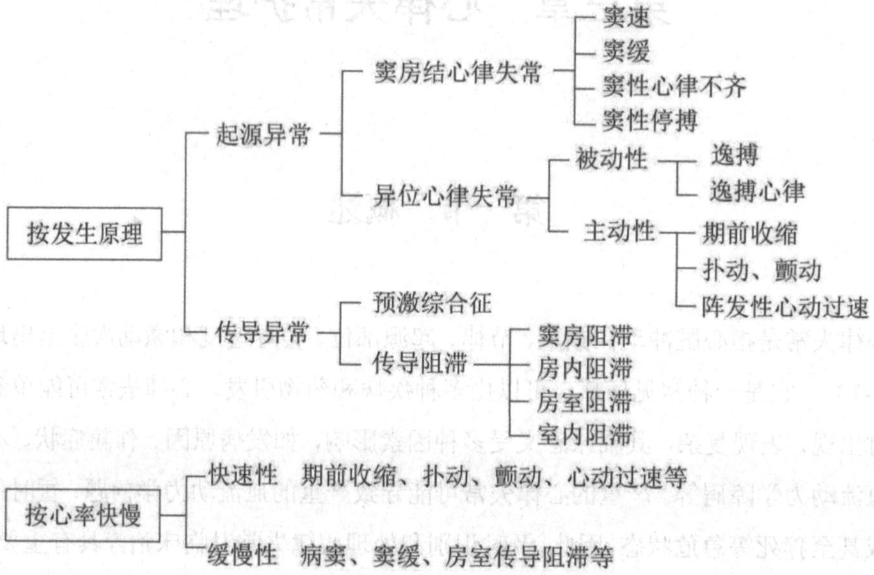


图 3-2　心律失常的分类

## 二、心律失常的发生机制

心律失常的发生机制包括冲动形成异常和（或）冲动传导异常。

1.冲动形成异常

（1）异常自律性：心脏中的窦房结、结间束、冠状窦口附近、房室结的远端和希氏束-普肯耶系统等处的心肌细胞具有自律性。自主神经系统兴奋性的改变或内在病变可能导致不恰当的冲动传导。此外，在正常情况下没有自律性的心房和心室肌细胞，在病理状态下，例如心肌缺血、药物作用、电解质紊乱或儿茶酚胺增多等情况下，也可能出现异常的自律性。

（2）触发活动：是指心房、心室与希氏束-普肯耶组织在动作电位后产生除极活动，被称为后除极。若后除极的振幅增高并抵达阈值，便可引起反复激动。触发活动与自律性不同，但也可导致持续性快速性心律失常。多见于局部出现儿茶酚胺浓度增高、心肌缺血、再灌注、低钾血症、高钙血症及洋地黄中毒时。

2.冲动传导异常

折返是所有快速性心律失常中最常见的发生机制（图 3-3）。产生折返的基本条件是传导异常，它包括以下几点：

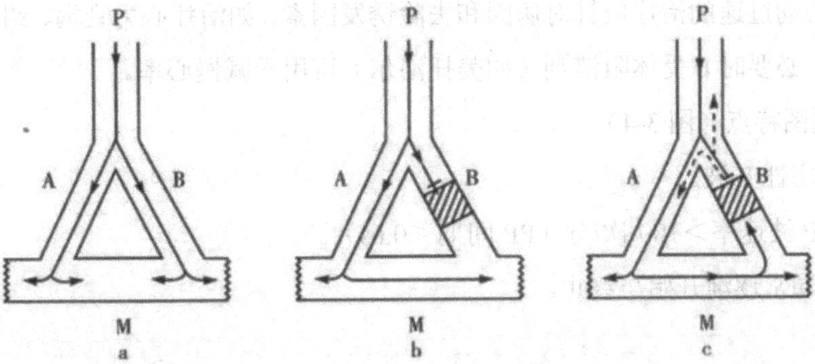


a.正常传导；　b.阻滞区未形成折返激动；c.单相阻滞区形成折返激动（P 代表普肯耶纤维，A 和 B 为分支，M 为心室肌纤维，阴影部位为阻滞区）

图 3-3　典型折返激动示意图

（1）心脏两个或多个部位的传导性与不应期各不相同，相互连接形成一个闭合环。

（2）其中一条通道发生单向传导阻滞。

（3）另一条通道传导缓慢，使原先发生阻滞的通道有足够时间恢复兴奋性。

（4）原先阻滞的通道再次激动，从而完成一次折返激动。冲动在环内反复循环，形成持续而快速的心律失常。

## 第二节　窦性心律失常

窦性心律是指心脏冲动起源于窦房结的正常心律。当心率过快、过慢或不规则时，尽管仍由窦房结发出冲动来控制心律，但此时被称为窦性心律失常。

### 一、窦性心动过速

1.临床表现

成人窦性心律的频率超过 100 次/分，为窦性心动过速。通常逐渐开始和终止，频率大多在 100～150 次/分，偶有高达 200 次/分。刺激迷走神经可使其频率逐渐减慢，停止刺激后又加速至原先水平。窦性心动过速可见于健康人吸烟、饮茶或咖啡、饮酒、体力活动及情绪激动时。某些病理状态，如发热、甲亢、贫血、休克、心肌缺血、充血性心力衰竭等能引起窦性心动过速。应用肾上腺素、阿托品等药物也可引起窦性心动过速。

窦性心动过速的治疗应针对病因和去除诱发因素，如治疗心力衰竭、纠正贫血、控制甲亢等。必要时 β 受体阻滞剂（如美托洛尔）可用于减慢心率。

2.心电图特点（图 3-4）

（1）窦性 P 波。

（2）P 波速率＞100 次/分（PP 间期＜0.6s）。

（3）通常逐渐开始与终止。

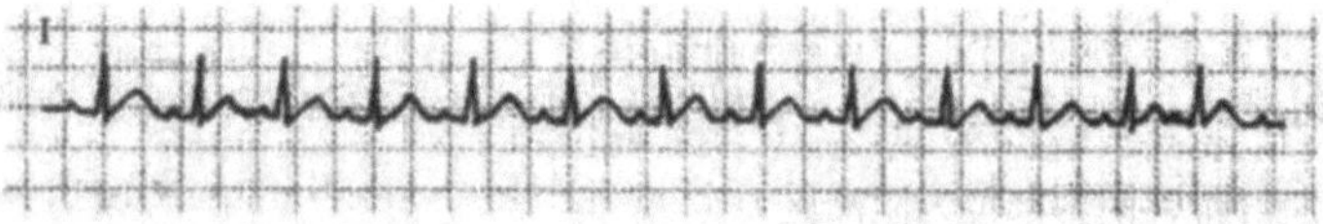


图 3-4　窦性心动过速

## 二、窦性心动过缓

1.临床表现

成人窦性心律的频率低于 60 次 1 分，称为窦性心动过缓。窦性心动过缓常同时伴有窦性心律不齐（即不同 PP 间期的差异大于 0.12s）。窦性心动过缓常见于健康的青年人、运动员与睡眠状态。其他原因包括颅内疾患、严重缺氧、低温、甲亢、阻塞性黄疸，以及应用拟胆碱药物、胺碘酮、β 受体阻滞剂、非二氢吡啶类钙通道阻滞剂或洋地黄类药物等。窦房结病变、急性下壁心肌梗死也常发生窦性心动过缓。

通常情况下，无症状的窦性心动过缓无需特殊治疗。但当心率过慢导致心排血量不足症状出现时，使用阿托品、麻黄碱或异丙肾上腺素等药物可能是一种选择。然而，这些药物长期使用的效果不确定，且易出现严重不良反应，因此考虑心脏起搏治疗可能更为可靠。起搏器能够有效管理心率过慢，提高心脏功能，降低出现症状的风险。

2.心电图特点（图 3-5）

（1）窦性 P 波。

（2）P 波速率＜60 次/分（PP 间期＞1.0s）。

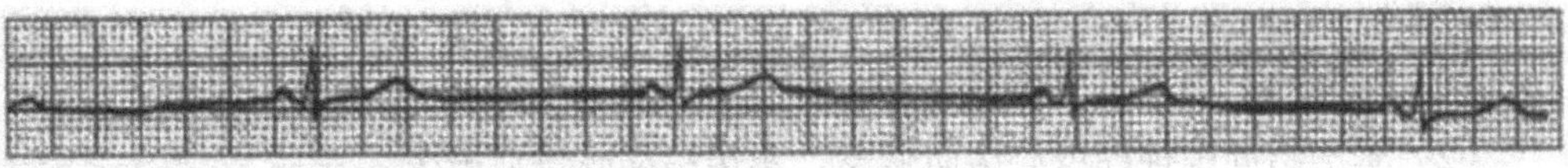

图 3-5 窦性心动过缓

## 三、窦性停搏

窦性停搏或窦性静止是指窦房结在某段时间内无法产生心脏冲动，导致心房和心室的电活动以及机械活动暂停或中断。

1.临床表现

窦性停搏可能由迷走神经张力增高、颈动脉窦过敏等引起。其他引发因素包括急性心肌梗死、窦房结变性与纤维化、脑血管意外以及洋地黄类药物或乙酰胆碱药物的应用。长时间的窦性停搏可能导致下位潜在起搏点发出逸搏，控制心室活动。如果长时间窦性停搏没有逸搏发生，可能导致患者出现晕厥、黑蒙或短暂意识障碍，严重情况下可发生阿-斯（Adams-Stokes）综合征甚至死亡。治疗方法可参照病态窦房结综合征的处理方式。

2.心电图特点（图 3-6）

（1）很长一段时间内无 P 波发生，或 P 波与 QRS 波群均不出现。

（2）长的 PP 间期与基本的窦性 PP 间期无倍数关系。

（3）长时间的窦性停搏后，下位的潜在起搏点，如房室交界处或心室可发出单个逸搏或逸搏心律。

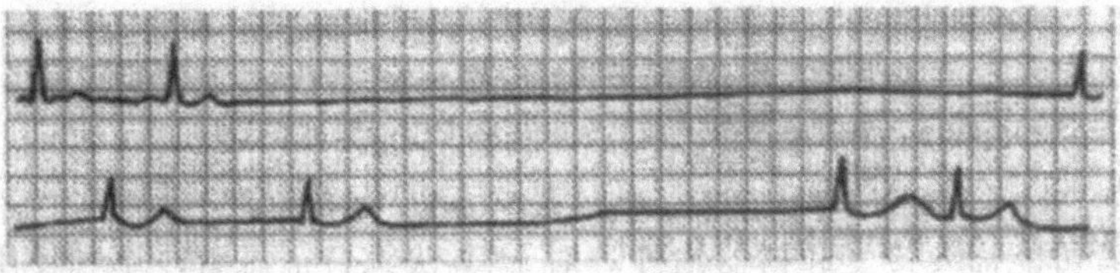

图 3-6 窦性停搏

## 四、病态窦房结综合征

病态窦房结综合征是窦房结或其周围组织出现器质性病变，导致窦房结起搏和(或)传导功能受损，引发心动过缓等多种心律失常，并产生相应的症状体征的临床综合征。

1.病因

（1）心脏病变损害窦房结。

（2）窦房结周围神经或心房肌病变，窦房结动脉供血减少。

（3）迷走神经张力增高，抗心律失常药物抑制窦房结功能。

2.临床表现

心动过缓可导致器官供血不足，患者可能出现与心脏和大脑供血不足有关的症状。这些症状包括头晕、视物模糊、乏力等，严重情况下可能导致晕厥。在心动过缓伴随心动过速发作时，还可能出现心悸、心绞痛等症状。

3.心电图特点（图 3-7）

（1）持续而显著的窦缓（50 次/分以下），非药物引起，阿托品不易纠正。

（2）窦性停搏（＞2s）。

（3）窦房传导阻滞，房室传导阻滞（双结病变）。

（4）慢-快综合征。

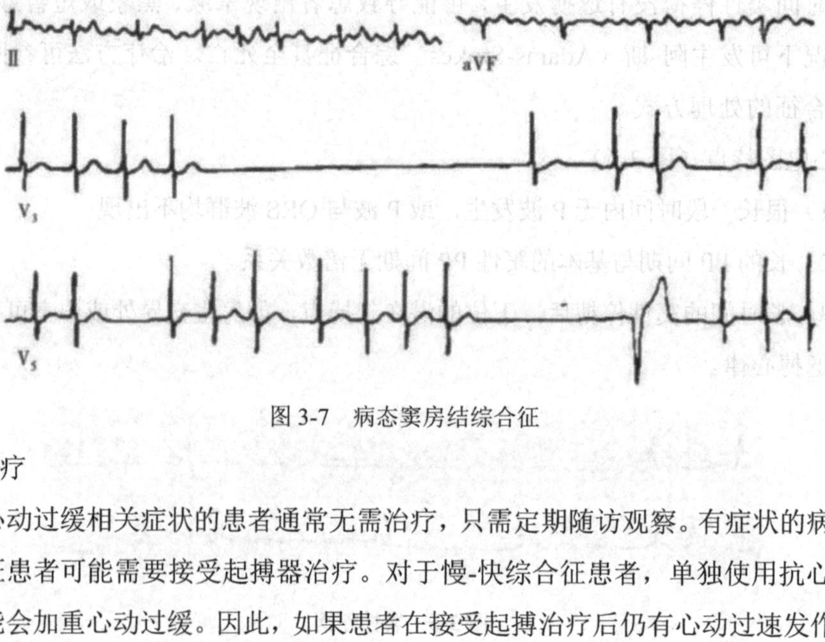


图 3-7　病态窦房结综合征

4.治疗

无心动过缓相关症状的患者通常无需治疗，只需定期随访观察。有症状的病态窦房结综合征患者可能需要接受起搏器治疗。对于慢-快综合征患者，单独使用抗心律失常药物可能会加重心动过缓。因此，如果患者在接受起搏治疗后仍有心动过速发作，可以考虑同时应用抗心律失常药物。

## 五、护理措施

1.休息与体位

（1）无器质性心脏病的良性心律失常患者可被鼓励维持正常的生活和工作，着重保证充足的休息和睡眠，同时避免过度疲劳。

（2）当心律失常发作导致胸闷、心悸、头晕等不适时，指导患者采取高枕卧位、半卧位或其他舒适体位，尽量避免左侧卧位，因该体位常使心脏搏动加强。

（3）当出现阵发性室性心动过速、二度Ⅱ型及三度房室传导阻滞时，应绝对卧床休息。

2.饮食指导

（1）低脂、易消化、营养饮食，不宜过饱，少量多餐。

（2）戒烟，避免咖啡、浓茶、酒等刺激性食物。

（3）保持大便通畅。心动过缓者应避免排便时过度屏气用力，以免兴奋迷走神经而加重心动过缓。

3.病情观察

（1）定期测量生命体征，特别是仔细检查心率、心律和脉率（测定时间在 1min 以上）。对于心房颤动患者，同时测量心率和脉率，观察脉搏间隔的变化。

（2）严重心律失常时必须进行连续心电监护，密切观察并记录。观察引起猝死危险征兆的心律失常频发、多源性、成联律出现的室性期前收缩、阵发性室上性心动过速、心室颤动、三度房室传导阻滞，当出现随时有猝死危险的心律失常时（阵发性室性心动过速、心房颤动、三度房室传导阻滞），立即报告医生，做出紧急处理。

4.用药护理

常用抗心律失常药物不良反应及注意事项：

（1）奎尼丁：会引起心脏毒性反应，如窦性停搏、心力衰竭、房室传导阻滞、室性心动过速、低血压等；一般白天给药，避免夜间给药。给药前要测量血压、心率、心律，如血压低于 90/60mmHg，心率慢于 60 次/分，或心律不规则时报告医生。

（2）利多卡因：能抑制中枢神经系统，引起眩晕、意识模糊、儋妄、昏迷，严重者出现呼吸抑制、惊厥；心血管反应表现为窦房结抑制、房室传导阻滞、心肌收缩力下降、低血压等；用药时注意给药的剂量和速度。

房性心律失常指心房引发的心脏跳动节奏出现异常，包括房性期前收缩、房性心动过速、心房扑动和心房颤动。

# 第三节　房性心律失常

## 一、房性期前收缩

### （一）定义

激动起源于窦房结以外心房的任何部位的一种主动性异位心律。

### （二）临床表现

房性期前收缩可能没有明显的症状，但部分患者可能感到心悸、有心跳停顿等不适感。另一些患者可能毫无不适，但医生在心脏听诊时可能听到心跳不规律的声音，即提前出现的心跳声伴有第一心音的增强，随后可能有较长的间歇。

### （三）心电图特征

（1）提前出现的房性异位P'波，该P'波形态与窦性P波不同。

（2）P'R间期≥0.12s，若某个房性期前收缩的PR间期较其他房性期前收缩明显延长，应查明是否由于干扰性PR间期延长。

（3）提前出现的房性异位P'波之后QRS波可以表现出以下3种形式。

①提前出现的房性P'波之后跟随一个正常的QRS波。

②提前出现的房性P'波跟随一个宽大畸形的QRS波（P'R间期≥0.12s）。这多是由于房性期前收缩出现较早，恰遇心室肌或室内传导束的相对不应期，产生差异性传导所致。多呈右束支阻滞图形，少数呈左束支阻滞图形，称为房性期前收缩伴室内差异性传导。

③提前出现的房性P'波之后无QRS波跟随。发生在舒张早期，适逢房室结尚未脱离前次搏动的不应期，可产生传导中断，无QRS波发生，被称为阻滞的或未下传的房性期前收缩。

（四）诊断

（1）心律失常的诊断应从详细采集病史入手。

房性期前收缩可无明显症状，部分患者可表现为心悸、心搏停顿感等，部分患者可无任何不适。

（2）除检查心率与节律外，某些心脏体征有助于房性期前收缩的诊断。

例如，心脏听诊时出现心律不齐，伴随着提前出现的心跳以及增强的第一心音，随后可能出现较长的间歇。

（3）心电图检查是诊断房性期前收缩最重要的一项无创伤性检查技术。

（五）治疗

无器质性心脏病的房性期前收缩通常不需要治疗，但当出现明显症状或导致室上性心动过速时需要治疗。治疗方法包括去除诱因、抗心律失常药物等。吸烟、饮酒和咖啡可能引发房性期前收缩，建议患者戒除或减少这些因素。针对症状显著者，可考虑使用β受体阻滞剂等药物。伴有器质性心脏病的患者，在治疗病因并改善病情后，房性期前收缩往往会减少或消失，因此不主张长期使用抗心律失常药物。对于可能导致室上性心动过速或心房颤动的房性期前收缩，可选择使用β受体阻滞剂、普罗帕酮、莫雷西嗪或维拉帕米等药物进行治疗。

（六）护理措施

1.一般护理措施

消除各种诱因，例如精神紧张、情绪激动、吸烟、饮酒、过度疲乏、焦虑、消化不良、腹胀等。同时，避免过量饮用含咖啡因的饮料，如咖啡和浓茶。必要时可服用适量的镇静剂来缓解症状。

2.重点护理措施

（1）β受体阻滞剂常为首选药物。

①阿替洛尔（氨酰心安）：12.5～25mg/次，1～2次/日；老年人宜从小剂量开始，12.5mg，1次/日。然后剂量逐渐加大到每天50～100mg。房性期前收缩被控制或心率降至50～55次/分或运动后心率无明显加快，即为达到定量的标志。当患有急性左心衰竭、急性肺水肿、心率缓慢或房室传导阻滞、慢性支气管炎、支气管哮喘、雷诺现象、糖尿病等不宜使用。

②美托洛尔（甲氧乙心胺、倍他乐克）：12.5～25mg/次，1～3 次/日，逐渐增加剂量，维持量可达 100～300mg/d。β-受体阻滞剂需停用时，应逐渐减量后再停用，不能突然停用。

（2）钙通道阻滞剂对房性期前收缩也有明显疗效。

①维拉帕米（异搏定）：40～80mg/次，3～4 次/日。不良反应有低血压、房室传导阻滞、严重窦性心动过缓，甚至窦性停搏等，应密切观察。心力衰竭、休克、房室传导阻滞及病态窦房结综合征患者禁用。

②地尔硫卓（硫氮草酮）：30～60mg/次，3～4 次/日。钙通道阻滞剂不宜与洋地黄合用，因为其可显著提高洋地黄血浓度，易导致洋地黄中毒。

（3）胺碘酮：0.2g/次，3 次/日，2 周有效后改为 0.1～0.2g/日维持量。注意勤查 T、T，以排除药物性甲亢。口服胺碘酮起效慢，不良反应较多，仅用于上述药物疗效不佳或症状明显的患者。

（4）洋地黄：过量的洋地黄可引起室性期前收缩，但适量的洋地黄可治疗房性期前收缩，特别是由心力衰竭引起的房性期前收缩。服用洋地黄后可使期前收缩减少或消失。地高辛 0.25mg/次，1～2 次/日，连服 2～3 天，再改为维持量 0.125～0.25mg，1 次/日。

3.治疗过程中可能出现的情况及应急措施

（1）心房颤动：心房颤动急性发作期应该进行绝对卧床休息。在发作程度较轻的情况下，可以根据原发心脏病情和患者体力状态适当进行活动或休息。消除患者的思想顾虑和恐惧感，保持心境平和，并增强治疗信心，避免长期精神紧张和过度思虑。积极治疗原发病：在出现心律不齐时，应考虑其他疾病因素，并积极采取相应的治疗措施。心房颤动患者需要经常观察心率、血压和节律的变化。如果突然出现心率过快或过慢、心律不齐、心悸、气短、心前区不适或血压下降等症状，应立即就医。在服药期间，应定期复查心电图，并密切关注药物不良反应。如果出现身体不适、明显头晕、言语不清、胸闷、不能平卧等症状，应警惕可能的血栓脱落导致的栓塞或心力衰竭的可能性，并及时到医院检查和处理。

（2）房性心动过速：严密观察生命体征及心电图的变化，发现频发、多源性、成对的或呈 R-on-T 现象的室性期前收缩、阵发性室性心动过速等应立即报告医生，并协助采取积极的处理措施，电极放置部位避开胸骨右缘及心前区，以免影响做心电图和紧急电复律。做好抢救准备，准备静脉通道，备好纠正心律失常的药物及其他抢救药品和除颤器。指导患者进食清淡易消化食物，避免摄入刺激性食物如浓茶、咖啡等，多食纤维素丰富的食物，保持大便通畅。与患者保持良好的沟通，关注患者心理动态，及时满足患者需要。向患者讲明良好心理状态的重要性，避免情绪激动。向患者讲解疾病的知识，鼓励患者树立战胜疾病的信心，配合医护人员做好各项治疗。

4.健康教育

（1）避免诱发因素：一旦确诊往往出现高度紧张、焦虑、忧郁的情绪，过度关注病情，频繁求医，急切要求药物控制心律失常，却忽略了病因和诱因的防治。常见的诱因包括吸烟、酗酒、过度劳累、紧张、情绪激动、饮食暴饮暴食、消化不良、感冒发烧、过量盐摄入，以及血钾和血镁水平低等。

（2）保持情绪稳定：保持平和稳定的情绪，精神放松，避免过度紧张。情绪特别是紧张易诱发心律失常，因此患者需要以平和的心态面对生活，避免过分喜悲或愤怒，不要为小事计较，能够自我安慰，并避免观看紧张刺激的电视节目或球赛等。

（3）生活要规律：需养成规律的作息习惯，确保充足的睡眠，因为失眠可能导致心律失常。适度运动，量力而行，不过度运动或参与剧烈竞赛性活动，可以选择打太极拳。洗澡时水温不宜太热，洗澡时间不宜过长。保持定时排便习惯，确保大便通畅。饮食要定时定量，避免饮浓茶和吸烟，同时预防感冒，避免受凉。

（4）合理用药：心律失常的治疗强调个体化用药，但一些患者可能会受到病友建议的影响，自行更改药物或剂量，这样做是危险的。患者应该按照医生的建议服药，并注意观察药物的反应。一些抗心律失常药有时可能会引起心律失常，因此，应尽量减少药物使用，合理搭配药物。

（5）定期检查：定期复查心电图、电解质、肝功、甲状腺功能等，因为抗心律失常药可影响电解质及脏器功能，用药后应定期复诊及观察用药效果和调整用药剂量。

## 二、房性心动过速

### （一）定义

房性心动过速简称房速，根据发生机制与心电图表现的不同，可分为自律性房性心动过速、折返性房性心动过速与紊乱性房性心动过速 3 种。自律性与折返性房性心动过速常可伴有房室传导阻滞，被称为伴有房室传导阻滞的阵发性房性心动过速。

（二）临床表现

患者可能出现心悸、头晕、疲乏无力、胸痛、呼吸困难和晕厥等症状。这种症状发作可以是短暂的、阵发性的或持续性的。局灶性房速的心率通常在 130～250 次/分，并受到儿茶酚胺水平和自主神经张力的影响。当房室传导比率发生变化时，听诊心脏可能出现不齐的心律，第一心音的强度可能会不同。

（三）心电图特征

（1）心房率通常为 150～200 次/分。

（2）P 波形态与窦性者不同，根据心房异位激动灶的部位或房速发生的机制不同而形态各异。

（3）常出现二度Ⅰ型或Ⅱ型房室传导阻滞，呈现 2∶1 房室传导者也属常见。

（4）P 波之间的等电线仍存在（与典型心房扑动时等电线消失不同）。

（5）刺激迷走神经不能终止心动过速，仅加重房室传导阻滞。

（6）发作开始时心率逐渐加快。

（四）诊断

1.房速的诊断应从详细采集病史入手

房速患者常常出现心悸、头晕、疲乏无力、胸痛、呼吸困难和晕厥等症状。这些症状的发作可能是短暂的、阵发性的或持续性的。

2.除检查心率与节律外，某些心脏体征有助于房速的诊断

例如，心脏听诊心律不齐，第一心音强度不等。

3.心电图检查是诊断房速最重要的一项检查技术

心房率通常为 150～200 次/分；P 波形态与窦性者不同，根据心房异位激动灶的部位或房速发生的机制不同而形态各异；常出现二度Ⅰ型或Ⅱ型房室传导阻滞，呈现 2∶1 房室传导者也属常见。

（五）治疗

房速合并房室传导阻滞时，心室率通常不太快，不会导致严重的血流动力学障碍，患者通常不会有生命危险，因此无须紧急处理。若心室率达 140 次/分以上、由洋地黄中毒所致，或有严重充血性心力衰竭或休克征象，应进行紧急治疗。其处理方法如下：

1.洋地黄中毒引起者

（1）立即停用洋地黄。

（2）在血钾水平不高的情况下，治疗时首选口服或静脉滴注氯化钾。同时需要进行心电监测，以避免引起高血钾症。

（3）对于已经存在高血钾或不能使用氯化钾的患者，可以考虑使用β受体阻滞剂。对于心室率不快的患者，只需停用洋地黄。

2.非洋地黄引起者

（1）积极寻找病因，针对病因治疗。

（2）洋地黄、β受体阻滞剂、非二氢吡啶类钙通道阻滞剂可用于减慢心室率。

（3）如未能转复窦性心律，可加用Ⅰa类、Ic类或Ⅲ类抗心律失常药。

（4）持续性药物治疗无效的房速可考虑做射频消融。

（六）护理措施

1.一般护理措施

（1）心理支持：关注患者的心理状态，及时满足他们的需求。解释良好的心理状态对健康的重要性，劝阻情绪激动。向患者传达疾病知识，鼓励他们树立战胜疾病的信心，积极配合医护人员进行治疗。

（2）饮食指导：指导患者应选择清淡易消化的食物，避免摄入刺激性食物如浓茶、咖啡等；多摄取富含纤维的食物，保持正常的大便通畅。

2.重点护理措施

严密观察生命体征及心电图的变化，患者心率过快时，通知医生，遵医嘱应用药物。

3.治疗过程中可能出现的情况及应急措施

心房颤动患者在急性发作期间应绝对卧床休息，并接受心理护理以消除焦虑和恐惧感。需要持续心电监护，密切关注心率、血压和心律的变化。如出现心率异常、心悸、气短、不适等症状，应立即通知医生进行处理。同时，密切关注患者的反应，如出现身体不适、头晕、言语不清、胸闷、不能平卧等症状，可能提示有血栓脱落或心力衰竭的可能性，需及时通知医生处理。

4.健康教育

（1）保持平和稳定的情绪，精神放松，不过度紧张。精神因素尤其紧张的情绪易诱发心律失常。

（2）避免常见诱因：吸烟、过劳、紧张、暴饮暴食、消化不良、摄入盐过多，血钾、血镁低等。

（3）养成按时作息的习惯，保证睡眠，因为失眠可诱发心律失常。

（4）运动要适量，量力而行，不勉强运动或运动过量，不做剧烈及竞赛性活动。

（5）患者需严格按医嘱规范服药，并留意药物引起的反应。定期进行心电图、电解质、肝功能等检查，用药后需要定期复诊，以便观察药效并根据需要调整药物剂量。

## 三、心房扑动

### （一）定义

心房扑动，即房扑，是一种快速的异位心律失常，其心电冲动发生在心房内，其频率比房性心动过速更快。

### （二）临床表现

房扑发作时症状主要与房扑的持续时间、发作时心室率及是否合并有器质性心脏病有关。如阵发性或持续性房扑心室率不快时患者症状多较轻，可无明显不适或仅有心悸、胸闷、乏力等；若房扑发作时心室率较快或合并有器质性心脏病，则可表现出运动耐量下降、头晕、晕厥、心绞痛甚至是心功能不全表现。少数患者可因心房内血栓形成并脱落发生脑栓塞。

### （三）心电图特征

窦性 P 波消失，心房激动代之以一系列大小相同的锯齿样的规则扑动波，频率为 250～350 次/分，扑动波常常以 2∶1 的比例传导至心室，心室率多为 150 次/分，也可以 4∶1 或不等比例传导至心室，引起心室率不规整。典型三尖瓣环峡部依赖性房扑（逆钟向型）的扑动波形态多是在Ⅱ、l、aVF 导联负向，在 V，导联正相，少数情况下扑动波形态在上述导联刚好相反。不典型房扑的扑动波形态与典型房扑不同，有时房室传导比例多变，短时间内又可转化为心房颤动。

### （四）诊断

房扑不仅可出现在无器质性心脏病患者身上，也可能发生在某些心脏病患者身上，如冠心病、风心病、心肌病等。房扑表现出不稳定的特点，可能转为窦性心律或发展为心房颤动，也可持续数月甚至数年。当房扑的心室率不快时，患者可能无明显症状。然而，若伴有快速的心室率，可能引发心绞痛和充血性心力衰竭。体格检查可观察到颈静脉的快速扑动。心电图特征同上述。

（五）治疗

（1）病因治疗。

（2）控制心室率。对于房扑急性发作或持续发作心室率较快、症状显著的患者，推荐采用维拉帕米、地尔硫卓或β受体阻滞剂来减慢心室率。

（3）转复窦性心律。分为药物复律和体外同步心脏电复律。房扑心室率得到有效控制后，可根据具体情况选用抗心律失常药物如伊布利特等转复窦性心律；若患者心室率极快，药物控制不理想需及时体外同步心脏电复律。

（4）射频消融治疗。反复发作的阵发性房扑和持续性房扑，药物治疗无效或不能耐受且症状明显者，可选择射频消融治疗。

（5）预防血栓栓塞。应根据患者血栓栓塞危险评估恰当选择抗凝药物或阿司匹林预防。

（六）护理措施

1.一般护理措施

（1）休息：注意休息和适度活动。对于症状明显的患者，建议卧床休息，以避免意外跌倒。

（2）饮食：采用清淡、易消化、富含维生素的饮食，进行少量多餐。同时需戒烟酒，避免浓茶和咖啡，保持良好的大便通畅。

（3）心理护理：向患者介绍有关疾病的知识，做好心理疏导，避免一切医源性刺激。

2.重点护理措施

房扑患者需要密切监测心率和血压变化，一旦出现心率异常快慢、心律不齐或有心悸、胸闷、乏力等症状，应立即告知医生并及时寻求处理。同时，在服药期间应定期进行心电图检查。

3.治疗过程中可能出现的情况及应急措施

脑栓塞：如患者突然出现失语、肢体瘫痪加重、意识逐渐不清、肢体皮肤变色、疼痛及所属动脉是否搏动等及时通知医生。急性期脑栓塞患者应绝对卧床休息，气体栓塞的患者取头低位并向左侧卧位，预防更多的空气栓子到脑部与左心室。恢复期视病情逐渐适当活动。饮食给予富有营养易于消化的食物，若合并心脏疾病应给予低盐饮食，如有吞咽障碍可给予鼻饲。

4.健康教育

（1）房扑：大多数房扑患者存在器质性心脏病或器质性疾病，因此，积极治疗原发病是预防房扑的主要措施，例如改善心肌缺血、治疗高血压等。

（2）反复发作的房扑：建议预防性药物治疗，包括积极控制心室率和口服抗凝药以预防血栓栓塞的发生。

（3）生活指导：生活要有规律，养成良好的生活习惯，合理安排休息时间，并进行适度运动如散步、打太极拳等。然而，心室率过快的房扑以及急性心肌梗死、急性心肌炎等原发病患者必须严格休息。饮食宜清淡，以高营养、高蛋白为主，搭配新鲜蔬菜、水果，避免过饱，保持正常的大便通畅。

（4）教育患者：要保持精神乐观、情绪稳定，避免精神刺激和疲劳，可减少本病的发作。

（5）定期进行检查。

## 四、心房颤动

### （一）定义

心房颤动简称房颤，是最常见的持续性心律失常。房颤总的发病率为 0.4%，随着年龄增长房颤的发生率不断增加，75 岁以上人群可达 10%。房颤时心房激动的频率达 300～600 次/分，心跳频率往往快而且不规则，有时候可以达到 100～160 次/分，不仅比正常人心跳快得多，而且绝对不整齐，心房失去有效的收缩功能。

房颤在我国的大规模调查研究中显示患病率约为 0.77%。男性的房颤患病率（0.9%）高于女性（0.7%），而在 80 岁以上的人群中，房颤的患病率达到了 7.5%。此外，房颤患病率的增加与冠心病、高血压病和心力衰竭等疾病的增多密切相关。据预测，在未来 50 年里，房颤将成为最常见的心血管疾病之一。

（二）临床表现

1.心悸

感到心脏搏动紊乱或心脏搏动加快，体力疲乏或者劳累。

2.眩晕

头晕眼花或者昏倒。

3.胸部不适

疼痛、压迫或不舒服。

4.气短

在轻度体力活动或者休息时感觉呼吸困难；此外有些患者可能没有任何症状。

（三）心电图特征

1.P 波消失

代之以小而不规则的基线波动，形态与振幅均变化不定，称为 f 波；频率 350～600 次/分。

2.心室率极不规则

对于房颤患者未接受药物治疗且房室传导正常的情况，心室率一般在 100～160 次/分。某些药物（如儿茶酚胺类）、剧烈运动、发热或甲状腺功能亢进等因素可缩短房室结不应期，导致心室率加快；而洋地黄类药物则有延长房室结不应期的作用，可减慢心室率。

3.QRS 波群形态通常正常

当心室率过快，发生室内差异性传导，QRS 波群增宽变形。

（四）诊断

房颤可见于正常人，常在情绪激动、手术后、运动或大量饮酒时发生。更常见于已有心血管疾病的患者。房颤症状的轻重受心室率影响。心室率不快时，可能无症状。若心室率超过 150 次/分，可出现心绞痛和充血性心力衰竭。心脏听诊时心律极不规则，第一心音强度不稳定。心电图检查同上述。

（五）治疗

1.治疗原则

（1）恢复窦性心律：被视为治疗房颤的最佳结果。只有成功恢复窦性心律，才能算作对房颤的完全治疗。因此，对于所有房颤患者，都应考虑尝试恢复窦性心律的治疗方法。

（2）控制快速心室率：对于不能恢复窦性心律的房颤患者，可以应用药物减慢较快的心室率。

（3）防止血栓形成和脑卒中：房颤患者若无法成功恢复窦性心律，可使用抗凝药物预防血栓形成和降低脑卒中发生的风险。

（4）一些疾病如甲亢、急性酒精中毒、药物引起的房颤，去除病因后，房颤有可能自行消失，但也可能持续存在。

2.药物治疗

目前药物治疗依然是房颤治疗的重要方法，药物能恢复和维持窦性心律，控制心室率以及预防血栓栓塞并发症。

（1）转复窦性心律的药物：对于新发房颤，因其在48h内自行复窦的比率很高（24h内约60%），可先观察，也可采用普罗帕酮（450～600mg）或氟卡尼（300mg）顿服的方法。房颤已经持续超过48h而不足7天者，可用静脉药物转律，如氟卡尼、多非利特、普罗帕酮、伊布利特和胺碘酮等，成功率可达50%。房颤发作持续时间超过1周（持续性房颤）药物转律的效果大大降低，常用和证实有效的药物有胺碘酮、伊布利特、多非利特等。

（2）控制心室率（频率控制）的药物：控制心室率可以保证心脏基本功能，尽可能降低房颤引起的心脏功能紊乱。常用药物包括：①B受体阻滞剂：最有效、最常用和常常单独应用的药物；②钙通道阻滞剂：如维拉帕米和地尔硫卓也可用于房颤时心室率的控制，尤其对于运动状态下心室率的控制，优于地高辛，和地高辛合用的效果也优于单独使用。多用于无器质性心脏病或左室收缩功能正常以及伴有慢性阻塞性肺疾病的患者；③洋地黄：一直被认为是在紧急情况下控制房颤时的心室率的一线用药，目前临床上多用于伴有左心衰竭时的心室率控制；④胺碘酮：可降低房颤时的心室率，不建议用于慢性房颤时的长期心室率控制，只是在其他药物控制无效或禁忌和房颤合并心力衰竭需紧急控制心室率时可首选胺碘酮与洋地黄合用。

（3）抗凝治疗的药物：抗凝治疗是预防房颤患者血栓形成和栓塞的必要手段，使用华法林抗凝治疗可以使发生脑卒中的危险性降低 68%。但是抗凝治疗并不能消除房颤，不能改善患者的临床症状如心悸、乏力、心力衰竭等。房颤患者如果有下列情况，应当进行抗凝治疗：年龄≥65 岁；以前有过脑卒中病史或者短暂脑缺血发作；充血性心力衰竭；高血压；糖尿病；冠心病；左心房扩大；超声心动图发现左心房血栓。抗凝治疗一定要有专科医生指导，抗凝过度可能导致出血，抗凝强度不够则没有预防作用。长期应用华法林需检测国际标准化比值（INR），特别是用药初期，需要反复抽血化验，许多患者不能长期坚持。华法林的作用很容易受到其他药物或饮食的影响，使剂量的调整不好掌握。对于一些不能耐受华法林的患者可以用阿司匹林和（或）氯吡格雷治疗。

3.非药物治疗

房颤的非药物治疗包括电转复（转复窦性心律）、射频消融治疗和外科迷宫手术治疗（彻底根治房颤）。

（1）电复律：是指用两个电极片放置在患者胸部的适当部位，通过除颤仪发放电流，重新恢复窦性心律的方法。电复律适用于：紧急情况的房颤（如心肌梗死、心率极快、低血压、心绞痛、心力衰竭等），房颤症状严重，患者难以耐受，上次电复律成功，未用药物维持而又复发的房颤。电复律不是一种根治房颤的方法，患者的房颤往往会复发，而且部分患者还需要继续服用抗心律失常药物维持窦性心律。

（2）射频消融治疗：适用于绝大多数房颤患者，创伤小，患者易于接受。

（3）外科迷宫手术治疗：目前主要用于因其他心脏疾病需要行心脏手术治疗的房颤患者，手术效果好，但是创伤大。

（六）护理措施

1.一般护理措施

（1））休息：房颤患者在急性发作期应绝对卧床休息。如果症状较轻，可以根据原发心脏病情和患者的体力状况适当进行活动或休息。

（2）饮食：多选择富含蛋白质和维生素的食物，例如瘦肉、鱼虾、蛋和奶制品，同时多摄入新鲜多样的蔬菜和水果，如卷心菜、西红柿、柑橘、苹果、香蕉和柠檬等。应避免不良生活习惯，包括吸烟、过量饮酒，以及摄入过多浓茶和咖啡。同时，不宜食用辛辣刺激性食物，例如葱、姜、咖喱和辣椒等。对于心功能不佳且出现严重水肿的患者，需要限制钠盐摄入，每日摄入量应少于 5 克。这些饮食建议有助于房颤患者保持健康饮食习惯。

（3）心理支持：房颤患者心情多较忧郁、烦躁、情绪低落，要消除患者的思想顾虑和恐惧感，使其保持心境平和，增强其治疗疾病的信心，避免长期精神紧张、焦虑。

2.重点护理措施

（1）积极治疗原发病：当出现心律不齐时，应考虑其他潜在疾病因素，并积极采取相应的治疗措施。定期监测心率和血压变化，特别关注突然出现的心率异常、心悸、气短、胸部不适、血压下降等症状，及时通知医生进行及时处理。在服药期间，定期复查心电图，并密切留意不良反应。出现身体不适、头晕、言语不清、胸闷、无法平卧等症状时，要警惕可能出现血栓脱落导致栓塞或心力衰竭的风险，及时到医院检查并早期处理。

（2）对症护理。

①心悸、胸闷、气急等症状发作时，立即协助患者卧床休息。②给予吸氧、床边12 导联心电图，注意心电图的变化，监测生命体征的变化，必要时心电监护。

③患者的症状缓解后，应与患者一起探讨可能的诱因，例如情绪激动、过度疲劳、屏气用力动作、饱餐、感染发热、心肌缺血、甲亢等，并针对这些诱因采取相应的治疗措施，同时实施适当的预防措施。

3.治疗过程中可能出现的情况及应急措施

（1）肺栓塞：患者在发作期间，其所在房间环境应保持舒适、安静且通风良好，确保空气流通。患者应绝对卧床休息，以防止活动引发静脉血栓脱落，再次发生肺栓塞。保持良好的保暖也是重要的。对于轻微且可忍受的胸痛，可不进行处理，但对于严重影响呼吸的胸痛，应该给予止痛治疗。同时，对患者的重要生命体征进行监测，包括呼吸、血压、心率、心律和体温等。定期复查动脉血气分析和心电图，并密切观察药物反应。

（2）心功能不全：对心力衰竭患者的管理涉及多方面措施。包括观察记录症状、体征及病情变化，监测生命体征、血气分析和心电图，并记录 24h 的出入量。为患者提供合适的体位和必要的吸氧，同时保持呼吸道通畅。使用利尿剂时需留意尿量及电解质变化，使用洋地黄药物时需控制剂量并密切观察潜在毒性反应。对于卧床的患者，强化生活护理以预防并发症的发生。

（3）心源性猝死：对心源性猝死的处理就是立即进行有效的心肺复苏。

①识别心脏骤停：出现较早并且方便可靠的临床征象是意识突然丧失，呼吸停止，对刺激无反应。

②呼救：在心肺复苏术的同时，设法（呼喊或通过他人应用现代通信设备）通知急救系统，使更多的人参与基础心肺复苏和进一步施行高级复苏术。

③心前区捶击复律：一旦肯定心脏骤停而无心电监护和除颤仪时，应坚决地予以捶

击患者胸骨中下 1/3 处，若 1～2 次后心跳仍未恢复，则立即进行基础心肺复苏。

④基础心肺复苏：畅通气道、人工呼吸、人工胸外心脏按压。

⑤高级心肺复苏：心肺复苏成功后，需持续维持稳定的循环和呼吸功能，预防心脏再次骤停。处理脑缺氧、脑水肿、肾功能衰竭和继发性感染，并纠正酸中毒。要积极探查心源性猝死的原因，并采取相应措施，预防未来猝死事件的再次发生。

4.健康教育

（1）饮食指导

①建议少摄入脂肪和高胆固醇食物，如动物内脏、肥肉、蛋黄、动物油等，并鼓励多食新鲜水果、蔬菜以及富含纤维的食物。

②采用清淡饮食，高钾低钠，避免摄入辛辣刺激性食品。同时，戒除烟酒，不饮咖啡和浓茶。

③在服用华法林期间，通常建议避免摄入维生素 K 含量较高的食物，例如多种绿叶蔬菜和水果，如菠菜、芦笋、花椰菜、包心菜、苣荬菜、芥蓝、莴苣、生菜、奇异果、西柚等。

（2）运动指导

①以选择节奏比较舒缓、便于调节运动节拍的锻炼项目为宜，如散步、慢跑、打太极拳等。运动量应从小到大，时间从短到长，循序渐进，避免负重、屏气运动。运动量根据锻炼后的最高心率限度来计算，方法：（220－年龄）×0.75。

②运动时应以身体无不适为原则。如果出现头晕、头痛、心悸、恶心、呕吐等不适症状，应立即停止运动，必要时及时就医。

## 第四节 心脏传导阻滞

心脏传导系统是由窦房结、房室结、房室束（His 束）、左右束支及其分支组成。它担负着心脏起搏和传导冲动的功能，保证心房、心室协同收缩。冲动在心脏传导系统的任何部位传导均可发生阻滞，如发生在窦房结与心房之间称窦房传导阻滞；在心房与心室之间称房室传导阻滞（本节以房室传导阻滞为例）；位于心房内称房内传导阻滞；位于心室内称室内传导阻滞。

## 一、临床表现

1.症状

房室传导阻滞患者的症状受多方面因素影响，包括原有心脏病、心脏功能状态、阻滞程度和部位等因素。

（1）无症状：见于一度房室传导阻滞（此型预后良好）、二度Ⅰ型房室传导阻滞或某些慢性间歇性房室传导阻滞者。

（2）有症状：二度Ⅱ型房室传导阻滞时，如被阻滞的心房波所占比例较大（如房室 3∶2 传导），特别是高度房室传导阻滞时，因心室率下降出现心动过缓、头晕、乏力、胸闷、气短及心功能下降等症状。三度房室传导阻滞的症状较明显，其造成血流动力学的影响取决于心室逸搏频率的快慢。在希氏束分叉以上部位的三度房室传导阻滞对血流动力学的影响较小，患者虽有乏力、活动时头晕，但不致发生晕厥；发生于希氏束分叉以下的低位三度房室传导阻滞对血流动力学影响显著，患者可出现晕厥、心源性缺氧综合征，甚至猝死。

（3）不典型症状：部分患者出现不典型症状，如全身乏力、疲劳或低血压等，需要进行进一步检查才能确诊。

2.体征

（1）一度房室传导阻滞：一些一度房室传导阻滞的患者可以无体征。有些患者体格检查可发现心尖部第一心音减弱，这是由于心室收缩的延迟使心脏内血液充盈相对较满，房室瓣在关闭前已漂浮在一个距闭合点较近的位置上，因此关闭时瓣叶张力较低，关闭所产生的振动较小所致。

（1）一度房室传导阻滞：一些一度房室传导阻滞的患者可以无体征。有些患者体格检查可发现心尖部第一心音减弱，这是由于心室收缩的延迟使心脏内血液充盈相对较满，房室瓣在关闭前已漂浮在一个距闭合点较近的位置上，因此关闭时瓣叶张力较低，关闭所产生的振动较小所致。

（2）二度房室传导阻滞：文氏型二度房室传导阻滞，心脏听诊有间歇，但间歇前并无期前收缩，第一心音可随 PBR 变化发生强弱改变。二度Ⅱ型房室传导阻滞可有间歇性漏搏，但第一心音强度恒定，房室呈 3∶2 传导时，听诊可酷似成对期前收缩形成的二联律。

（3）三度房室传导阻滞：其特异性体征是心室率缓慢且规则并伴有第一心音强弱不等，特别是可出现突然增强的第一心音即“大炮音”，第二心音可呈正常或反常分裂，如心房与心室收缩同时发生，颈静脉出现巨大 A 波。

3.心电图特征

（1）一度房室传导阻滞（房室传导延迟）：①PR 间期≥0.21s（成人）；②同一患者 PR 间期动态变化≥0.04s（心率无明显改变的情况下）；③交界性心率的 P'R 间期＞0.16s;④PR 间期超过相应心率的正常最高值。

（2）二度房室传导滞分为二度 I 型和二度 II 型房室传导阻滞。①二度 I 型房室传导阻滞（文氏型）：心电图表现为 PR 间期逐渐延长，直至出现心室漏搏；PR 间期的递增量逐次递减导致 PR 间期逐渐缩短；心室漏搏后的第一个 PR 间期多正常，第二个 PR 间期的递增量最大；含心室漏搏的长 PR 间期小于短 PR 间期的 2 倍。

②二度 II 型房室传导阻滞（莫氏 II 型）：较文氏型少见，其心电图表现为间歇性的心室漏搏，其特征是出现突然的心室搏动中断，但脱落前后的 PR 间期保持恒定，可以是正常或延长的，而包含心室漏搏的长 PR 间期是短 PR 间期的倍数。

③三度房室传导阻滞（即完全性房室传导阻滞）心电图表现：a.房律匀齐，室律匀齐，室律通常在 60 次/分以下，P 波（房律）与 QRS 波（室律）完全无关。b.QRS 波群形态与阻滞部位高低有关，心室节奏点一般不增宽，频率 40～60 次/分，性能稳定；节奏点在心室内，QRS 波群宽大畸形，频率低，30～40 次/分，性能不稳定。

## 二、诊断

根据典型心电图改变并结合临床表现不难做出诊断。为估计预后并确定治疗，尚需区分生理性与病理性房室传导阻滞，房室束分支以上阻滞和 3 分支阻滞以及阻滞的程度。

鉴别诊断：个别或少数心搏的 PR 间期延长或心室脱漏，多由生理性传导阻滞引起，如过早发生的房性交界处性逸搏、双向阻滞的交界处期前收缩、心室夺获、反复心搏等室性期前收缩隐匿传导引起的 PR 延长（冲动逆传至房室结内中断未传到心房，因而不见逆传 P 波）；但房室结阻滞则因传导冲动而处于不应期以致下一次冲动传导迟缓，也属生理性传导阻滞。此外，室上性心动过速的心房率超过 180 次/分时伴有房室传导阻滞，以及房颤由于隐匿传导引起的心室律不规则均为生理性传导阻滞表现。生理性传导阻滞的另一种表现为干扰性房室分离，应与完全性房室传导阻滞引起的房室分离仔细鉴别，前者心房率与心室率接近，而心室率大多略高于心房率；后者心室率低于心房率。

## 三、治疗

治疗方案因病因而异。一度或二度Ⅰ型房室传导阻滞且心室率不缓慢的患者通常无需治疗。但对于二度Ⅱ型或三度房室传导阻滞，若伴有缓慢的心室率、明显症状或血流动力学障碍，甚至阿-斯综合征发作者，需要进行心脏起搏治疗。阿托品、异丙肾上腺素仅适用于紧急情况，而且不适合需要心脏起搏的患者。

## 四、护理措施

1.一般护理措施

（1）休息指导：心律失常发作时，患者可能出现心悸、胸闷、头晕等症状，应确保患者充足的休息和睡眠。同时，要避免左侧卧位，因为左侧卧位可能导致感觉到心脏搏动，加重不适症状。

（2）饮食指导：给予富含纤维素的食物，以防便秘；避免饱餐及摄入刺激性食物如咖啡、浓茶等。

2.重点护理措施

（1）病情观察：连接心电监护仪，连续监测心率、心律变化，及早发现危险征兆。及时测量生命体征，测脉搏时间为 1min，同时听心率。患者出现频发多源性室性期前收缩、R-on-T 室性期前收缩、室性心动过速、二度Ⅱ型及三度房室传导阻滞时，及时通知医生并配合处理。监测电解质变化，尤其是血钾。

（2）抢救：配合准备抢救仪器（如除颤仪、心电图机、心电监护仪、临时心脏起搏器等）及各种抗心律失常药物和其他抢救药品，做好抢救准备。

（3）用药护理：在使用抗心律失常药物时，需要密切观察药物的疗效和不良反应，以防止毒副作用的发生。

（4）介入治疗的护理：向患者介绍介入治疗如心导管射频消融术或心脏起搏器安置术的目的及方法，以消除患者的紧张心理，使患者主动配合治疗。做好介入治疗的相应护理。

3.治疗过程中可能出现的情况及应急措施

（1）晕厥。

①在紧急情况下，为了提高患者的脑部血液供应，需要将患者放置于头低足高的位置。同时，解开患者的衣物纽扣、头部稍微转向一侧，以预防舌头后倾堵塞气道。

②局部刺激，如向头面部喷些凉水或额部放上湿的凉毛巾，有助于清醒。如房间温度太低，应保暖。

③在晕厥发作期间，避免给患者喂食或喂水。当患者恢复神志清醒后，不要让其立即站立，而是等待患者全身无力感消失，并在细心照料下逐渐让其站立和行走。

（2）猝死：对心源性猝死的处理就是立即进行有效的心肺复苏。

4.健康教育

（1）疾病知识指导：向患者讲解心律失常的原因及诱发因素是非常重要的，这包括情绪紧张、过度劳累、急性感染、寒冷刺激，以及不良的生活习惯等。

（2）生活指导。

①指导患者劳逸结合，生活规律。

②无器质性心脏病者应积极参加体育锻炼。

③保持情绪稳定，避免精神紧张、激动。

④改变不良饮食习惯，戒烟限酒，避免浓茶、咖啡、可乐等刺激性食物。

⑤保持大便通畅，避免排便用力而加重心律失常。

（3）用药指导：向患者清楚地说明所开具药物的具体信息，包括药物名称、剂量、用法、作用以及可能出现的不良反应。此外，医嘱患者需坚持按照医生指示用药，不得擅自增减药物的剂量或更改药物种类。

（4）自我监测指导。

①教会患者及其家属正确测量脉搏的方法，同时告知在心律失常发作时应采取的适当措施。这包括如有头晕、眼花等症状时立即平卧，并指导他们学习基本的心肺复苏知识，以便能够自我监测病情并进行自救。

②对安置心脏起搏器的患者，讲解自我检测与家庭护理方法。

（5）复诊：定期门诊复查心电图和随访，发现异常及时治疗。

# 第五节 室性心律失常

## 一、室性期前收缩

### （一）临床表现

1.症状

患者在出现室性期前收缩时常常没有明显的相关症状，而症状的存在或严重程度与室性期前收缩的频率并不直接相关。有些患者可能会感到心悸，出现类似于电梯快速升降时的失重感，或者在代偿间歇后感觉到心脏有力的搏动。

2.心电图特征

（1）提前发生 QRS 波群，宽大畸形，时限通常超过 0.12s，ST 段与 T 波的方向与 QRS 主波方向相反。

（2）室性期前收缩与其前面的窦性搏动之间期（称为配对间期）恒定。

（3）室性期前收缩后可见一完全性代偿间期，即包含室性期前收缩在内前后两个下传的窦性搏动之间期，等于两个窦性 RR 之和。

（4）室性期前收缩的类型：二联律指每个窦性搏动后跟随一个室性期前收缩；三联律指每两个正常搏动后出现一个室性期前收缩；连续发生两个室性期前收缩称为成对室性期前收缩。

### （二）诊断

室性期前收缩并非仅限于心脏病患者，正常人群也可能出现此心律失常。这种情况常见于高血压、冠心病、心肌病、风心病及二尖瓣脱垂患者。患者通常缺乏与室性期前收缩直接相关的症状，并且症状的有无或严重程度与期前收缩的频率并不直接相关。在听诊时，室性期前收缩后可能出现较长的停顿，第二心音强度减弱，仅能听到第一心音，桡动脉搏动也可能减弱或消失。心电图检查对于诊断室性期前收缩同样具有重要意义。

### （三）治疗

针对室性期前收缩患者，治疗应基于病因，采用药物如利多卡因、普罗帕酮、胺碘酮等，以减少室性期前收缩的程度和次数，降低猝死风险。对于良性室性期前收缩，无症状患者通常不需要抗心律失常药物治疗。若有症状且影响生活和工作，可考虑使用副作用较小的抗心律失常药物，如美西律、β 受体阻滞剂，目的在于减轻症状而非完全消除室性期前收缩。

（四）护理措施

1.一般护理措施

（1）饮食指导：医生建议患者采用低脂、低胆固醇、清淡易消化的饮食，避免摄入辛辣等刺激性食物。对于伴有心功能不全的患者，建议采用低盐饮食。此外，还需要注意食物的色、香、味的搭配，以促进患者的食欲。

（2）心理支持：对于发生快速心律失常的患者，大多数情况下伴随有器质性心脏病。患者可能会因心率加快和血流动力学改变而感到恐惧和濒死感。因此，护士在心理护理和宣教指导方面应当发挥作用，安抚患者情绪、耐心解释疾病相关知识、治疗效果以及药物可能的副作用等。这有助于消除患者的心理顾虑，促使其更积极地配合治疗，有利于疾病的康复。

2.重点护理措施

（1）病情观察：严密观察病情变化，监测患者生命体征，给予床旁心电监护，持续吸氧，严密观察患者的心率、心律，并做好记录。描记 12 导联心电图，为临床用药前做准备及用药提供依据，同时备好急救药品及除颤仪，以便抢救时使用。

（2）用药护理：遵医嘱将胺碘酮 150mg 加生理盐水 20mL 充分溶解后，给患者静脉推注。推注药液时速度宜慢，一般 10～15min 推完，推注过快易造成低血压。在推注药液过程中，要注意观察心电示波上患者心率、心律的变化，同时询问患者的感受，发现异常及时处理。维持静滴时应用输液泵，以保证剂量准确。此外，静脉注射或静脉滴注时，宜选择粗而清楚的静脉血管给药，避免发生静脉炎。使用过程中除注意观察疗效和可能出现的副作用外，还应做好详细的使用记录。胺碘酮的不良反应是 QT 间期延长和心律失常。因此观察期间除需密切注视心电示波上的心电波形的变化外，应还定时复查心电图，测量 QT 间期。

3.治疗过程中可能出现的情况及应急措施

对心源性猝死的处理就是立即进行有效的心肺复苏。

4.健康教育

（1）积极治疗原发病：消除期前收缩的原因，如纠正电解质紊乱，改善心肌供血，改善心脏功能等。

（2）保持乐观的态度和稳定的情绪，规律作息、避免过度劳累。戒烟酒、控制饮食摄入，减少油腻食物，同时积极进行体育锻炼，控制体重，有助于降低心血管疾病风险。

（3）预防诱发因素：一旦确诊心律失常，患者通常会感到高度紧张和焦虑，迫切需要药物控制心律失常。为避免心律失常的发作，需要避免一些常见的诱因，如吸烟、酗酒、过度劳累、紧张情绪、激动、暴饮暴食、消化不良、感冒发热等。

（4）合理用药：患者必须按医生要求服药，并注意观察用药后的反应，定期复查。

## 二、室性心动过速

### （一）临床表现

1.症状

室性心动过速（室速）的临床症状轻重视发作时心室率、持续时间、基础心脏病变和心功能状况不同而异。非持续性室速（发作时间短于30s，能自行终止）的患者通常无症状。持续性室速（发作时间超过30s，需药物或电复律才能终止）常伴有明显血流动力学障碍及心肌缺血。临床症状包括低血压、少尿、晕厥、气促、心绞痛等。听诊心律轻度不规则，第一和第二心音分裂，收缩期血压可随心搏变化。如发生完全性室房分离，第一心音强度经常变化，颈静脉间歇出现巨大的 α 波。当心室搏动逆传并持续夺获心房，心房与心室几乎同时发生收缩，颈静脉呈现规律而巨大的α波。

2.心电图特征

（1）3个或以上的室性期前收缩连续出现。

（2）QRS波群形态畸形，时限超过0.12s，ST-T波方向与QRS波群主波方向相反。

（3）心室率通常为100～250次1分，心律规则，但也可略不规则。

（4）心房独立活动与QRS波群之间缺乏固定关系，导致心房和心室的电活动不同步，形成心房和心室的分离状态。偶尔会出现个别或全部心室激动逆传到心房。

（5）心室夺获与室性融合波是确立室速诊断的重要依据。室性融合波、心室夺获、全部心前区导联QRS波群主波方向呈同向性等心电图表现提示室速。

（二）诊断

室速常发生于各种器质性心脏病患者，最常见为冠心病，其次是心肌病、心力衰竭等。室速的临床症状轻重视发作时心室率、持续时间、基础心脏病变和心功能状况不同而异。心电图检查特征同上述。

（三）护理措施

1.一般护理措施

（1）饮食指导：患者采用清淡易消化的饮食，避免摄入刺激性食物如浓茶、咖啡等。增加摄入纤维丰富的食物，保持大便通畅。

（2）心理护理：与患者保持良好沟通，关注其心理状态，及时满足其需求。重点强调良好心理状态的重要性，避免情绪激动。向患者解释疾病知识，鼓励树立战胜疾病的信心，促使其积极配合医护人员进行治疗。

2.重点护理措施

（1）严密观察生命体征及心电图的变化：发现频繁出现、来源多样、成对出现或出现 R-on-T 现象的室性期前收缩、阵发性室速等心电图变化，应立即通知医生，并积极协助采取相应的处理措施。在放置电极时，必须避开胸骨右缘和心前区，以免影响心电图检查和可能需要进行的紧急电复律操作。

（2）做好抢救准备：准备静脉通道，备好纠正心律失常的药物及其他抢救药品、除颤仪等。

3.治疗过程中可能出现的情况及应急措施

（1）猝死：对心源性猝死的处理就是立即进行有效的心肺复苏。

（2）发生阿-斯综合征时：

①应立即将患者置于头低足高位，使脑部血供充分。将患者的衣服纽扣解松，头转向一侧，以免舌头后倾堵塞气道。

②局部刺激，如向头面部喷些凉水或额部放上湿的凉毛巾，有助于清醒。如房间温度太低，应保暖。

③在昏厥发作后，不宜立即给患者喂食或喂水。当患者神志清醒后，应避免立即让其站立，而是等待患者全身无力状况好转后，经过细心照料逐渐让其站立和行走。

4.健康教育

（1）预防诱发因素：常见诱因为暴饮暴食，消化不良，感冒发热，摄入盐过多，血钾、血镁低等。可结合以往发病的实际情况，总结经验，避免可能的诱因。

（2）稳定的情绪：保持平和稳定的情绪，精神放松，不过度紧张。避免过喜、过悲、过怒；不看紧张刺激的电视、球赛等。

（3）休息：患者应保证有充足的睡眠，饭后不宜立即就寝，睡眠的姿势应采取右侧卧位，双腿屈曲。不适合做剧烈运动，若有胸闷、胸痛、心悸、气短和咳嗽、疲劳等不适出现，应立即停止运动。

（4）合理饮食：饮食宜清淡、富营养，尽量减少胆固醇摄入量。增加新鲜水果和蔬菜的摄入，同时注意饮食的适量，避免过度饱食。

（5）自我监测：一些心律失常在发作前会有先兆症状，如果能及时察觉并采取措施，则有可能减少甚至避免再次发作。部分患者在治疗心律失常过程中摸索出一套自我控制的方法，利用过往的经验可以常常控制发病情况。

## 三、心室扑动与心室颤动

### （一）临床表现

临床症状：包括意识丧失、抽搐、呼吸停顿甚至死亡，听诊心音消失，脉搏触不到，血压也无法测到。

心电图特征：心室扑动呈正弦波图形，波幅大而规则，频率为150～300次/分，有时难以与室速鉴别。心室颤动的波形、振幅及频率均极不规则，无法辨认QRS波群、ST段与T波。

### （二）诊断

患者的症状、体征及心电图变化是诊断心室扑动、心室颤动的重要依据。

### （三）治疗

1.初期与二期复苏

人工呼吸处理心脏骤停。

（1）恢复有效血循环。

①胸外心脏按压：先拳击前胸2～3次，如无心搏立即胸外心脏按压。要点是：患者仰卧，背置地面或垫硬板，术者双掌重叠，双肘直，用肩部力量以掌根垂直按压患者

胸骨中下 1/3 交界处，使胸骨下段下陷 4cm 左右，频率 70～80 次/分。

②心电监测：若是心室颤动，即行直流电非同步除颤。

③肾上腺素：首先静注，如果来不及建立静脉通道则可心内注射或气管注入。近年主张用大剂量，可先用 1mg，如无效可每 3min 重复并递增至一次 3～5mg。有人研究：过大剂量可导致血压回升过高，心动过速，心肌氧耗增加，复苏后病死率增加，故提出以每次 0.05～0.1mg/kg 为宜。

④电除颤不成功时：如果电除颤无法立即进行或者一次电除颤未能使心律恢复正常，可考虑使用抗心律失常药物。这些药物包括利多卡因 75～100mg、溴苄胺 250mg、普鲁卡因胺 100～200mg，可通过静脉注射给药。药物除颤与电除颤可以交替使用，这种综合应用能够提高心脏骤停患者的复苏成功率。

⑤心室静止：如心电监测是心室静止，可加用异丙肾上腺素 0.5～1mg 静脉注射，3min 后可重复。

⑥心室静止用药无效时：尽快行胸外心脏起搏或经静脉心内临时起搏。

⑦复苏 20min 仍无效时：应开胸心脏按压，并继续用药，直到无希望恢复心搏。

（2）呼吸停止时立即疏通气道及人工呼吸。①将患者头后仰，抬高下颜，清除口腔异物。

②紧接口对口人工呼吸，吹气时要捏住患者鼻孔。如患者牙关紧闭，可口对鼻吹气，使患者胸部隆起为有效，每 30 次胸外按压连续给予 2 次通气。

③吸氧。

④15min 仍不恢复自动呼吸，应尽快气管插管使用机械通气，而不提倡用呼吸兴奋剂，以免增加大脑氧耗或抽搐惊厥。

（3）纠正酸中毒：在过去常使用大剂量碳酸氢钠，但现代对此持不同看法。现代治疗原则强调在心脏骤停时应谨慎使用碳酸氢钠，避免早期过量使用。这是因为碳酸氢钠可能使组织二氧化碳增加，引起血液过碱，抑制氧的释放，加重组织缺氧，影响心肌和脑细胞功能，并导致高钠和高渗状态，从而降低了复苏成功率。建议在建立稳定血液循环和有效通气之前避免使用碳酸氢钠，如果 10～15min 后仍未见恢复，且血液酸碱值 pH＜7.20 时，可考虑缓慢静脉滴注小剂量 5%碳酸氢钠 100mL，15min 后可重复半量，以维持 pH≥7.25，但不必过度使用。

（4）如果心脏骤停患者发生在院外现场，应先就地进行徒手复苏操作，并尽快设法边急救边护送至附近医疗单位做二期复苏。

2.复苏后期处理

（1）维持血液循环：心脏复苏后常有低血压或休克，应适当补液、扩容并用血管活性药物，维护血压在正常水平。

（2）维持有效通气功能：继续吸氧；如自主呼吸尚未恢复，可继续用人工呼吸机；如自主呼吸恢复但不健全稳定，可酌用呼吸兴奋剂，如尼可刹米、山梗菜碱静推或静滴；还要积极防治呼吸系统感染。

（3）心电监护，发现心律失常酌情处理。

（4）积极进行脑复苏：心肺复苏时间延长可能导致大脑功能不同程度的损害。这种损害可能表现为意识障碍、智力和运动能力受损，甚至严重情况下可导致植物人状态。因此，在心肺复苏之后，重点在于对大脑进行复苏和保护。

①如有意识障碍伴发热：应头部冰帽降温；如血压稳定还可人工冬眠，常用氯丙嗪和异丙嗪各 25mg，静滴或肌注。

②防治脑水肿：酌用脱水剂、肾上腺糖皮质激素或白蛋白等。

③改善脑细胞代谢药：如 ATP、辅酶 A、脑活素、胞磷胆碱等。

④氧自由基清除剂。

⑤高压氧舱治疗。

（5）保护肾功能：密切观察尿量及血肌酐，防治急性肾衰竭。

（四）护理措施

1.一般护理措施

（1）心电监护：电击复律后应持续严格观察和记录心电变化，因电击转复时心肌有一定程度的损害，心电图可以出现一过性 ST 段降低，也可发生新的恶性心律失常，故应专人监护，及时记录。

（2）确保充足氧供给：间断或持续吸氧 2～3 天，重者可以面罩给氧，必要时有机械通气适应证时，可用机械通气。另外，呼吸机的介入可不必担心深度镇静所产生的呼吸抑制，保证了患者充分供氧。

（3）及时有效的营养供给：创伤后的应激反应可产生严重分解代谢，使血糖增高、乳酸堆积，因此必须及时有效补充能量和蛋白质，以减轻机体损耗。早期可采用肠外营养供给，等肠蠕动恢复后，可采用肠内营养供给。如昏迷未醒者可给予鼻饲，每次鼻饲量不超过 200mL，间隔时间 3h，注食速度不宜过快。

（4）大小便的护理管理：对于失禁或尿潴留的患者，需要进行无菌操作下的导尿，同时在留置导尿期间加强会阴部护理，并定时放尿以训练膀胱功能。对于便秘患者，可采用少量缓泻剂或每日早晨服用 20mL 蜂蜜加适量温水，辅以腹部环形按摩（顺时针方向）或低压温盐水灌肠来帮助排便。

（5）加强基础护理的落实：如口腔护理、皮肤护理，使用胺碘酮时应加强脉管炎的预防护理等。

2.重点护理措施

（1）心室颤动的判断：监护导联示 QRS-T 波消失，代之以快速的不规则的振幅、形态各异的颤动波。其频率为 180～500 次/分。明确诊断首要并且关键，需要与寒冷所致的肌颤波、患者身体的抖动、导联线移动所致的干扰相鉴别。室颤发生时常伴随昏迷程度加重，脑外伤患者呼吸浅而弱以致暂停，瞳孔迅速扩大，光反射消失等危急征象。

（2）心室颤动的急救：心室颤动确诊后，需要立即进行抢救。首选非同步直流电除颤，常用 300～360J 的能量。若除颤无效，可考虑静脉注射肾上腺素 1～5mg，然后再次电除颤。若仍未能成功转复，医生可能会考虑使用利多卡因、胺碘酮等药物继续复律，同时积极处理引发颤动的原因和治疗患者的基础病症，直到心律转为窦性。在进行电除颤时，要严格按照操作规程，以防止对局部皮肤造成灼伤。

（3）尽早实施脑复苏：低温能够减缓人体各重要组织的代谢率，降低耗氧量，有利于保护脑部和其他重要器官，在脑复苏过程中起到积极作用。常见的降温方法包括使用头部置冰枕或冰帽，以及在大动脉处使用冰袋控制肛温达到 33～34℃。在降温过程中需密切观察耳廓、手指（脚趾）等末梢部位的皮肤情况，避免发生冻伤。

3.治疗过程中可能出现的情况及应急措施

对心源性猝死的处理就是立即进行有效的心肺复苏。

（1）识别心脏骤停：出现较早并且方便可靠的临床征象是意识突然丧失，呼吸停止，对刺激无反应。

（2）呼救：在心肺复苏术的同时，设法（呼喊或通过他人应用现代通信设备）通知急救系统，使更多的人参与基础心肺复苏和进一步施行高级复苏术。

（3）心前区捶击复律：一旦肯定心脏骤停而无心电监护和除颤仪时，应坚决地予以捶击患者胸骨中下 1/3 处，若 1～2 次后心跳仍未恢复，则立即行基础心肺复苏。

（4）基础心肺复苏：畅通气道、人工呼吸、人工胸外心脏按压。

（5）高级心肺复苏：心肺复苏成功后，关键是持续稳定患者的循环和呼吸功能，以预防心脏再次停止跳动。同时需要处理可能出现的脑缺氧、脑水肿、肾功能不全和继发性感染等并发症，纠正任何存在的酸中毒情况。必须积极地寻找心源性猝死的原因，并采取相应措施进行处理，以预防未来的猝死事件。

4.健康教育

（1）稳定的情绪：保持平和稳定的情绪和放松的心态对于心脏健康至关重要。过度紧张和情绪激动易导致心律失常。因此，患者应该保持平静，避免过度喜悦、过度悲伤或过度愤怒的情绪，并尽量不接触能引发紧张情绪的刺激，比如紧张激烈的电视节目或体育比赛等。

（2）自我监测：在心律失常不易被发现时，患者自己最能发现问题。有些心律失常常有先兆症状，若能及时发现并采取措施，可减少甚至避免再发心律失常。

（3）合理用药：心律失常治疗强调个体化用药，患者需要严格按医生指示用药，并留意药物引起的反应。

（4）定期复查：患者需定期复查心电图、电解质、肝功能等指标。抗心律失常药物可能影响电解质平衡和脏器功能，因此用药后需要定期复诊，观察用药效果并根据需要调整药物剂量。

（5）生活要规律：保持规律作息，确保充足睡眠是预防心律失常的重要因素。适度运动，避免过度或剧烈运动，如打太极拳，有助于保持身体健康。洗澡时水温不宜过热，时间也不宜过长，同时养成定时排便的习惯。合理饮食，避免过量饮茶和吸烟，同时注意防止感冒和避免受凉。

## 第六节　房室交界区性心律失常

房室交界区性心律失常一般分为房室交界区性期前收缩、房室交界区性逸搏与心律、非阵发性房室交界区性心动过速 3 种类型。

### 一、房室交界区性期前收缩

#### （一）临床表现

房室交界区性期前收缩可有心悸、胸闷、恶心等症状，心脏听诊期前收缩第一心音增强，第二心音减弱或消失，其后有一长间歇。

（二）诊断

症状和体征是诊断房室交界区性期前收缩的重要依据。心电图检查：逆行 P 波可位于 QRS 波群之前（PR 间期<0.12s）、之中或之后（RP 间期<0.20s）。QRS 波群形态正常，当发生室内传导差异时，QRS 波群形态可有变化。

（三）护理措施

通常无须治疗，若有器质性心脏病，则应加强病因治疗，如控制高血压、改善冠状动脉供血和纠正心功能不全等，预后较好。

1.一般护理措施

（1）休息指导：适当的运动，避免过度劳累；保持乐观的心态和情绪稳定，避免精神紧张；戒烟酒，减少该病的诱发因素。

（2）饮食指导：采用清淡饮食，多食易消化食物，以防消化不良。饮食中应增加富含蛋白质的食物，如牛肉、鱼、虾和蛋类，多摄入新鲜蔬菜和水果，如青菜、番茄、苹果、梨等。同时，不要过度饱食，避免摄入刺激性食物，如酸、辣等调味品，减少饮浓茶或咖啡，少食豆制品。

2.重点护理措施

监测患者生命体征，密切观察患者心律、心率和血压的变化，如突然出现心悸、胸闷、恶心等，应及时发现立即通知医生，并及时给予处理。监测心电图，并密切注意药物的不良反应，如出现黑蒙、心悸、晕厥等应警惕脑缺血，及时通知医护人员。

3.治疗过程中可能出现的情况及应急措施

阿-斯综合征：发现晕厥患者时要注意以下几点。

（1）在急救情况下，采取将患者置于头低足高位，以促进脑部血液供应。同时，松解患者衣物纽扣，将患者的头部轻轻转向一侧，预防舌头后倾导致气道堵塞。

（2）局部刺激，如向头面部喷些凉水或额部放上湿的凉毛巾，有助于清醒。如果房间温度太低，应保暖。

（3）在晕厥发作时不能喂食、喂水，神志清醒后不要让患者马上站立，必须等患者全身无力好转后才能在细心照料下逐渐站立和行走。

4.健康教育

（1）积极治疗原发病：消除期前收缩的原因，如纠正电解质紊乱、改善心肌供血、改善心脏功能等，按时服药。

（2）避免精神紧张：保持精神乐观、情绪稳定是关键，同时适当活动但不过度劳累，戒烟戒酒有助于减少特定疾病的诱因。合理饮食，减少摄入油腻食物。

## 二、房室交界区性逸搏与心律

### （一）临床表现

患者可能出现心悸、严重心动过缓时伴有头晕、黑蒙等症状。房室交界区性逸搏的频率通常在40～60次/分。心电图显示在长于正常PP间期的间歇后出现一个正常的QRS波群，可能伴有P波消失或逆行P波与QRS波的关系。另外，可能出现未下传至心室的窦性 P 波。房室交界区性心律是指房室交界区性逸搏连续发生形成的节律，心电图显示正常下传的 QRS 波群，频率为 40～60 次/分。检查时颈静脉搏动可能出现大的 α 波，第一心音强度变化不定。

### （二）诊断

根据患者的病史、症状、体征以及心电图特征一般可诊断房室交界区性逸搏与心律。房室交界区性逸搏的频率通常为40～60次/分。

### （三）治疗

房室交界区性逸搏或心律属于被动出现的心律失常，治疗应主要针对原发病（如严重窦性心动过缓、窦房阻滞或房室阻滞），必要时可予以起搏治疗。

### （四）护理措施

1.一般护理措施

（1）休息指导：适当活动，避免劳累；保持精神乐观，情绪稳定，避免精神紧张；戒烟酒，减少本病的诱发因素。

（2）生活指导：患者宜多吃对心脏有益的食物，如全麦、燕麦、糙米、扁豆、洋葱、蒜头、蘑菇、茄子等；忌食有刺激性的食物，少吃油炸食品，忌烟酒；适度活动，以不引起心悸、头晕等不适为宜。

2.重点护理措施

为确保患者安全，建议密切监测生命体征，包括心律、心率和血压的变化。如出现心悸、头晕等异常症状，应立即通知医生并及时处理。同时，定期监测心电图，特别留意药物不良反应可能引发的症状，如黑蒙、心悸、晕厥等，以警惕潜在的脑缺血风险，确保及时的医疗干预。

3.治疗过程中可能出现的情况及应急措施

（1）晕厥患者应注意以下几点：

①应立即将患者置于头低足高位，使脑部血供充分。将患者的衣服纽扣解松，头转向一侧，以免舌头后倾堵塞气道。

②局部刺激，如向头面部喷些凉水或额部放上湿的凉毛巾，有助于清醒。如房间温度太低，应保暖。

③在晕厥发作时不能喂食、喂水。神志清醒后不要让患者马上站立，必须等患者全身无力好转后才能在细心照料下逐渐站立和行走。

（2）低血压：当发生直立性低血压时，立即协助患者平卧，并帮助按摩四肢，数分钟后可缓解；严重低血压时，嘱咐患者绝对卧床，遵医嘱应用升压药物，并密切观察患者血压和心率的变化。

4.健康教育

（1）告知患者，交界区性逸搏与心律是身体的一种生理性代偿机制。当这种心律失常出现时，重要的是积极寻找导致它发生的原发病，并通过查明病因、积极治疗来预防这种心律失常。

（2）免精神上的压力和紧张，保持乐观的心态和情绪的稳定。保持生活规律，避免过度劳累。戒除烟酒，避免摄入刺激性食物，减少油炸食品的摄入。定期进行身体健康检查，以确保身体状况的稳定和健康。

## 三、非阵发性房室交界区性心动过速

### （一）临床表现

患者有心悸的症状，偶有胸闷、憋气、头晕等症状。心动过速起始与终止时心率逐渐变化，有别于阵发性心动过速，故称为“非阵发性”。临床上交界区性心律和交界区性心动过速的区别在于频率，将＜70 次/分者称为交界区性心律，将≥70 次/分而未达到130～140 次/分的称为交界区性心动过速。只有当交界性心律（心动过速）的频率超过正常窦性心律时才能夺获心室率，心电图上可见干扰性房室脱节。非阵发性房室交界区性心动过速的心律通常规则，QRS 波群正常，自主神经系统张力变化可影响心率快慢。

（二）诊断

心动过速的发作通常伴随心率的逐渐变化，不同于阵发性心动过速。心动过速时心率可达 70～150 次/分或更快，但心律通常规则。此时的 QRS 波群通常是正常的，没有明显的异常。

（三）治疗

治疗本病侧重于解决基础病因。若患者已经使用洋地黄，应立即停止使用，不宜进行电复律。对于由急性心肌梗死引起的情况，需及时进行血运重建以改善心肌缺血，同时辅以 β 受体阻滞剂等药物治疗。若与急性风湿热有关，需积极控制风湿性炎症。一旦病因得以去除，这种心律失常通常会自行消失。对于耐受性良好的患者，只需密切观察并治疗基础疾病。

（四）护理措施

1.一般护理措施

（1）饮食指导：患者多摄入富含维生素的新鲜蔬菜和水果，如萝卜、山楂、蘑菇等。食物宜清淡，忌食辛辣、咖啡、可乐等刺激性食物，少摄入油腻食品和甜食。此外，建议避免烟酒。

（2）休息与活动：嘱患者适量活动，如有不适立即停止活动，就地休息。

2.重点护理措施

（1）非阵发性交界区性心动过速常见于洋地黄中毒。因此，在使用洋地黄药物时应谨慎，并确保符合适应症。治疗过程中需密切监测血药浓度和临床症状，一旦出现异常，应及时处理。

（2）当非阵发性交界区性心动过速伴有房室分离时，由于心房收缩无法有效帮助心室充盈，可能导致心排血量下降。在这种情况下，可以考虑使用阿托品。阿托品可以加速窦性心律，通过窦性心律与交界区性心律的竞争，促使非阵发性交界区性心动过速消失，房室分离也随之消失，从而增加心排血量。

3.治疗过程中可能出现的情况及应急措施

（1）心力衰竭：患者取坐位，双腿下垂，以减少静脉回流。高流量氧气吸入（10～20mL/min 纯氧吸入），并在湿化瓶中放入酒精。遵医嘱应用吗啡，呋塞米 20～40mg

静注，于 2min 内推完，也是主要的治疗方法。应用血管扩张剂，可选用硝普钠或硝酸甘油静滴；毛花苷 C0.4mg，静脉注射，适用于心房颤动伴快速心室率或已知有心脏增大伴左心室收缩功能不全者，禁用于重度二尖瓣狭窄伴窦性心律者。氨茶碱 0.25g 以葡萄糖水稀释后缓慢静脉推注，对解除支气管痉挛特别有效，同时有正性肌力作用，及扩张外周血管和利尿作用。四肢轮流结扎降低前负荷。

（2）猝死：对心源性猝死的处理就是立即进行有效的心肺复苏。

4.健康教育

（1）向患者介绍疾病的病因、临床表现、治疗及用药方法是至关重要的。在使用洋地黄药物时，必须确保符合适应症，并且治疗过程中需要密切监测血药浓度和临床症状。一旦出现任何问题，及时进行处理十分关键。

（2）教会患者保持情绪稳定，避免诱因，生活饮食规律，保证良好睡眠，定期复查。

## 第七节　心律失常的护理

### 一、临床表现

1.冠状动脉供血不足的表现

各种心律失常均可引起冠状动脉血流量降低，但较少引起心肌缺血。然而，对有冠心病的患者，各种心律失常都可以诱发或加重心肌缺血，主要表现为心绞痛、气短、周围血管衰竭、急性心力衰竭、急性心肌梗死等。

2.脑动脉供血不足的表现

不同的心律失常对脑血流量的影响也不同。

在脑血管正常的情况下，上述血流动力学障碍通常不会导致严重后果。然而，如果存在脑血管病变，可能导致脑供血不足，出现一系列症状，包括头晕、乏力、视物模糊、暂时性全盲，甚至严重时可能引发失语、瘫痪、抽搐、昏迷等一过性或永久性的脑损害。

3.肾动脉供血不足的表现

心律失常发生后，可能导致肾血流量减少，临床上可能出现少尿、蛋白尿、氮质血症等症状。

4.肠系膜动脉供血不足的表现

快速心律失常时，血流量降低，肠系膜动脉痉挛，可产生胃肠道缺血的临床表现，如腹胀、腹痛、腹泻，甚至发生出血、溃疡或麻痹。

5.心功能不全的表现

主要为咳嗽，呼吸困难，倦怠，乏力等。

## 二、诊断

心律失常的确诊大多要靠心电图，部分患者可根据病史和体征做出初步诊断。详细追问发作时心率、节律（规则与否、漏搏感等）、发作起止与持续时间，发作时有无低血压、昏厥或近乎昏厥、抽搐、心绞痛或心力衰竭等表现，以及既往发作的诱因、频率和治疗经过，有助于判断心律失常。

## 三、治疗

1.一般治疗

心律失常的发病原因很复杂，对它的治疗也多种多样。针对不同的发病机制，目前有通过异丙肾上腺素、阿托品等西药增加心肌自律性和（或）加速传导的，有通过心脏起搏器、除颤仪、射频消融等非药物疗法治疗的。某些情况下，采用压迫眼球、按摩颈动脉窦、捏鼻用力呼气和屏气等方法，也可通过反射性兴奋迷走神经来缓解心律失常。

2.常用抗心律失常药物

（1）Ⅰ类——钠通道阻滞剂。

（2）Ⅱ类——β 肾上腺素受体阻滞剂。

（3）Ⅲ类——选择性延长复极过程的药。

（4）Ⅳ类——钙通道阻滞剂。

## 四、护理措施

1.一般护理措施

（1）心理护理：保持平和稳定的情绪，精神放松，不过度紧张。精神因素尤其紧张的情绪易诱发心律失常。

（2）生活指导：养成按时作息的习惯，保证睡眠，因为失眠可诱发心律失常。运动要适量，量力而行，不勉强运动或运动过量，不做剧烈及竞赛性活动。饮食上给予富含纤维素的食物，以防便秘；避免饱餐。养成按时排便习惯，保持大便通畅。

2.重点护理措施

（1）病情观察：连接心电监护仪，连续监测心率、心律的变化，及早发现危险征兆。当发现频发、多源性、成对的或呈 R-on-T 现象的室性期前收缩、阵发性室性心动过速等应立即报告医生，协助采取积极的处理措施。

（2）抢救：做好抢救准备，准备静脉通道，备好纠正心律失常的药物及其他抢救药品和除颤仪。

（3）用药护理：应用抗心律失常药物时，应密切观察药物的效果及不良反应，防止毒副反应的发生。

3.治疗过程中可能出现的情况及应急措施

（1）心源性猝死：对心源性猝死的处理就是立即进行有效的心肺复苏。

（2）患者发生阿-斯综合征时要注意以下几点：

①应立即将患者置于头低足高位，使脑部血供充分。将患者的衣服纽扣解松，头转向一侧，以免舌头后倾堵塞气道。

②局部刺激，如向头面部喷些凉水或额部放上湿的凉毛巾，有助于清醒。如房间温度太低，应保暖。

③在晕厥发作时不能喂食、喂水。神志清醒后不要让患者马上站立，必须等患者全身无力好转后才能在细心照料下逐渐站立和行走。

（3）心力衰竭：患者发生急性心力衰竭时应立即取坐位，双腿下垂，以减少静脉回流。高流量氧气吸入（10～20mL/min 纯氧吸入），并在湿化瓶中放入酒精。遵医嘱应用吗啡，呋塞米 20～40mg 静注，于 2min 内推完，也是主要的治疗方法。应用血管扩张剂，可选用硝普钠或硝酸甘油静滴；毛花苷 C0.4mg，静脉注射，适用于心房颤动伴快速心室率或已知有心脏增大伴左心室收缩功能不全者，禁用于重度二尖瓣狭窄伴窦性心律者。氨茶碱 0.25g 以葡萄糖水稀释后缓慢静脉推注，对解除支气管痉挛特别有效，同时有正性肌力作用及扩张外周血管和利尿作用。四肢轮流结扎降低前负荷。

（4）肺栓塞：当患者出现胸痛、胸闷、气促或呼吸困难时，应该考虑肺栓塞的可能性。在这种情况下，建议患者绝对卧床休息，以防止活动促使静脉血栓脱落并引发其他部位的栓塞。同时，保持患者温暖，避免寒冷刺激。对于轻微且可耐受的胸痛，可能无需特殊处理；但如果胸痛严重并影响呼吸，应该给予止痛处理，以缓解疼痛，确保患者呼吸顺畅。监测患者的生命体征，包括呼吸、血压、心率、心律和体温等，以及时发现任何变化。保持病室环境安静并保持空气流通，有助于提供舒适的治疗环境。

（5）心室颤动：确定患者发生心室颤动后，应争分夺秒积极组织抢救。立即行非同步直流电除颤，通常选择 300～360J 的能量。如无效则静脉推注肾上腺素 1～5mg 使细颤转为粗颤，再行电除颤 1 次，若未能转复使用利多卡因、胺碘酮继续复律，同时积极去除诱因及治疗原发病直到转为窦性心律。电除颤时，应严格掌握操作规程，防止局部皮肤灼伤。

4.健康教育

（1）疾病知识指导：向患者讲解心律失常的原因及常见诱发因素，如情绪紧张、过度劳累、急性感染、寒冷刺激、不良生活习惯等。

（2）生活指导。

①指导患者劳逸结合，生活规律。

②无器质性心脏病者应积极参加体育锻炼。

③保持情绪稳定，避免精神紧张、激动。

④改变不良饮食习惯，戒烟、酒，避免饮浓茶、咖啡、可乐等刺激性食物。

⑤保持大便通畅，避免排便过力而加重心律失常。

（3）用药指导：医生向患者详细解释所使用的药物信息，包括药物名称、剂量、用法、主要作用以及可能的不良反应，强调患者应坚持按照医嘱服药，不可随意更改药物剂量或种类。

（4）自我监测指导。

①医护人员向患者及其家属传授了关于脉搏测量方法、心律失常发作时应采取的适当措施，如出现头晕、眼花等症状时建议立即平卧，并指导他们学习简单的心肺复苏知识，以便在需要时进行自我监测病情和实施自救。

②对安置心脏起搏器的患者，讲解自我检测与家庭护理方法。

（5）复诊：定期复查心电图和随访，发现异常及时治疗。

# 第四章 冠状动脉粥样硬化性心脏病护理

冠状动脉粥样硬化性心脏病（Coronary atherosclerotic heart disease ,CHD）简称冠心病，也称缺血性心脏病。是由于冠状动脉的粥样硬化或痉挛引起的心肌缺血、缺氧或坏死而产生的心脏疾病。该病可表现为心绞痛、心肌梗死、心律失常、心力衰竭和猝死等不同临床症状。近年来，冠心病作为动脉粥样硬化所致的器官病变最常见的类型之一，并呈现逐年增加的趋势。

## 第一节 无症状性心肌缺血

无症状性心肌缺血是指存在心肌缺血证据但患者未出现心绞痛等症状，也称为隐匿性冠心病。其可能原因包括冠状动脉狭窄较轻、侧支循环建立较好以及个体痛阈较高。

### 一、临床表现

患者多在中年以上，无自觉症状，在体检时发现静息、动态或负荷试验心电图有缺血性 ST 段压低、T 波倒置等变化。此类患者可以认为是早期的冠心病，它可迅速演变为其他类型冠心病，如心绞痛、心肌梗死、心力衰竭和心律失常，个别患者可能猝死。

### 二、诊断与鉴别诊断

静息心电图、动态心电图或心电图负荷试验显示心肌缺血，若无其他解释此现象的病因，并且患者具备动脉粥样硬化易患因素，则初步可诊断为无症状性心肌缺血。为了确诊，可以进行选择性冠状动脉造影检查，这有助于明确诊断并规划后续治疗策略。这种诊断流程有助于及早发现和干预心血管疾病，降低相关风险。

本病需与以下情况鉴别。

（一）自主神经功能失调

多见于年轻女性，此病有肾上腺素能β受体兴奋性增高的类型，患者心肌耗氧量增加，心电图可出现ST段压低和T波倒置等改变。患者多表现有精神紧张、心率增快、手心和腋下多汗、时有叹息状呼吸。服普萘洛尔 20mg 后 2h，心率减慢后做心电图检查，可见ST段和T波恢复正常，可资鉴别。

（二）其他

多种心肌炎、心肌病、心包病、心脏病、电解质紊乱、内分泌疾病以及某些药物都可能导致ST段和T波的变化。然而，通过病史和临床表现的综合分析，通常可以相对容易地区分出不同病因引起的这些变化。

## 三、预后

在本病患者中，如果存在较轻的冠状动脉狭窄或者已经形成了较好的侧支循环，通常情况下预后相对较好。然而，如果不及时进行预防和治疗，该病可能会进展为其他类型的冠心病。

## 四、防治

采用防治动脉粥样硬化的各种措施，如清淡饮食、适当运动、戒烟、抗血小板聚集等，以防止动脉粥样斑块加重，争取粥样斑块消退和促进冠状动脉侧支循环的建立。静息时的心电图和放射性核素心肌显像已有明显心肌缺血改变者，宜适当减轻工作或选用硝酸酯类制剂、β受体阻滞剂、钙通道阻滞剂等治疗。

## 五、护理措施

在常规护理上实施针对性护理，其主要包括以下几个方面：

1.做好监护

对患者心率、心律、血压以及ST段等进行24h密切观察，必要时采用连续心电图动态检测。由于患者多为老年人，体质较弱，因而医护人员必须密切观察病情，以便及时发现问题，及时处理，患者床边应备好抢救器材和药品，防止患者出现任何意外。

2.加强心理护理

由于频繁的检查，对患者进行心理疏导十分重要。详细介绍病情，让患者了解情况，避免过度紧张或漠不关心。此外，适量运动，避免过度劳累和紧张，维持平和愉快的心态也很关键。

3.预防为主，加强患者的健康教育

护人员应根据患者的教育水平、性格特征以及具体病情，实施针对性强的健康教育。在向患者传达关于无症状性心肌缺血的信息时，应尽量采用易于理解的简明语言，告知潜在症状的危害及预防方法，并提供日常生活中需注意的事项，以提高患者的预防意识和能力。

# 第二节　心绞痛

## 一、稳定型心绞痛

稳定型心绞痛是指在冠状动脉狭窄的基础上由于心肌负荷的增加，导致心肌急剧的暂时缺血与缺氧的临床综合征，其特点为阵发性的前胸压榨性的疼痛感觉，可放射至心前区、左上肢、两肩，尤其左肩内侧。常发生于劳累、饱食或情绪激动时，受寒、阴雨天气、急性循环衰竭等为常见诱因。每次发作持续数分钟，休息或含服硝酸甘油后疼痛可缓解或消失。

（一）临床表现

1.症状

典型的心绞痛以发作性胸痛为主要表现，并有其明显的特点。

（1）部位：疼痛的部位多发生在胸骨体上段或中段之后，可波及心前区，范围如手掌大小，其边界不清，可放射至上肢、两肩，尤其左臂内侧及小指和无名指，或至颈、咽或下颌部。

（2）性质：多表现为压榨样或紧束感、闷胀感或窒息感，而不是针刺、刀扎样痛或锐痛。发作开始时疼痛较轻，以后则变为难以忍受或伴濒死的恐惧感，迫使其立即停止活动，不愿说话，直至逐渐缓解。

（3）持续时间：典型心绞痛历时多为3～5min，一般不少于1min和不超过15min。休息或含服硝酸甘油后，多在1～2min或几分钟内缓解，超过15min缓解一般认为不是硝酸甘油的作用。疼痛1天内可发作数次，也可数日或数周发作1次。

（4）诱因：心绞痛的发作通常由增加心脏负荷的因素引发，例如情绪激动、过度劳累、负重行走、吸烟、寒冷、饱食、性交、心动过速等。疼痛往往在负荷增加的时候出现，而不是在负荷结束后。

（5）缓解方式：一般情况下，停止引发心绞痛症状的活动通常可以缓解症状。同时，含服舌下硝酸甘油也可能在几分钟内缓解心绞痛。

2.体征

平时可无异常体征。疼痛发作时伴有下列体征，则有助于心绞痛的诊断：①胸痛伴面色苍白、出冷汗，面容焦虑及新出现的加强的第四或第三心音奔马律；②暂时性心尖部收缩期杂音；③胸痛时心率增快和血压增高；④第二心音逆分裂或交替脉。

### （二）实验室和其他检查

1.心电图检查

（1）静息心电图：约有60%的心绞痛患者静息心电图在正常范围，可有陈旧性心肌梗死改变或非特异性ST-T变化，有时可伴有房性、室性期前收缩，房室或束支传导阻滞等心律失常。

（2）发作时心电图：大部分患者可出现一过性ST段呈水平形或下斜形压低，T波低平或倒置，原为T波倒置者发作时变为直立（假性改善）。心绞痛发作时的心电图改变多数时间短暂，需及时描记心电图或心电监护才能发现。变异型心绞痛发作时相关导联ST段抬高。

（3）心电图负荷试验：是通过增加心脏工作负荷，观察心电图变化，来判断冠状动脉循环功能的一种测试方法。是早期诊断冠心病的重要手段之一。目前常用的心电图负荷试验有运动和非运动负荷试验两类，以前者常用。运动中出现典型心绞痛，心电图改变主要以ST段水平形和下斜形压低≥0.1mV（J点后60～80ms）持续2min为运动试验阳性标准。

（4）动态心电图：让患者佩戴慢速转动的记录装置，以两个双极胸导联连续记录24h心电图，然后在荧光屏上快速播放并选段记录，可从中发现心电图ST-T段改变和各种心律失常。出现时间可与患者的活动和症状相对照，胸痛发作时相应时间记录的心电图显示缺血性的ST-T 段改变，有助于心绞痛的诊断。

2.放射性核素检查。

（1）心肌灌注显像：随冠状动脉血流放射核素 $^{201}$TI（铊）很快被正常心肌摄取，缺血心肌可显示灌注缺损。休息时铊显像所示灌注缺损主要见于心肌梗死后瘢痕部位；在冠状动脉供血不足的心肌，则明显的灌注缺损仅见于运动后缺血区。

（2）心腔造影检查：循环中的红细胞被标记上放射性核素 $^{99m}$Tc 后，得到心腔内血池显像，可测定左心室射血分数及显示室壁局部运动障碍。

3.冠状动脉造影检查

冠状动脉造影是目前诊断冠心病的最准确方法，属于有创性检查。通过股动脉、肱动脉和桡动脉将特制的冠状动脉造影管分别送入左右冠状动脉，并注入造影剂，使左右冠状动脉及其主要分支得到清晰的显影，从而判断冠状动脉狭窄的部位及程度。造影的主要指征为：①药物治疗后心绞痛仍较重者，为明确冠状动脉病变情况，以考虑介入性治疗和旁路移植手术；②胸痛似心绞痛而不能确诊者；③中老年患者心脏增大、心力衰竭、心律失常，疑有冠心病而无创性检查未能确诊者。一般认为，冠状动脉管腔狭窄在70%～75%以上可以确诊，狭窄在 50%～70%者也有一定意义。

4.其他检查

常规 X 线检查通常无法显示异常，但有时可观察到心影增大。二维超声心动图能够发现心肌缺血区域的运动异常。心肌超声造影用于评估心肌血流灌注。多排螺旋 CT 和磁共振冠状动脉造影已成为冠状动脉病变诊断的有效工具。血管镜检查、冠状动脉内超声显像和多普勒检查可指导冠心病介入治疗，帮助选择合适的治疗方法。

（三）诊断与鉴别诊断

1.诊断

根据典型的症状和体征以及含服硝酸甘油有效。结合存在的易患因素和年龄，在排除其他原因所致的心绞痛后，一般可以诊断。如果心绞痛发作时心电图检查可见以 R 波为主的导联中，ST 段压低，T 波平坦或倒置（变异型心绞痛者有关导联 ST 段抬高），发作过后数分钟内逐渐恢复；心电图负荷试验或动态心电图阳性；放射性核素心肌灌注显像阳性；冠状动脉造影结果阳性可确诊。

2.鉴别诊断

（1）心脏神经官能症：多见于中年或绝经期前后的妇女。其疼痛部位在左乳房下或心尖附近，多为短暂的刺痛或持久的隐痛，患者常喜欢不时地深吸一大口气或叹息样呼吸。症状多在疲劳之后而不在当时出现。常伴有焦虑、心悸、手足麻木等。含服硝酸甘油无效或在 10min 后才“见效”。

（2）急性心肌梗死：本病疼痛部位与心绞痛相同，但更剧烈，持续时间更长，可达数小时，常伴有休克、心律失常及心力衰竭，含服硝酸甘油多不能缓解。心电图中面向梗死部位的导联 ST 段抬高，并有异常 Q 波。实验室检查显示白细胞计数、血清心肌坏死标志物、肌红蛋白、肌钙蛋白 I 或 T 等增高，血沉增快。

（3）其他疾病导致的心绞痛：包括严重主动脉瓣狭窄和关闭不全、风湿性冠状动脉炎、梅毒性主动脉炎导致的冠状动脉口狭窄和闭塞、肥厚型心肌病、X 综合征等均可引发心绞痛。X 综合征常见于女性，心电图负荷试验阳性，但冠状动脉造影阴性且无冠状动脉痉挛，预后良好，被认为是冠状动脉系统毛细血管功能不良所致。

（4）肋间神经炎：疼痛通常不仅局限于前胸，常常涉及到 1～2 个肋间，呈现刺痛或灼痛感，多是持续性而非发作性。咳嗽、深呼吸或手臂活动可能会加重疼痛，肋软骨区域或沿着神经走向的位置可能存在压痛。

（5）不典型疼痛：还需与反流性食管炎、膈疝、消化性溃疡、肠道疾病及颈椎病相鉴别。

3.心绞痛的分级诊断，根据加拿大心血管病学会分为 4 级

一级：一般体力活动不受限，仅在强、快和长时间劳力时发生心绞痛。

二级：一般体力活动轻度受限，快步、饭后、寒冷或刮风、步行两个街区以上，登楼一层以上或爬山，均可引起心绞痛。

三级：一般体力活动明显受限，步行 1～2 个街区，登楼一层即可引起心绞痛。

四级：静息时也可发生心绞痛。

（四）治疗

治疗心绞痛的主要原则是改善冠状动脉的血液供应并减少心肌的氧耗，同时针对冠状动脉粥样硬化进行治疗。长期服用阿司匹林 75～300mg/d 和进行有效的降血脂治疗有助于稳定冠状动脉粥样斑块，减少血栓形成，从而降低不稳定性心绞痛和心肌梗死的发生率。

1.发作时的治疗

（1）发作时立即休息，一般停止活动后症状多能缓解。

（2）药物治疗：较重的发作可选用作用较快的硝酸酯制剂。此类药物除能直接扩张冠状血管，降低阻力，增加冠状动脉及侧支循环的血流量外，还可使静脉张力降低，

减少静脉回心血量，降低心室容量、心腔内压等，从而减轻心脏前后负荷和降低心肌的耗氧量，缓解心绞痛。

①硝酸甘油：开始 0.3～0.6mg，舌下含服，1～2min 开始作用，约 0.5h 后作用消失。绝大多数患者在 3min 内见效。无效或延迟要考虑是诊断有误，还是病情严重或药物失效等。该药不良反应有头昏、头胀痛、面红、心悸，偶有血压下降、心动过速等。因此第一次用药时，患者宜平卧片刻，必要时吸氧。

②硝酸异山梨酯：一般 5～10mg，舌下含服，2～5min 见效，作用维持 2～3h。近年有供喷雾吸入用的制剂。

上述药物主要用于治疗劳力性心绞痛发作。对于变异型心绞痛，可口服地尔硫卓 30mg，也可与硝酸甘油合用，以迅速缓解症状。

除了西药外，一些口服中药制剂如活心丹、冠心苏合丸、心宝、苏冰滴丸和苏合香丸等，对缓解心绞痛也具有一定作用。部分患者可以考虑使用镇静剂，而严重症状的患者可能需要吸入氧气。

2.缓解期的治疗

注意休息，调整生活和工作节奏，减轻精神负担，避免诱发因素，调节饮食，以预防心绞痛再次发作。同时，需要持续使用能防止病情进展并长期发挥作用的抗心绞痛药物。

（1）抗血小板药物：抗血小板黏附和聚集的药物，可抑制血小板在动脉粥样硬化斑块上的聚集，防止血栓形成。可选用：①阿司匹林 0.075～0.1g/次，1 次/日；②氯吡格雷，首剂 300mg，然后 75mg/d。

（2）调节血脂药物：调脂药物在治疗冠状动脉粥样硬化中起重要作用，可以改善内皮细胞的功能，并有研究显示，羟甲基戊二酰辅酶 A（HMG-CoA））还原酶抑制剂类调脂药有使动脉粥样硬化斑块消退的作用。其部分结构与 HMG-CoA 还原酶的基质 HMG-CoA 结构相似，可和 HMG-CoA 竞争性与酶的活性部位相结合，从而阻碍 HMG-CoA 还原酶的作用，后者是胆固醇合成过程中的限速酶，因而胆固醇的合成受抑制，血胆固醇水平降低，细胞内胆固醇含量减少又可刺激细胞表面 LDL 受体合成增加，从而促进 LDL、VLDL 通过受体途径代谢降低血清 LDL 含量。不良反应有乏力、肌痛、胃肠道症状、皮疹等。要注意监测肝、肾功能和肌酸肌酶的变化。常用制剂有洛伐他汀 20～40mg/次，1～2 次/日；普伐他汀 5～10mg/次，1 次/日；辛伐他汀 5～20mg/次，1 次/日：氟伐他汀 20～40mg/次，1 次/日；我国人用量宜从最小剂量开始，根据冠心病的危险程度用到合适剂量。

（3）硝酸酯制剂：扩张冠状动脉能够增加患有病变的冠状动脉和侧支循环的血流量，同时降低静脉张力，减少回心血量，进而减轻心脏的前负荷。这一过程可能导致轻微的动脉血压下降和心率加快，并最终降低心肌的氧耗量，缓解心绞痛症状。

短效硝酸酯制剂主要用于缓解期的治疗。常用的制剂有硝酸异山梨酯，口服 5～20mg/次，4～6 次/日。服后 15～30min 起作用，持续 3～5h;5-单硝酸异山梨酯 20～40mg/次，2 次/日，口服；2%硝酸甘油油膏或贴剂（含 5～10mg）涂或贴在胸前或上臂皮肤而缓慢吸收，可预防夜间心绞痛发作。

（4）β 受体阻滞剂：其治疗心绞痛的机制为：①阻滞心脏的 3，受体，拮抗儿茶酚胺的作用，使心率减慢，心肌收缩力减弱，减缓左心室内压力升高速率，从而减轻心脏做功，降低心肌耗氧量；②心率减慢，延长了心脏舒张时间，有利于心肌血液灌注；③β 受体被抑制，降低缺血时儿茶酚胺增多引起血中乳酸和游离脂肪酸水平增高及其导致心肌耗氧量的增加，从而改善缺血心肌对葡萄糖的摄取以供应心肌能量和保持线粒体的功能与结构，促进组织中氧合血红蛋白的离解，增加组织供氧，使组织氧利用率增加及改善心肌代谢；④某些 β 受体阻滞剂尚具有抑制血小板的作用。

β 受体阻滞剂对心绞痛的防治具有明显效果。最常用的制剂是美托洛尔 25～50mg/次，3 次/日；其他还有：普萘洛尔，10mg/次，3～4 次/日，剂量可每日逐步增加至 100～200mg；比索洛尔 2.5～5mg/次，1 次/日；兼有 β 受体阻滞作用的卡维地洛 25mg/次，2 次/日。使用时应注意：①可与硝酸酯类合用，停用本品时应逐渐减量，如突然停用有诱发心肌梗死的可能；②低血压、心动过缓以及支气管哮喘患者不宜使用。

（5）钙通道阻滞剂：本类制剂能抑制心肌和血管平滑肌钙离子内流，也抑制心肌细胞兴奋-收缩耦联中钙离子的利用，从而降低心肌收缩力、引起血管扩张，降低动脉压和心脏的后负荷，因此减少心肌耗氧量并增加冠状动脉血流供应。心肌缺血时细胞膜损伤，$Ca^{2+}$内流增加使心室舒张延迟，导致心室舒张末期压增高，钙通道阻滞剂通过逆转心室舒张延迟及降低心室舒张末期压，而减轻心室壁的负荷。此外，本类制剂还可降低血液黏滞度，抗血小板聚集，改善心肌微循环。常用制剂有：维拉帕米 80～160mg/次，3 次/日：硝苯地平控释片，30mg/次，1 次/日；同类制剂有氨氯地平 5～10mg/次，1 次/日，非洛地平 5～10mg/次，1 次/日；地尔硫卓 30～90mg/次，3 次/日，其缓释制剂地尔硫卓缓释片 90mg/次，1 次/日。

由于硝酸酯制剂、β 受体阻滞剂、钙通道阻滞剂的作用机制不同，所以，联合用药往往会取得更好的疗效。目前最常用的联合用药方案：①地尔硫卓与硝酸酯制剂；②钙通道阻滞剂与 β 受体阻滞剂；③维拉帕米与硝酸酯制剂；④硝酸酯制剂与 β 受体阻滞剂，硝酸酯制剂可引起反射性心动过速，β受体阻滞剂则可抵消这种不良反应；⑤β受体阻滞剂与钙通道阻滞剂、长效硝酸酯制剂合用。联合用药对严重患者或劳力性心绞痛合并变异型心绞痛患者最为适合，必要时可将每种制剂的用量酌情增加。对于心功能不良、年老体衰者应避免联合用药。当维拉帕米与β受体阻滞剂合用时有过度抑制心肌收缩力的危险，故这两种制剂不宜联合使用。停用钙通道阻滞剂之前应逐渐减量，切忌骤然停用，以防止发生冠状动脉痉挛的危险。

（五）护理措施

1.一般护理

（1）注意休息：劳累会增加心脏负担和心肌的氧耗量，但冠状动脉血流不能跟上心肌需求的增加。因此，避免劳累对于减轻心脏负荷和降低心肌耗氧量至关重要。在心绞痛初发阶段，休息是治疗的关键。

（2）饮食：以清淡、富含维生素、高质量蛋白质和纤维素的食物为主。进食时应避免过快过饱，宜采取少食多餐的方式，同时需保持正常的大便通畅。

（3）心理支持：维持环境安静舒适，尽量减少外界干扰和打扰。同时，安抚患者情绪，解除其紧张不安的心情。

（4）避免诱发因素：避免疲劳、情绪激动、紧张、嘈杂的环境或寒冷气候、突然改变体位，以及进食过饱等。

2.重点护理

（1）疼痛护理。

①急性发作时的治疗：心绞痛发作时，首先应停止活动并休息。如果症状仍持续，可考虑使用效果较快的硝酸酯类药物，常用的有硝酸甘油和硝酸异山梨酯。

②缓解期的治疗：可使用硝酸酯制剂、β受体阻滞剂、钙通道阻滞剂及抗血小板药物。

（2）使用硝酸甘油的护理：使用后可能引起颜面潮红、头痛、心悸等血管扩张相关的症状。为避免直立性低血压，患者应在用药后保持卧床休息。静脉滴注硝酸甘油时需严格控制输液速度，避免意外发生。输液过程中患者宜在床上大小便，避免体位变化导致血压下降、头晕等症状。需定时监测血压。输液速度应适中，且应对患者进行思想工作，鼓励患者耐心坚持治疗。同时，需监测24h的出入量，以便调整输液量和观察肾脏功能，避免加重心脏负担。

（3）病情观察：了解患者稳定型心绞痛的部位、性质、疼痛的放射性质、程度、持续时间、缓解方式以及发生前的诱因是评估疼痛的关键。及时、准确地记录和处理这些信息对于评估和管理患者的疼痛至关重要。

3.治疗过程中的应急护理措施

（1）心肌梗死。

①嘱患者绝对卧床休息，不要随意走动、用力，以降低心肌耗氧量。

②给予高浓度持续吸氧，不少于 30min。

③缓解剧烈疼痛：硝酸甘油片 1～5 片，每片相隔 3～5min，有条件者在 500mL 液体中加入硝酸甘油 5～10mg 持续点滴；速效救心丸 15～30 粒吞服；镇痛药，如哌替啶 50mg 或吗啡 5mg 肌内注射。

④适当应用镇静剂：如地西泮（安定）1～2 片口服或 10mg 肌内注射；异丙嗪、苯巴比妥也可用。

⑤患者身边不能离开护理人员或家属，以便随时观察病情变化。老年患者突然出现面色发绀、抽搐、大声叫喊、口吐白沫、意识不清、呼吸微弱或停止、瞳孔扩大等症状，这可能意味着急性心肌梗死并发了严重的心律失常，如心室颤动，导致心脏骤停。在这种情况下，对患者必须迅速进行心肺复苏，争分夺秒地进行救治。

（2）心源性猝死：对心源性猝死的处理就是立即进行有效的心肺复苏，同“猝死护理措施”。

（六）健康教育

1.改变生活方式

（1）合理饮食：建议摄入低热量、低脂、低胆固醇、低盐的饮食，多食用蔬菜、水果和富含粗纤维的食物，如芹菜、糙米等。同时要避免暴饮暴食，注意控制饮食量，推荐少量多餐。

（2）控制体重：减少摄入动物脂肪和含胆固醇较高的食物。

（3）适当运动：以有氧运动为主，并注意控制运动的强度和时长，因个体差异和病情不同，运动量需根据情况适度调整，必要时需在监测下进行。

（4）戒烟限酒。

（5）减轻精神压力：逐步改变急躁的性格，保持平和心态，可以通过采取放松技巧或与他人交流的方式来缓解压力。

2.避免诱发因素

告知患者和家属，过度劳累、情绪激动、过饱、寒冷刺激等因素都可能导致心绞痛发作，应尽量避免这些情况的发生。

3.病情自我监测指导

指导患者及家属心绞痛发作时的缓解方法，胸痛发作时应停止活动或舌下含服硝酸甘油。如服用硝酸甘油不缓解或心绞痛发作比以往频繁、程度加重、疼痛时间延长，应立即到医院就诊，警惕心肌梗死的发生。

4.用药指导

指导患者出院后应遵医嘱服药，不要随意增减药量，并自我监测药物的不良反应。同时建议患者外出时随身携带硝酸甘油以备急需。

5.定期复查

告知患者应定期复查心电图、血糖、血脂等。

## 二、不稳定型心绞痛

冠心病中除了典型的稳定性劳力性心绞痛，心肌缺血还可能导致多种不同类型的缺血性胸痛，其中心绞痛的分型有10余种。然而，除了变异型心绞痛具有特殊的心电图特征外，在临床上其他类型如恶化型心绞痛、卧位型心绞痛、梗死后心绞痛、混合型心绞痛等已经被弃用。

目前已趋向将劳力性心绞痛以外的缺血性胸痛统称为不稳定型心绞痛（Unstable angina pectoris，UA）。这不仅是基于对不稳定的粥样斑块的深入认识，也表明了这类心绞痛患者临床上的不稳定性，进展至心肌梗死的危险性，必须予以足够的重视。

### （一）临床表现

胸痛的部位、性质与稳定型心绞痛相似，但具有以下特点之一：

（1）原有稳定型心绞痛。在1个月内疼痛发作的频率增加，程度加重、时限延长、诱发因素变化，硝酸酯制剂缓解作用减弱。

（2）1个月之内新发生的心绞痛，并因较轻的负荷所诱发。

（3）心绞痛可能在休息状态下发作，甚至是在轻微活动下触发；变异型心绞痛的表现在发作时可能伴有ST段抬高。

（4）因贫血、感染、甲亢、心律失常等因素引起的心绞痛被称为继发性不稳定型心绞痛。

UA与非ST段抬高性心肌梗死（NSTEMI）同属非ST段抬高的急性冠脉综合征

（ACS），两者的区别在于根据血中心肌坏死标志物的测定，因此对非 ST 段抬高的 ACS 必须检测心肌坏死标记物并确定未超出正常范围时方能诊断 UA。

由于 UA 患者的严重程度不同，其处理和预后也有很大的差别，在临床上分为低危组、中危组和高危组。低危组指新发的或是原劳力性心绞痛恶化加重，发作时 ST 段下移≤1mm，持续时间＜20min；中危组就诊前 1 个月内（但 48h 内未复发）发作 1 次或数次，静息心绞痛及梗死后心绞痛，发作时 ST 段下移＞1mm，持续时间＜20min；高危组就诊前 48h 内反复发作，静息心绞痛 ST 段下移＞1mm，持续时间＜20min。

（二）防治

不稳定型心绞痛病情的进展通常难以预测，因此需要将患者置于医生的监控之下，若疼痛发作频繁、持续不缓解，或者患者属于高危组，建议立即住院治疗。

1.一般处理

卧床休息 1～3 天，床边 24h 心电监测。有呼吸困难、发绀者应给氧吸入，维持血氧饱和度达到 90%以上。烦躁不安、剧烈疼痛者可给予吗啡 5～10mg，皮下注射。如有必要应重复检测心肌坏死标志物。

2.缓解疼痛

本型心绞痛单次含服或喷雾吸入硝酸酯类制剂往往不能缓解症状，一般每隔 5min1 次，共用 3 次后再用硝酸甘油、硝酸异山梨酯持续静脉滴注或微泵输注，以 10ug/min 开始，每 3～5min 增加 10ug/min，直至症状缓解或出现血压下降。

硝酸酯类制剂静脉滴注疗效不佳或不能应用 β 受体阻滞剂者，可用非二氢吡啶类钙通道阻滞剂，如地尔硫卓静脉滴注 1～5ug/（kgmin），常可控制发作。

治疗变异型心绞痛时，钙通道阻滞剂显示出较好的疗效，可与硝酸酯合并使用，也可与 β 受体阻滞剂联合服用。在停用钙通道阻滞剂时，应逐渐减量至停药，以避免引发冠状动脉痉挛。

如无低血压禁忌证应及早开始应用 β 受体阻滞剂，口服剂量应个体化。

3.抗栓（凝）

抗血小板聚集药物（阿司匹林、氯吡格雷、替罗非班）及抗血小板制剂：阿司匹林抑制环氧化酶和 TXA，合成，血小板聚集的旁路被打断，75～325mg/d，对该药过敏、活动消化性溃疡，局部出血或出血体质者不适用。氯吡格雷是血小板 ADP 受体抑制剂，75～150mg/d，不良反应小，作用快。替罗非班是血小板糖蛋白Ⅱ b/Ⅲla 受体阻滞剂，抑制激活的血小板糖蛋白 1Ⅱ b/Ⅲ a 受体与纤维蛋白原结合，特别适合于介入治疗时使用，10ug/kg，静脉推注，然后 0.15ug/（kg min），持续静脉滴注，至少 24～48h。

4.对于个别病情极端严重者

保守治疗效果不佳，在有条件的医院应行急诊冠状动脉造影及介入治疗或外科手术治疗。

UA 经治疗病情稳定，出院后应继续强调抗凝及调脂治疗以促使斑块稳定。缓解期的进一步检查及长期治疗方案与稳定型劳力性心绞痛相同。

（三）护理措施

1.一般护理

（1）心绞痛发作时：应协助其立即卧床休息，卧床休息 1~3 天，给予氧气吸入，床边 24h 心电监护。严密观察血压、脉搏、呼吸、心率、心律的变化。协助患者采取舒适卧位，解开衣领。给予硝酸酯制剂含服，用药 3～5min 仍不缓解时，可再服 1 片，观察心绞痛能否缓解。

（2）心绞痛剧烈、持续不缓解时：在医生的指导下使用药物，进行心电图检查，并必要时进行持续心电监护，以观察心肌缺血情况的变化，警惕心肌梗死的发生。

2.重点护理

（1）密切观察心绞痛的性质、部位、持续时间及疼痛规律。

（2）提供心理护理，安慰患者，帮助消除其紧张情绪。

（3）在缓解期，鼓励患者进行适当活动，但要避免剧烈运动。

3.治疗过程中的应急护理措施

（1）心律失常。紧急处理应遵循的总体原则：

①首先识别和纠正血流动力学障碍。

②基础疾病和诱因的纠正与处理。

③治疗与预防兼顾：心律失常易复发，在纠正后应采取预防措施，尽可能减少复发。根本措施是加强基础疾病的治疗，控制诱发因素。要结合患者的病情确定是否采用抗心律失常药物治疗。

（2）急性心肌梗死：患者首先严格卧床，保持安静，避免精神过度紧张；舌下含服硝酸甘油或硝酸甘油喷雾吸入；镇静；吸氧：一般鼻导管给氧，氧流量 2～4l/min；镇痛药物，需注意其血压下降、呼吸抑制及呕吐等副作用；监护：密切心电、血压、呼吸、心率、心律及尿量监护，开放静脉通路；保持大便通畅。

（3）猝死：对心源性猝死的处理就是立即进行有效的心肺复苏。

①识别心脏骤停：出现较早并且方便可靠的临床征象是意识突然丧失，呼吸停止，对刺激无反应。

②呼救：在心肺复苏术的同时，设法（呼喊或通过他人应用现代通信设备）通知急救，使更多的人参与基础心肺复苏和进一步施行高级复苏术。

③心前区捶击复律：一旦肯定心脏骤停而无心电监护和除颤仪时，应坚决地予以捶击患者胸骨中下 1/3 处，若 1～2 次后心跳仍未恢复，则立即行基础心肺复苏。

④基础心肺复苏：在紧急情况下，必须确保气道通畅，进行人工呼吸，并实施人工胸外心脏按压。

⑤高级心肺复苏：心肺复苏成功后，需要持续维持循环和呼吸稳定，防止心脏再次骤停。此外，还需处理脑缺氧、脑水肿、肾功能不全、继发性感染和酸中毒，并积极查明心源性猝死的原因，预防再次发生。

（四）健康教育

（1）合理膳食。建议采用低热量、低脂、低胆固醇、低盐的饮食习惯，并多食用蔬菜、水果以及富含粗纤维的食物，例如芹菜和糙米。避免暴饮暴食，采用少量多餐的饮食方式有助于保持健康。

（2）控制体重。在饮食治疗的基础上，应结合运动和行为等综合治疗。

（3）适当运动。以有氧运动为主，但需根据个体差异和病情调整运动强度和时间。

（4）戒烟。吸烟有害身体健康，应戒除。

（5）减轻精神压力。保持平和的心态，可采取放松技术或与他人交流的方式缓解压力。

（6）避免诱发因素。指导患者和家属避免过劳、情绪激动、暴饮暴食和寒冷刺激等因素，因为它们可能导致心绞痛发作。

（7）病情自我监测指导。指导患者和家属在心绞痛发作时，要立即停止活动或舌下含服硝酸甘油。如果硝酸甘油不能缓解症状，或者心绞痛的发作频率增加、疼痛时间延长，应立即就医，警惕可能发生心肌梗死的情况。

（8）用药指导。指导患者出院后遵医嘱服药，不要擅自增减药量，自我监测药物的不良反应。外出时随身携带硝酸甘油以备急需。

（9）定期复查。告知患者应定期复查心电图、血糖、血脂等。

# 第三节　急性心肌梗死

心肌梗死是心肌的缺血性坏死，是在冠状动脉病变的基础上，发生冠状动脉血供急剧减少或中断，使相应的心肌严重而持久地急性缺血导致心肌坏死。临床上表现为持久的胸骨后剧烈疼痛、发热、白细胞计数和血清心肌坏死标志物增高及发生心律失常、心源性休克或心力衰竭，属冠心病的严重类型。

## 一、临床表现

1.先兆

50%～81.2%患者在发病前数日有乏力、胸部不适，活动时心悸、气急、烦躁、心绞痛等前驱症状，其中以新发生心绞痛和原有心绞痛加重最为突出，心绞痛发作较以前频繁，硝酸甘油疗效差。心电图示ST段一时性明显抬高或压低，T波倒置或增高。及时处理先兆症状，可使患者避免发生心肌梗死。

2.症状

（1）疼痛感最先出现：多发生于清晨，其疼痛部位和性质与心绞痛相似，但疼痛更为剧烈，持续时间较长，可能长达数小时或更久，且休息或使用硝酸甘油均不能缓解。患者通常表现为焦虑不安、出汗、恐惧，有时会出现濒死感，极少数患者甚至在最初阶段就表现为休克或急性心力衰竭。有些患者疼痛可能发生在上腹部，这种症状容易被误诊。

（2）全身症状：有发热、心动过速、白细胞增高和红细胞沉降率增快等全身症状。发热多在疼痛发生后24～48h后出现，体温多在38℃左右，持续约1周。

（3）疼痛剧烈：常伴有恶心、呕吐和上腹胀痛等胃肠道症状，部分患者可能出现肠胀气，并有时出现呃逆症状。

（4）心律失常：多发生在起病1～2天，而以24h内最多见。以室性心律失常最多见，尤其是室性期前收缩。心室颤动是心肌梗死早期，特别是入院前的主要死亡原因。房室和束支传导阻滞也较多。

（5）休克：休克多在起病后数小时至数日内发生，主要为心源性。

（6）心力衰竭：主要是急性左心衰竭，可在起病最初几天发生。

3.体征

（1）心脏体征：心界扩大，心率加快，心尖部的第一心音减弱且心律不齐。病情发展过程中，可能出现第三或第四心音的奔马律。心肌梗死发生后的2～3天内，患者可出现心包摩擦音，这是由于反应性纤维性心包炎引起的。此外，心前区可能存在粗糙的收缩期杂音或收缩中晚期的喀喇音，这可能是由二尖瓣乳头肌功能失调或断裂引起的，同时还可能出现多种心律失常。

（2）血压降低。

（3）可出现与心律失常、休克或心力衰竭相关的其他体征。

## 二、诊断

根据典型的临床表现、特征性的心电图改变以及实验室检查，诊断本病并不困难。对老年患者突然发生严重心律失常、休克、心力衰竭而原因未明；或突然发生较重而持久的胸闷或胸痛者，都应考虑本病的可能。宜先按急性心肌梗死来处理，并短期内进行心电图、血清心肌酶和肌钙蛋白测定等的动态观察以确定诊断。对非ST段抬高性心肌梗死，血清肌钙蛋白测定的诊断价值更大。

## 三、治疗护理

1.监护和一般治疗

（1）休息：卧床休息1周，保持环境安静。

（2）吸氧：鼻管和面罩吸氧。

（3）监测：对ECG、血压、呼吸监测3～5天，必要时进行血流动力学监测。

2.解除疼痛的常用药物

（1）哌替啶50～100mg肌注或吗啡5～10mg皮下注射。

（2）轻者可用可待因或罂粟碱。

（3）硝酸甘油或硝酸异山梨酯，舌下含服或静滴，注意避免心率加快和低血压的发生。

（4）中药制剂。

（5）心肌再灌注疗法也可解除疼痛。

3.血运重建治疗[ST段抬高型心肌梗死（STEMI）患者]

（1）急诊治疗：①首次医疗接触到记录首份心电图的时间≤10min；②首次医疗接触到实施再灌注的时间；③溶栓≤30min，直接经皮冠状动脉介入术（PCI）≤90min（如果症状发作在120min之内或直接到能够实施PCI的医院，则＜60min）。

（2）再灌注治疗：所有症状发作＜12h并且有持续ST段抬高或新发左束支传导阻滞的患者，均有接受再灌注治疗的指征；如果有进行性缺血证据，即使症状发作时间＞12h或仍然有胸痛和心电图变化，有指征实施再灌注治疗（优先选择直接PCI）。

①直接PCI治疗：如果是有经验的团队在首次医疗接触后120min内实施，与溶栓治疗相比，优先建议实施直接PCI；在合并严重心力衰竭或心源性休克的患者，有指征实施直接PCI，除非预计PCI相关的延迟时间长并且患者是在症状发作后早期就诊；与单纯球囊成形术比较，直接PCI时优先考虑支架术；直接PCI围术期应给予抗血小板药物治疗。

②溶栓治疗：在症状发作12h之内没有禁忌证的患者，如果没有有经验的团队在首次医疗接触后120min内实施直接PCI，建议溶栓治疗；与非特异的纤维蛋白制剂比较，建议优先使用特异的纤维蛋白制剂（替奈普酶、阿替普酶和瑞替普酶）；必须口服或静脉给予阿司匹林；氯吡格雷适用于与阿司匹林合用；在接受溶栓治疗的患者，建议进行抗凝治疗直到实施血运重建治疗（如果实施）或住院期间连续8天；抗凝药物可以是依诺肝素静脉注射后皮下注射（与普通肝素比较优选）；或给予普通肝素，根据体重调整静脉注射和滴注剂量；对所有接受溶栓后的患者，溶栓后有指征转运到能够实施PCI的中心；溶栓失败（60min时ST段回落＜50%）的患者，有即刻实施补救PCI的指征；对于反复发作的缺血或溶栓成功后有再次闭塞证据时，有急诊PCI的指征；在合并心力衰竭/休克的患者，溶栓后有指征实施旨在进行血运重建治疗的急诊血管造影；溶栓成功后有指征实施旨在进行梗死相关动脉血运重建治疗的急诊血管造影。

③特殊人群：男性和女性患者应采用相似的治疗方法。对于症状不典型的女性、糖尿病和老年患者，必须高度警惕心肌梗死；对于老年和肾功能不全的患者，必须特别注意合理调整抗栓药物剂量。

非ST段抬高型心肌梗死（NSTEMI）患者与指南指导药物治疗比较，血运重建治疗更可能减轻相关的心绞痛症状，血运重建治疗方法的选择一般与稳定缺血性心肌病患者选择PCI或冠状动脉旁路移植术（CABG）的考虑相同。

4.消除心律失常

（1）室性期前收缩或室性心动过速用利多卡因，情况稳定后，改用美西律。

（2）心室颤动时，采用非同步直流电除颤，药物治疗室速不满意时，及早用同步直流电复律。

（3）缓慢的心律失常可用阿托品静注。

（4）二度、三度房室传导阻滞宜用临时人工心脏起搏器。

（5）在处理室上性心律失常时，如果洋地黄或维拉帕米等药物不能有效控制，通常会考虑采用同步直流电复律或抗快速心律失常的起搏治疗。这些方法可能有助于恢复心脏的正常节律。

5.控制休克

（1）补充血容量：右心室梗死，中心静脉压升高不一定是补充血容量的禁忌。

（2）应用升压药。

（3）应用血管扩张剂如硝普钠、硝酸甘油等。

（4）其他对症治疗：纠正酸中毒，保护肾功能，应用糖皮质激素。

6.治疗心力衰竭

梗死发生后24h内宜尽量避免使用洋地黄制剂，右心室梗死慎用利尿剂。

7.其他治疗

（1）促进心肌代谢药物：如维生素C、辅酶A、细胞色素C、维生素$B_6$等。

（2）极化液疗法：用氯化钾、胰岛素、葡萄糖配成，促进心肌摄取和葡萄糖代谢。

（3）右旋糖酐40或羟乙基淀粉。

（4）β受体阻滞剂、钙通道阻滞剂和血管紧张素转换酶抑制剂等药物在治疗前壁心肌梗死伴有交感神经亢进时，具有防止梗死范围扩大的作用。它们可以在一定程度上减轻心脏负荷，减少心肌损伤，并在心肌梗死的治疗中发挥积极作用。

（5）抗凝疗法：如华法林等，同时监测凝血酶原时间。

## 四、护理措施

1.一般护理

（1）病房内空气应新鲜，温湿度适宜，阳光充足。

（2）严重者应卧床休息，减少探视，防止不良刺激，轻者适当活动。

（3）久卧患者做好皮肤及口腔等基础护理。

2.重点护理

（1）饮食护理：用低盐、低脂、清淡、易消化的半流质饮食，多次少量进食，避免过度饱食。逐渐过渡到普通饮食。此外，戒烟、限制饮酒，避免摄入刺激性食物如浓茶和咖啡等，这些都有助于维护心血管系统的健康。

（2）保持大便通畅：定时排便是维护消化系统健康的重要习惯。遵医嘱使用缓泻剂，但需要注意在排便时不要用力。温和的排便可以有助于减轻肠道压力，有助于消化系统的健康。

（3）病情观察：密切观察患者生命体征的变化，特别是注意心电图的变化，是确保及时发现和处理可能出现的心律失常的重要措施。

3.治疗过程中的应急护理措施

（1）心力衰竭：应严密观察患者有无呼吸困难、咳嗽、咳痰、少尿、低血压、心率加快等，避免情绪激动、饱餐、用力排便等可加重心脏负担的因素。一旦发生急性心力衰竭立即协助患者取坐位，双腿下垂，以减少静脉回流，减轻心脏负担。立即高流量鼻管给氧，对病情特别严重者应采用面罩呼吸机治疗。迅速开放两条静脉通道，遵医嘱正确使用强心、利尿、扩血管的药物，密切观察用药疗效与不良反应。医护人员在抢救时必须保持镇静、操作熟练、忙而不乱，使患者产生信任与安全感。护士应安慰患者，解除患者的恐惧心理。

（2）心律失常：急性心肌梗死在溶栓治疗 24h 内易发生再灌注性心律失常，在溶栓治疗即刻至溶栓后 2h 内应设专人床旁心电监测，发现频发室性期前收缩、成对出现或呈非持续性室性心动过速、多源性或 R-on-T 现象的室性期前收缩及严重的房室传导阻滞时，应立即通知医生，遵医嘱应用利多卡因等药物，警惕心室颤动或心脏骤停、心源性猝死的发生。监测电解质和酸碱平衡状况，因电解质紊乱和酸碱平衡失调时更容易并发心律失常。

（3）猝死：在急性期间，紧密监测心电图，及时察觉心率和心律的变化是至关重要的。备齐急救药物以及抢救设备，例如除颤仪、起搏器等，随时准备进行抢救。

（4）便秘。

①评估排便情况：排便的频率、形态和排便的难易程度是重要指标。这包括关注排便的次数、粪便的性状，以及是否存在习惯性便秘等情况，还需要了解是否有使用通便药物的习惯。

②指导措施：维持合理饮食，增加摄入富含纤维素的水果和蔬菜；非糖尿病患者可每天早晨饮用温开水中加入 20 毫升蜂蜜；进行适当的腹部按摩以促进肠道蠕动。在没有腹泻的情况下，避免常规使用缓泻剂，以免便秘加剧。如果出现排便困难，应及时告知医护人员，并可考虑使用开塞露或低压盐水灌肠。

## 五、健康教育

1.戒烟

戒烟是心肌梗死后二级预防的重要措施。

2.心理指导

指导患者保持乐观、平和的心情，正确对待自己的病情。

3.康复指导

患者出院后建议进行康复训练，适度运动对提升心理健康水平、改善生活质量并延长生存时间有益。推荐的运动方式包括步行、慢跑、太极拳、骑自行车、游泳和健美操等，每周进行 3 至 4 次，开始时每次 10～15min，逐渐增加至每天 30min 以上。建议避免剧烈运动、竞技性活动和过度长时间的运动。

4.用药指导

指导患者按医嘱服药，告知药物的作用和不良反应，并教会患者定时测脉搏，定期门诊复查。

5.照顾者指导

心肌梗死是心源性猝死的高危因素，应教会照顾者心肺复苏的基本技术以备急用。

# 第四节　缺血性心肌病

缺血性心肌病型冠心病的病理基础主要是由于心肌纤维化或硬化。这种情况是由于心肌长期缺血，导致心肌组织出现营养障碍和萎缩，进而导致纤维组织增生。这一过程使得心脏逐渐扩大，并出现心律失常和心力衰竭等症状。因此，它与扩张型心肌病有相似之处，因而被称为“缺血性心肌病”。患者通常有心绞痛或心肌梗死的病史，也可能以心力衰竭或心律失常为首发症状。心律失常包括室性期前收缩最为常见，同时也可见到心房颤动、病态窦房结综合征、房室传导阻滞、束支传导阻滞以及阵发性心动过速等情况。

## 一、临床表现

1.患者有心绞痛或心肌梗死病史

常伴有高血压，部分患者可无明显的心绞痛或心肌梗死病史。心脏逐渐肥厚增大，以左心室增大为主，后期则两侧心脏均扩大。

2.心力衰竭

心力衰竭多逐渐发生，大多先呈左心衰竭，然后继以右心衰竭，并伴相应的症状、体征。

3.心律失常

心律失常一旦出现，通常会持续存在。在这些心律失常中，最常见的包括室性期前收缩、心房颤动、病态窦房结综合征、房室传导阻滞和束支传导阻滞。此外，也时常发生阵发性心动过速。

## 二、诊断与鉴别诊断

中老年患者如果出现左心室增大伴有心力衰竭或心律失常，并且具有动脉粥样硬化证据或者存在冠心病的危险因素，在排除其他可以导致心脏扩大、心力衰竭和心律失常的器质性心脏病之后，可以诊断为缺血性心肌病。在心电图检查中，除了观察到心律失常外，还可能出现缺血性 ST-T 变化。二维超声心动图可以显示心室壁的异常运动。如果患者有心绞痛或心肌梗死的病史，有助于确诊。为了确定诊断，可以进行选择性冠状动脉造影和冠状动脉内超声检查。

鉴别诊断要考虑与心肌病（特别是扩张型原发性心肌病和克山病）、心肌炎、高血压性心脏病、内分泌病性心脏病等相鉴别。

## 三、治疗

治疗在于改善冠状动脉供血和心肌的营养，控制心力衰竭和心律失常。心力衰竭患者的治疗原则基本同其他原因的心力衰竭。因心肌缺血、缺氧明显，一般应首选利尿剂及血管扩张剂；如效果不满意或伴快速心房颤动时，应首选洋地黄制剂，此时多选作用和排泄快速的制剂，如毛花苷 C、地高辛等。病态窦房结综合征和房室传导阻滞有阿-斯综合征发作者，宜尽早安置永久性人工心脏起搏器。个别严重室性心律失常者除药物治疗外，还可考虑用埋藏式自动复律除颤器治疗。终末期缺血性心肌病可考虑心脏移植。

## 四、护理措施

### （一）介入治疗的护理

#### 1.一般护理

监测心率、心律、血压。观察术区情况及时发现异常情况，并及时处理各种心律失常和心脏停搏及其他病情变化。经股动脉入路者如局部无明显出血或血肿，可平卧或将床头抬高10°～30°，拔管后6h可翻身，术侧下肢可适当弯曲；平诊PCI术后12～24h指导患者下地活动，急诊PCI、特殊病情遵医嘱延长卧床时间。经桡动脉介入治疗观察手部颜色、温度，有无渗血、血肿、肿胀及疼痛。上肢肿胀者于外展位抬高患肢30°～45°至水肿消失。避免在术侧上肢抽血、输液、测静脉压等。

#### 2.并发症护理

（1）急性、亚急性血栓闭塞的护理：急性冠状动脉闭塞是最严重和最常见的并发症，因此术后应经常了解和观察患者有无胸闷、胸痛症状，并动态观察心电图，如出现异常，立即通知医生。一旦确诊可立即去导管室再次行冠状动脉造影（SCA）复查。要求护士判断要准确，通知要及时，准备要迅速，与医生及导管室人员配合及时打开闭塞相关血管。急性血栓形成一般多发生在急性冠脉综合征（ACS）患者，心功能不良的患者，最危险的PCI的并发症是亚急性血栓，亚急性血栓可以无先兆而突然出现心绞痛，最常见的发生在介入治疗后1～4天。几乎所有的支架亚急性血栓的患者均导致典型的透壁心肌梗死或猝死。

（2）造影剂肾病的护理：造影剂肾病（Contrast-induced nephropathy，CIN）是指在放射学造影术后，因其他原因以外的因素导致急性肾功能减退。它通常在接触造影剂后的24～72h内发生，表现为非少尿型急性肾衰竭症状。对术后72h内的患者应加强监测和观察，特别关注水肿、尿量减少、乏力等症状。护理工作包括准确记录24h的出入量，必要时监测心电和血压。一些患者可能担心多饮水会增加排尿次数，需要护士进行耐心解释，并定期帮助饮水和排尿。对于使用300mL以上造影剂但没有并发症的患者，建议术后4h内补充400～600mL的液体。针对糖尿病和肾功能不全的患者，及时给予利尿剂。研究表明，使用利尿剂如呋塞米、甘露醇和小剂量多巴胺进行水化疗法，可以增加尿量，减少CIN的发生。而各种血管扩张剂如钙通道阻滞剂、前列腺素E等并不能降低CIN的危险。大约有5%的患者在造影后出现暂时性肌酐升高＞1mg/dL，通常伴有糖尿病、多发性骨髓瘤或血容量不足。糖尿病肾病是CIN最危险的因素之一。

（3）穿刺部位的护理：股动脉途径包括穿刺动脉夹层和穿刺部位出血、血肿等，是较为常见的并发症。美国大学心脏病协会登记研究（ACC-NCDR）2005 年报告，平均血管穿刺血管局部并发症 2.92%。桡动脉途径并发症包括出血、假性动脉瘤、动脉瘘类似于股动脉但发生率低，共 0.06%～2%。行股动脉入路的患者应保持平卧位，穿刺术肢自然伸直或微外展，防止鞘管扭曲或断裂。密切观察鞘管处有无渗血，发现渗血及时处理。术后 4～6h 监测全血凝固时间（ACT）＜150s，可拔除股动脉鞘管，弹力绷带加压包扎，沙袋压迫 6～8h。如患者咳嗽、恶心、呕吐时，立即局部压迫，防止发生血肿。注意局部皮肤保护，防止张力性水疱的发生。定时做下肢活动操，以防止下肢静脉血栓形成，造成肺梗死。有静脉曲张者切勿用力捏挤下肢。高龄老年患者因感觉迟钝，一旦出血，自己不易察觉。因此护士需及时巡视和进行细致观察。经桡动脉手术，无须严格卧床，术侧手臂自然放置，适当做手指活动，但切忌用力过大。予股动脉穿刺处封堵的患者需卧床 2h，无异常可下床活动。

（二）冠状动脉旁路移植术（CABG）术后护理

术后进行持续心电、血压监测，加强静脉通路的护理。护士应观察伤口及引流液情况，观察伤口有无渗血，如伤口渗血较多且为鲜红色时应估计出血量，并立即与医生联系予以相应处理。观察伤口有无渗血，伤口敷料干燥或仅有少量暗红色陈旧血液附着；如伤口渗血较多且为鲜红色时应估算出血量并立即与医生联系予以相应处理。观察引流液，患者引流液多术后 2h 引流＞500mL/h，连续引流超过 200mL/h 不减少；或引流液突然减少以至于完全消失、中心静脉压进行性升高和血压下降、心率增快、烦躁、尿少、四肢湿冷，应高度怀疑心包填塞的可能，需立即通知医生，一旦确诊有心包填塞应立即做好二次开胸止血的准备工作。术后出血与诸多因素有关。

（三）骨髓干细胞移植护理

保持病室环境清洁、安静，每日术前和术后消毒 2 次。医护人员需监测患者的心功能情况，准确记录生命体征和 24h 尿量。术后需要平卧休息 6h，并保持穿刺处的清洁和干燥，观察是否出现感染征象。由于干细胞采集可能导致血小板减少，医护人员需要密切观察出血倾向，检查术区、皮肤、黏膜是否出血，以及注意血尿和黑便等情况，并监测凝血酶原时间。

（四）药物观察

护士应了解药物的作用及不良反应。长期应用硝酸酯类可产生耐药而造成药物失效。使用硝酸酯类应小剂量间歇给药，每天保留数小时（8～12h），在使用过程中，应密切监测血压。尤其老年人对硝酸酯类药物的敏感性增加，如同时存在血容量不足、合并使用其他扩血管药物，容易发生低血压或直立性低血压。β 受体阻滞剂通过抑制交感神经活性减慢心率、降低血压、减低心肌收缩力及心肌耗氧量，改善心肌舒张功能，防止、减缓和逆转肾上腺素能介导的心肌重塑和内源性心肌细胞收缩功能的异常。国际多中心临床研究资料显示，β 受体阻滞剂可降低急性心肌梗死的发病率和梗死后的死亡率，显著降低慢性充血性心力衰竭患者总死亡率、猝死率及心血管事件，对充血性心力衰竭有着良好的远期疗效。对于心力衰竭的患者，应在血管紧张素转换酶抑制剂（ACEI）、利尿剂、血流动力学稳定的基础上，使用 β 受体阻滞剂。对未服用过 β 受体阻滞剂者必须更加小心，避免“首剂反应”，服药后应密切观察 2～4h，包括心率、心律和血压的变化（偶有严重心动过缓、休克等反应）。部分老年人合并肺部疾患及外周血管病变，应避免使用非选择性 β 受体阻滞剂。洋地黄药物具有正性肌力和减慢心率的双重作用，因此，在应用洋地黄过程中应注意洋地黄中毒症状，胃肠道如食欲缺乏、恶心、呕吐、腹泻；神经系统如无力、失眠；心脏如心律失常。在应用洋地黄过程中，应禁止静脉补钙，尽量避免口服补钙。在老年患者（70 岁以上）均存在程度不等的肾功能减退，在长期使用地高辛时，建议采用常规剂量的半量给药（0.125mg/d），或根据其肌酐清除率决定地高辛用量。大部分抗心律失常药都有心肌抑制作用，可以诱发心力衰竭，因此，护士及时观察，发现异常及时报告医生。

（五）心脏再同步化治疗（CRT）护理

心电监护 24～48h，观察心律的起搏情况，会识别心房、心室起搏图形。如果患者因心力衰竭置入三腔起搏器（右房+双室），观察脉搏、QRS 波群的起搏时限。若窦性心率小于起搏心率，心电图没有心房起搏图形，仅心室起搏，提示心房电极不感知或移位；若心室起搏呈完全左束支阻滞图形，提示冠状静脉内电极移位；若呈右束支传导阻滞图形，提示右室电极移位，发现异常及时报告，给予处理。安装起搏器患者的脉搏和心率应与起搏频率相一致，且心率和脉搏不会因为发热而增加。如果测得脉搏或心率超过或少于预置心率的 5 次 I 分以上者即为异常；如果脉搏、心率＜40 次/分时，往往导致阿-斯综合征的发生，遇到这种情况，应立即给予静脉滴注异丙肾上腺素，并通知医生紧急处理。同时还要注意搏动强度及心律变化，如果发现有心律不齐、期前收缩等，应立即处理，避免发生危及生命的严重心律失常。

（六）心力衰竭护理

协助患者取半卧位，详细记录24h液体出入量；执行医嘱的强心利尿药物治疗，限制液体摄入，特别是控制食物中的钠含量；根据病情进行吸氧治疗，监测并记录早期心力衰竭患者的症状和体征。此外，需测量生命体征，关注周围血管灌注情况，如出汗、脉搏速率、皮肤温度、头晕或失眠以及陈氏呼吸等。观察右心衰竭加重的体征，例如颈静脉怒张、腹水或肝大。关注肾功能是否下降的迹象，并记录尿量，若少于每小时30毫升应及时通知医生。同时需要连续监测血液电解质情况。

（七）心律失常护理

缺血性心肌病（ICM））本身心肌缺血、坏死，存在心脏自律性和（或）传导障碍。护士应持续观察心电示波变化情况。当发生频发性室性期前收缩、短阵性室速时，及时报告医生对症处理。

（八）心理护理

缺血性心肌病（ICM）不同阶段健康教育需求，患者从入院到出院整个治疗过程中都在积极参与，特别是在病情加重的时候，显示他们对健康教育需求层次提高，充分说明他们自我护理意识、参与治疗意识大大提高。这就要求护士不仅要提高沟通交流的能力，还必须开口讲：主动向患者介绍有关发病原因；动手做：告诉患者心悸气短加重时可采用的缓解方法，消除诱因；传达知识：介绍监护设备及特殊药物的使用目的及可能出现的反应，影响患者确立正确的观念、态度及行为，从而满足患者日益增长的健康需求。心功能下降生活质量严重受影响，活动受到约制，鼓励患者表达恐惧，保持乐观，尽快消除紧张情绪，争取患者最大限度地配合药物调整。

（九）健康教育

（1）合理膳食。建议采用低热量、低脂、低胆固醇、低盐的饮食，增加摄入蔬菜、水果和富含粗纤维的食物，如芹菜、糙米等。强调避免暴饮暴食，采用少量多餐的饮食方式。

（2）控制体重。在饮食治疗的基础上，应结合运动和行为等综合治疗。

（3）适当运动。以有氧运动为主，并强调运动的强度和时间应根据病情和个体差异而有所调整。

（4）戒烟。吸烟有害身体健康，应戒除。

（5）减轻精神压力。保持平和的心态，可采取放松技术或与他人交流的方式缓解压力。

（6）避免诱发因素。告知患者及家属心绞痛发作的诱因包括过劳、情绪激动、饱餐以及寒冷刺激等，建议尽量避免这些因素。

（7）病情自我监测指导。指导患者及家属在心绞痛发作时采取缓解方法，包括立即停止活动并舌下含服硝酸甘油。若硝酸甘油无法缓解症状，或者心绞痛发作频率加剧、持续时间延长，建议立即就医，警惕可能发生心肌梗死的情况。

（8）用药指导。指导患者出院后遵医嘱服药，不要擅自增减药量，自我监测药物的不良反应。外出时随身携带硝酸甘油以备急需。

（9）定期复查。告知患者应定期复查心电图、血糖、血脂等。

# 第五章 常见先天性心脏病护理

## 第一节 房间隔缺损

房间隔缺损（ASD）是成人先天性心脏病中最常见的类型之一。女性患病人数多于男性，并存在家族遗传倾向。ASD 通常分为原发孔缺损和继发孔缺损两种类型。原发孔缺损实际上是部分心内膜垫缺损，常伴有二尖瓣和三尖瓣的发育不良。而继发孔缺损则是单纯的房间隔缺损。

### 一、临床表现

1.症状

房间隔缺损的表现和治疗方式取决于缺损的大小、位置、患者的年龄和是否伴有其他并发症。分流量小的患者可能没有明显症状，但在体检中可能听到心脏杂音。而分流量大的患者可能在活动后出现心悸、气短、乏力等症状，严重者可能出现感染、心律失常和心力衰竭。随着年龄增长，可能出现发绀等症状，这种情况下手术可能不适合。对于房间隔缺损，了解其不同表现对于诊断和治疗非常重要。

2.体征

主要体征为胸骨左缘第 2、3 肋间可闻及Ⅱ～Ⅲ级柔和的收缩期杂音，肺动脉瓣第二心音亢进及固定性分裂。

### 二、辅助检查

1.胸部 X 线检查

可显示肺充血、肺动脉段突出、右房右室增大等表现。透视下可见肺动脉段及肺动脉搏动增强，称为肺门舞蹈症。

2.心电图检查

多见电轴右偏，右心室肥大和不完全右束支传导阻滞。

3.超声心动图检查

右心房内径增大，主肺动脉增宽，房间隔部分回声脱失，并能直接测量缺损直径大小，彩色多普勒成像提示心房水平左向右分流信号。多普勒超声心动图、超声心动声学造影二者相结合几乎能检测出所有缺损的分流并对肺动脉压力有较高的测量价值。

4.心导管检查

可以对疑难病例或出现肺高压，行右心导管或左房造影检查，可明确诊断及合并畸形，又可测量肺动脉压力，估计病程和预后。

## 三、治疗原则

1.介入治疗

结合超声心动图检查结果，在超声心动图和 X 线血管造影的引导下，可以对大多数患者进行封堵治疗。

2.外科治疗

在开展非手术介入治疗以前，对所有单纯房间隔缺损已引起血流动力学改变，即已有肺血增多征象、房室增大及心电图相应表现者均应手术治疗。患者年龄太大已有严重肺动脉高压者手术治疗应慎重。

## 四、护理

（一）护理诊断

（1）活动无耐力通常与心脏畸形导致的心排出量下降有关。

（2）营养失调（低于机体需要量）与疾病导致的生长发育迟缓有关。

（3）潜在并发症心力衰竭、肺部感染、感染性心内膜炎。

（4）焦虑与自幼患病、症状长期反复存在有关。

（5）知识缺乏与疾病相关知识。

（二）护理目标

（1）患者活动耐力有所增加。

（2）患者营养状况得到改善或维持。

（3）未发生相关并发症，或并发症发生后能得到及时治疗与处理。

（4）患者焦虑减轻或消除，情绪良好。

（5）患者或家属能说出有关疾病的自我保健方面的知识。

（三）护理措施

1.术前护理

（1）心理护理：患者及家属均对心脏手术有恐惧感，担心预后，针对患者的心态，护士应详细了解疾病治疗的有关知识，说明治疗目的、方法及其效果，对封堵患者讲解微创手术创伤小、成功率高，消除其恐惧焦虑心理，增强信心，使其能配合治疗。

（2）术前准备：入院后及时完成心外科各项常规检查，并在超声心动图下测量 ASD 的横径和长径、上残边、下残边等数值，以确定手术方式。

2.术后护理

（1）观察术后是否有空气栓塞的并发症存在：因修补房间隔缺损时，左心房排气不好，术中易出现空气栓塞，多见于冠状动脉和脑动脉空气栓塞。因而应保持患者术后平卧 4h，严密观察患者的反应，并记录血压、脉搏、呼吸、瞳孔以及意识状态等。当冠状血管栓塞则出现心室纤颤，脑动脉栓塞则出现瞳孔不等大、头痛、烦躁等症状，此时应立即对症处理。

（2）严密观察心率、心律的变化：少数上腔型 ASD 右房切口太靠近窦房结或上腔静脉阻断带太靠近根部而损伤窦房结，都将产生窦性或交界性心动过缓，这种心律失常需要安置心脏起搏器治疗。密切观察心律变化，维护好起搏器的功能。术后如出现心房颤动、房性或室性期前收缩，注意观察并保护好输入抗心律失常药物的静脉通路。

（3）观察有无残余漏：常有闭合不严密或组织缝线撕脱而引起。听诊有无残余分流的心脏杂音，一经确诊 ASD 再通，如无手术禁忌证，应尽早再次手术。

（4）预防并发症：对于心脏封堵手术后的患者，需要在保证正常肢体功能锻炼的前提下，指导患者掌握正确的咳嗽方法，避免剧烈咳嗽、打喷嚏和用力过猛等危险动作，以预防封堵器械的脱落和移位，并监测体温变化并及时使用抗生素，预防感染。

（5）抗凝指导：ASD 封堵术后为防止血栓形成，均予以抗凝治疗，术后 24h 内静脉注射肝素 0.2mg/（kg-d）或皮下注射低分子肝素 0.2mg/（kg-d），24h 后改口服阿司匹林 5mg/（kg-d），连服 3 个月。

3.出院指导

（1）术后 3～4 天进行超声心动图检查，若无残余分流并且血常规、凝血功能正常，患者即可出院。

（2）出院后的患者需要避免过度劳累、保持远离寒冷环境、严防感染，并关注自我保健。

（3）必要时服用呵美辛 3～5 天，术后 1 个月、3 个月、6 个月复查超声心动图，以确保长期疗效。

（4）封堵患者术后口服阿司匹林 5mg/（kg-d），连服 3 个月。

## 第二节　室间隔缺损

室间隔缺损是胚胎间隔发育不全而形成的单个或多个缺损，由此产生左右两心室的异常交通，在心室水平产生异常血流分流的先天性心脏病。室间隔缺损可以单独存在或是构成多种复杂心脏畸形，如法洛四联症、矫正性大动脉转位、主动脉弓离断、完全性心内膜垫缺损、三尖瓣闭锁等畸形中的一个组成部分。室间隔缺损可以称得上是临床最常见的先天性心脏病之一。

### 一、临床表现

1.症状

缺损小，一般并无症状。大室间隔缺损及大量分流者，婴儿期易反复发生呼吸道感染，喂养困难，发育不良，甚至左心衰竭。较大分流量的儿童或青少年患者，劳累后常有气促和心悸，发育不良。随着肺动脉高压的发展，左向右分流量逐渐减少，造成双向分流或右向左分流，患者将出现明显的发绀、杵状指、活动耐力下降、咯血等症状以及腹胀、下肢水肿等右心衰竭表现。

2.体征

心前区常有轻度隆起，胸骨左缘第 3、4 肋间能扪及收缩期震颤，并听到 3～4 级全收缩期杂音，高位漏斗部缺损杂音则位于第 2 肋间。肺动脉瓣区第二心音亢进。分流量大者，心尖部尚可听到柔和的功能性舒张中期杂音。肺动脉高压导致分流量减少的病例，收缩期杂音逐步减轻，甚至消失，而肺动脉瓣区第二心音则明显亢进、分裂，并可伴有肺动脉瓣关闭不全的舒张期杂音。

## 二、辅助检查

1.心电图检查

室间隔缺损的大小会在心电图上显示不同特征。小的缺损通常表现为正常的心电图或者电轴稍有偏移。较大的缺损会显示出左心室电压增高、心脏肥大或左右心室增大的特征。如果伴有严重的肺动脉高压，可能显示右心室肥大或提示存在心力衰竭的迹象。

2.X 线检查

中度以上室间隔缺损的心影表现为心脏轻度到中度扩大，左心缘向左下方延长，肺动脉呈现圆锥状凸出，主动脉结变小，肺门充血。而在重度阻塞性肺动脉高压情况下，心影扩大程度并不明显，右肺动脉扩大，但末梢突然变细，分支呈鼠尾状，肺外周血管纹理稀疏。

3.超声心动图检查

显示左心房和左心室内径增大，二维切面图像能清晰展示缺损的位置和大小。彩色多普勒超声图像则显示左心室向右心室存在血液分流现象。

## 三、治疗原则

1.介入治疗

部分肌部室间隔缺损和膜周部室间隔缺损可以行介入封堵治疗。

2.外科手术治疗

在开展非手术介入治疗以前，成人小室间隔缺损 Qp/Qs＜1.3 者一般不考虑手术，但应随访观察；中度室间隔缺损者应考虑手术，此类患者在成人中少见；Qp/Qs 为 1.3～1.5 者可根据患者总体情况决定是否手术，除非年龄过大有其他疾患不能耐受手术者仍应考虑手术治疗；大室间隔缺损伴重度肺动脉压增高，肺血管阻力＞7Wood 单位者不宜手术治疗。

## 四、护理

### （一）护理诊断

（1）心脏畸形导致的心排出量下降与患者活动无耐力密切相关。

（2）营养失调（低于机体需要量）与疾病导致的生长发育迟缓有关。

（3）潜在并发症可能包括心力衰竭、肺部感染和感染性心内膜炎。

（4）焦虑与长期反复存在的症状与自幼患病有关。

（5）知识缺乏与疾病相关知识。

### （二）护理目标

（1）患者活动耐力有所增加。

（2）患者营养状况得到改善或维持。

（3）未发生相关并发症，或并发症发生后能得到及时治疗与处理。

（4）患者焦虑减轻或消除，情绪良好。

（5）患者或家属能说出有关疾病的自我保健方面的知识。

### （三）护理措施

1.术前护理

（1）对于婴幼儿，如果存在大室间隔缺损、大量分流以及迅速发展的肺动脉高压，应积极纠正心力衰竭、缺氧，并补充营养，增强体质，尽早进行手术治疗。

（2）术前患儿常表现为多汗、感冒、肺炎等症状，应注意保持患者环境清洁，饮食、衣物卫生，并减少人员流动。对于心力衰竭症状的患者，需要定期服用地高辛，并密切观察是否有不良反应。

2.术后护理

（1）保持呼吸道通畅，预防发生肺高压危象。中小型室间隔缺损手术后一般恢复较顺利。对大型缺损伴有肺动脉高压患者，由于术前大量血液涌向肺部，患儿有反复发作肺炎史，并且由于肺毛细血管床的病理性改变，使气体交换发生困难，在此基础上又加上体外循环对肺部的损害，使手术后呼吸道分泌物多，不易咳出，影响气体交换，重者可造成术后严重呼吸衰竭，慢性缺氧加重心功能损害。尤其是婴幼儿，术后多出现呼吸系统并发症，往往手术尚满意，却常因呼吸道并发症而死亡，因此术后呼吸道的管理更为重要。

①术后常规使用呼吸机辅助呼吸，对于肺动脉高压患者，术后必须较长时间辅助通气及充分供氧。

②肺动脉高压者，在辅助通气期间，提供适当的过度通气，使 pH 7.5～7.55、$PaCO_2$5～35mmHg、$PaO_2$＞100mmHg，有利于降低肺动脉压。辅助通气要设置 PEEP，小儿常规应用 4cm $H_2O$，增加功能残气量，防止肺泡萎陷。

③密切关注患者使用呼吸机的同步情况、呼气量以及呼吸频率等参数，定期进行血气分析，根据分析结果及时调整呼吸机的参数以确保适宜的通气情况。

④肺动脉高压患者吸痰的时间间隔应相对延长，尽可能减少刺激，以防躁动加重缺氧，使肺动脉压力进一步升高，加重心脏负担及引起肺高压危象。

⑤气管插管拔除后，需要进行体疗以帮助患者排痰，并确保充足的氧气供应。同时需要密切观察患者的呼吸情况，并持续监测血氧饱和度。

（2）维持良好的循环功能，及时补充血容量密切观察血压、脉搏、静脉充盈度、末梢温度及尿量。心源性低血压应给升压药，如多巴胺、间羟胺等维持收缩压在 90mmHg 以上。术后早期应控制静脉输入晶体液，以 1mLl（kg-h）为宜，并注意观察及保持左房压不高于中心静脉压。

（3）保持胸腔引流管通畅，观察有无术后大出血密切观察引流量，若每小时每千克体重超过 4mL 表示有活动性出血的征象，连续观察 3～4h，用止血药无效，应立即开胸止血。

3.出院指导

（1）术后需要逐步增加活动量，但在术后三个月内应避免过度劳累，以防止心力衰竭的发生。

（2）儿童术后需要加强营养供给，摄入高蛋白、高热量和高维生素的饮食，有助于促进其生长和发育。

（3）在气候变化期间，建议尽量避免到公共场所，并注意防止呼吸道感染。

（4）定期门诊随访。

## 第三节　动脉导管未闭

动脉导管未闭是指主动脉与肺动脉之间动脉导管未闭。多见于女性，男女比例约为1∶3。

动脉导管未闭可分为3种类型：管型、窗型、漏斗型。

### 一、临床表现

1.症状

轻型患者可能无明显症状，而重型患者可能出现乏力、劳累后心悸、气喘、胸闷、咳嗽等不适感，严重时可能出现咯血、发绀和心力衰竭症状。小儿患者还可能出现心动过速、活动受限、发育不良等问题，易患肺炎，甚至出现左心衰竭。

2.体征

（1）最突出的体征是在胸骨左缘第2肋间可闻及粗糙的连续性机器样杂音，占据几乎整个收缩期与舒张期，在收缩末期最响并伴有震颤，向颈部及背部传播。个别患者杂音最响位置可能在第1肋间或第3肋间。

（2）分流量较大的患者可能会出现心尖搏动增强的情况，并由于相对性二尖瓣狭窄，在心尖部可能会听到舒张期杂音。

（3）肺动脉瓣区第二心音增强或分裂，但多被杂音所掩盖而不易听到。

（4）左至右分流量大者，可出现类似主动脉瓣关闭不全的周围血管征，包括脉压增大、水冲脉、毛细血管搏动和周围血管枪击音等。

（5）当并发显著肺动脉高压引起右至左分流时，因相对性肺动脉瓣关闭不全可能在肺动脉瓣区闻及舒张期吹风样杂音，并有发绀（下半身较上半身更显著）。

（6）儿童可能出现无连续性杂音的情况，仅有收缩期杂音，有些甚至可能没有明显的杂音，而在婴儿期，大多数情况下只有收缩期杂音。

## 二、辅助检查

1.心电图检查

可有 4 种类型的变化（正常、左心室肥大、左右心室合并肥大、右心室肥大），后两者均伴有相应程度的肺动脉高压。

2.X 线检查

分流量小者，变化可不明显；分流量大者，肺血流增多，肺门血管影搏动明显（肺门舞蹈症），肺动脉凸起，主动脉影不缩小或增大，左心室增大。

3.超声心动图检查

检查结果显示左心室内径增大，二尖瓣的运动范围和速度增加，并且多普勒血流成像显示降主动脉经未闭动脉导管流入肺动脉的情况。

4.右心导管检查

肺动脉水平由左向右分流，导致肺血流量增加，可能引起肺动脉压力升高，并且心导管可通过未闭的动脉导管从肺动脉进入主动脉，通常进入降主动脉。

5.选择性心血管造影

通常不做。选择性主动脉造影可见主动脉弓显影的同时肺动脉也显影，有时还可显出未闭的动脉导管和动脉导管附着处的主动脉局部漏斗状膨出。

## 三、治疗原则

1.内科治疗

预防并发症（如急性感染性动脉内膜炎、心力衰竭、肺栓塞等）。早产儿可试采用呵蔗美辛闭合未闭的动脉导管。

2.介入治疗

主要适用于动脉导管未闭（PDA）内径＜10mm，无重度肺动脉高压，年龄＞3 个月者。最早是通过心导管检查术将海绵状塑料塞送到未闭动脉导管处使之闭塞的介入疗法。现在临床常用的封堵器是弹簧圈和蘑菇伞形封堵器（Amplatzer）。

3.手术治疗

手术结扎或切断未闭的动脉导管是治疗动脉导管未闭的有效方法。尽管结扎动脉导管后，约有约 10%的患者可能出现再通畅的情况，但近年来更多倡导采用切断并缝合的手术方法。

## 四、护理

### （一）护理诊断

（1）活动无耐力：与心脏畸形导致的心排出量下降有关。

（2）营养失调（低于机体需要量）：与疾病导致的生长发育迟缓有关。

（3）潜在并发症：心力衰竭，肺部感染，感染性心内膜炎。

（4）焦虑：与自幼患病，症状长期反复存在有关。

（5）知识缺乏：与疾病相关的知识。

### （二）护理措施

1.术前护理

（1）与患者建立积极的沟通，尽快消除患者对陌生环境的感觉。在生活中提供关怀和协助，介绍其他康复者的案例，以加强患者对克服疾病的信心。

（2）提倡生活护理，包括避免受凉，及时处理感冒、发热情况，必要时使用抗生素来控制感染。

（3）术前准确测量心率、血压，以供术后对比。

（4）测量患者体重，为术中、术后确定用药剂量提供依据。

（5）观察心脏杂音的性质。

2.术后护理

（1）注意血压和出血情况：因导管结扎后阻断了分流到肺循环的血液，使体循环血容量较术前增加，导致术后患者血压较术前增高。术后严密监测血压变化，维持成人收缩压在 140mmHg 以下，儿童收缩压维持在 120mmHg 以下。若血压持续增高不降者，应用降压药物如硝普钠、硝酸甘油等，防止因血压过高引起导管缝合处渗血或导管再通，故术后要观察血压及有无出血征象。

（2）保持呼吸道通畅：有的患者术前肺动脉内压力增高，肺内血流量过多，肺脏长期处于充血状态，肺小血管纤维化使患者的呼吸功能受限，虽手术后能减轻一些肺血管的负担，但在短时间内，肺功能仍不健全；由于麻醉的影响，气管内分泌物较多且不易咳出，易并发肺炎、肺不张。因此术后必须保持呼吸道通畅，轻症患者机械辅助通气 1～2h，但合并肺动脉高压者要适当延长辅助通气，协助咳嗽、排痰、雾化吸入，使痰排出。

（3）观察有无喉返神经损伤：因术中喉返神经牵拉、水肿或手术损伤，可出现声音嘶哑，以及进流质时引起呛咳。全身麻醉清醒后同患者对话，观察有无声音嘶哑、进水呛咳现象。如发现声音嘶哑、进水呛咳应根据医嘱给予营养神经的药物，并防止患者饮水时误吸，诱发肺内感染。若出现上述症状，应给予普食或半流质。

（4）观察有无导管再通：注意心脏听诊，如再次闻及杂音，应考虑为导管再通，确诊后尽快再次手术。

（5）观察有无假性动脉瘤形成：按医嘱合理应用抗生素，注意体温变化。如术后发热持续不退，伴咳嗽、声音嘶哑、咯血，有收缩期杂音出现，胸片示上纵隔增宽，肺动脉端突出呈现块状影，应考虑是否为假性动脉瘤，嘱患者卧床休息，避免活动，并给予祛痰药、缓泻药，以免因剧烈咳嗽或排便用力而使胸内压剧烈升高，导致假性动脉瘤的破裂。一旦确诊，尽早行手术治疗。

（6）心包纵隔引流管观察：留置引流管的患者，注意观察胸腔引流液的性质和量，若引流速度过快，管壁发热，持续 2 小时引流量都超过 4m/（kg-h），应考虑胸腔内有活动性出血，积极准备二次开胸止血。

（7）观察体温和脉搏：术前细菌性心内膜炎的患者，在手术后需要密切观察体温和脉搏变化，留意皮肤出血、腹痛等情况，并可能需要进行血液培养。

（8）避免失用综合征。积极进行左上肢功能锻炼。

3.出院指导

（1）进行左上肢的功能锻炼，避免失用综合征。

（2）逐步增加活动量，在术后 3 个月内不可过度劳累，以免发生心力衰竭。

（3）儿童术后应加强营养供给，提供高蛋白、高热量、高维生素的饮食，促进生长发育。

（4）注意气候变化，尽量避免前往公共场所，以减少呼吸道感染的风险。

（5）加强孕期保健。

（6）遵医嘱服药。

（7）自我保健。

# 第四节　肺动脉瓣狭窄

先天性肺动脉瓣狭窄是指肺动脉瓣、瓣上或瓣下狭窄。本病为常见的先天性心脏血管病之一。男女发病无明显性别差异。本病在成人先天性心脏病中可占25%。

可分为3型：

（1）瓣膜型：瓣膜肥厚，瓣口狭窄，重者瓣叶可融合成圆锥状。

（2）瓣下型：右心室流出道漏斗部肌肉肥厚导致梗阻。

（3）瓣上型：肺动脉主干或主要分支有单发或多发性狭窄。

## 一、临床表现

1.症状

肺动脉狭窄在新生儿中会导致严重症状，表现为发绀、气急、低氧血症等。轻症或无症状的患儿在成长过程中可能出现心悸、气促、胸痛或晕厥，严重者可出现发绀和右心衰竭。

2.体征

胸骨左缘第2肋间可闻及粗糙收缩期喷射样杂音，向左颈根部传导，可触及震颤，肺动脉瓣第二心音减弱或消失。严重或病程长的患儿有发绀及杵状指（趾）及面颊潮红等缺氧表现。

## 二、辅助检查

1.心电图检查

电轴右偏，P波高尖，右心室肥厚。

2.X线检查

右心室扩大，肺动脉圆锥隆出，肺门血管阴影减少及纤细。

3.彩色多普勒超声心动图检查

右心室增大，确定狭窄的解剖学位置及程度。

4.心导管检查

可测定右心室压力是否显著高于肺动脉压力，并连续描记肺动脉至右心室压力曲线；鉴别狭窄的类型；测定心腔和大血管血氧含量；注意有无其他先天性异常疑为漏斗部狭窄或法洛三联症者，可行右心导管造影。

5.选择性右心室造影检查

可确定病变的类型及范围，瓣膜型狭窄，可显示瓣膜交界融合的圆顶状征象。若为肺动脉瓣发育不良，在心动周期中可显示瓣膜活动度不良；瓣环窄小及瓣窦发育不良，则无瓣膜交界融合的圆顶状征象。

## 三、治疗原则

1.介入治疗

对肺动脉狭窄的患者，常采用介入治疗方法，如肺动脉瓣球囊扩张、经皮肺动脉瓣置入以及肺动脉分支狭窄的支架置入，这些治疗方式适用于绝大多数病例，有助于改善病情。

2.外科手术治疗

球囊扩张不成功或不宜行球囊扩张者，如狭窄上下压力阶差＞40mmHg 应采取手术治疗。

## 四、护理

（一）护理诊断

（1）活动无耐力：与心脏畸形导致的心排出量下降有关。

（2）营养失调（低于机体需要量）：与疾病导致的生长发育迟缓有关。

（3）潜在并发症：心力衰竭、肺部感染、感染性心内膜炎。

（4）焦虑：与自幼患病，症状长期反复存在有关。

（5）知识缺乏：缺乏与疾病相关的知识。

（二）护理措施

1.手术前护理

（1）前列腺素 E：重症肺动脉瓣狭窄伴有重度发绀的新生儿，术前应静脉给予前列腺素 E，以延缓动脉导管闭合。

（2）休息：肺动脉瓣狭窄使右心室排血困难，增加了右心室压力，可能引发发绀和右心衰竭。为减轻心脏负担，患者需要充分卧床休息。

（3）氧气吸入：发绀明显者或有心力衰竭的患者，术前均应给予氧气吸入，每日 2 次，每次 0.5h，改善心脏功能，必要时给予强心、利尿药物。

2.手术后护理

（1）循环系统

①建立有创血压监测，持续观察血压变化：对于较重患者，用微量泵泵入升压药物，并根据血压的变化随时进行调整，使血压保持稳定，切勿忽高忽低。

②注意中心静脉压的变化：以便了解右心有无衰竭和调节补液速度，必要时应用强心药物。此类患者由于狭窄解除后，短时间内心排血量增多，如心脏不能代偿容易造成心力衰竭。

③注意末梢循环的变化：如周身皮肤、口唇、甲床颜色、温度及表浅动脉搏动情况。

④维持成人尿量＞0.5mL（ kg-h），儿童尿量＞1mL（kg-h）以上。

（2）呼吸系统

①术后使用呼吸机辅助呼吸：保持呼吸道通畅，及时吸痰。用脉搏血氧监测仪观察氧饱和度的变化并监测 $PaO_2$，如稳定在 80mmHg，可在术后早期停用呼吸机。如发生低氧血症（$PaO_2$＜80mmHg）应及时向医生报告。如明确存在残余狭窄，及时做好再次手术的准备。

②协助患者排痰和翻身：听诊双肺呼吸音，必要时雾化吸入。

（3）观察高压

术后的早期阶段，特别是对于年幼的患者和有肺动脉瓣狭窄的患者，需要持续观察右心室压力和肺血管阻力的水平。若出现异常情况，应及时通知医生，可能需要进行进一步的检查和处理。

3.出院指导

（1）患儿出院后：长期随访是必要的，因为残余狭窄可能导致右心室压力逐渐增加或肺动脉瓣环变窄。如果这些情况被观察到，可能需要患者再次住院接受检查，并有可能需要进行再次手术，以便切开狭窄区域或使用修复材料进行扩张。

（2）逐步增加活动量：在术后 3 个月内不可过度劳累，以免发生心力衰竭。

（3）儿童术后应加强营养供给：摄入高蛋白、高热量和高维生素的饮食，有利于促进生长发育。

（4）注意气候变化：尽量减少前往公共场所，避免呼吸道感染的风险。

## 第五节　法洛四联症

法洛四联症是联合的右向左分流型的先天性心脏血管畸形，包括心室间隔缺损、肺动脉口狭窄、主动脉骑跨、右心室肥大 4 种情况合并存在。本病是成人中最常见的发绀型先天性心脏血管病，在成人先天性心脏病中约占 10%。无主动脉骑跨者为非典型的法洛四联症。典型的法洛四联症伴房间隔缺损者称为法洛五联症。

### 一、临床表现

主要是自幼出现的进行性发绀和呼吸困难，易疲乏，劳累后常取蹲踞位休息。严重缺氧时可引起晕厥外，常伴有杵状指（趾），心脏听诊肺动脉瓣第二心音减弱以致消失，胸骨左缘常可闻及收缩期喷射性杂音。脑血管意外（如脑梗死）、感染性心内膜炎、肺部感染为本病常见并发症。

### 二、辅助检查

1.血常规检查

检查结果显示红细胞、血红蛋白和血细胞比容均有明显增加。

2.心电图检查

可见电轴右偏、右室肥厚。

3.X 线检查

主要为右室肥厚表现，肺动脉段凹陷，形成木靴状外形，肺血管纹理减少。

4.超声心动图检查

可显示心脏结构问题，如右室肥厚、室间隔缺损和主动脉骑跨。此外，它还可以揭示右室流出道狭窄和肺动脉瓣的情况。

5.磁共振检查

对于各种解剖结构异常可进一步清晰显示。

6.心导管检查

手术治疗前，需要进行心导管和心血管造影检查，通过观察血流动力学改变、血氧饱和度变化和分流情况，来进一步确认心脏畸形的性质、程度，以及是否存在其他并发畸形，为手术方案的制定提供依据。

## 三、治疗原则

未接受姑息手术而存活至成年的患者，唯一治疗方法是通过手术来纠正心脏畸形。虽然成年手术的风险较儿童期更高，但仍然应争取手术治疗。

## 四、护理

（一）护理诊断

（1）活动无耐力：与心脏畸形导致的心排出量下降有关。

（2）营养失调（低于机体需要量）：与疾病导致的生长发育迟缓有关。

（3）潜在并发症：心力衰竭、肺部感染、感染性心内膜炎。

（4）焦虑：与自幼患病，症状长期反复存在有关。

（5）知识缺乏：缺乏与疾病相关知识。

（二）护理措施

1.术前护理

（1）贫血的处理：法洛四联症患者中，大多数人的血红蛋白、红细胞计数和红细胞比容均会升高，这种升高与发绀程度呈正相关。但如果发绀显著的患者在这些指标正常时，应被视为贫血，需要在手术前接受铁剂治疗。

（2）进一步明确诊断：术前全面复查对法洛四联症患者至关重要，以确认诊断的准确性，明确疾病特征包括肺动脉、肺动脉瓣、右室流出道狭窄的位置和程度；主动脉右移骑跨的程度；左室发育状况；以及是否存在其他并发症如动脉导管未闭、左上腔静脉缺损和房间隔缺损等。

（3）吸氧：入院后每日吸氧 2 次，每次 30min；发绀严重者鼓励患者多饮水，预防缺氧发作；缺氧性昏厥发作时，给予充分供氧的同时，屈膝屈髋，可增加外周阻力，减少左向右的分流，增加回心血量，增加氧合；肌内或皮下注射吗啡（0.2mg/kg）；幼儿静脉注射 β 受体阻滞剂有缓解效应；静滴碳酸氢钠或输液扩容；使用增加体循环阻力的药物如去氧肾上腺素等。

（4）预防感染性心内膜炎：在术前，需要关注并治疗扁桃体炎、牙龈炎、气管炎等感染病灶。

2.术后护理

（1）术后应输血或输血浆：使胶体渗透压达正常值 17～20mmHg，血红蛋白达 120g/L 以上。一般术后中心静脉压仍偏高，稍高的静脉压有利于右心排血到肺动脉。

（2）术后当天应用洋地黄类药物：力争达到洋地黄化，儿童心率维持在 100 次/分，成人 80 次/分左右。

（3）术后当天开始加强利尿：呋塞米效果较好，尿量维持＞1mL/（kg-h），利尿不充分时肝大，每日触诊肝脏 2 次，记录出入水量，出量应略多于入量。

（4）术后血压：收缩压维持 90mmHg 左右，舒张压维持 60～70mmHg，必要时用微量泵输入多巴胺或多巴酚丁胺，以增强心肌收缩力，增加心脏的兴奋性。

（5）术后左房压与右房压大致相等：维持在 12～15cm$H_2O$。左房压高于右房压 5～10cm$H_2O$，预示左室发育不良或功能受损，左向右残余分流并导致不良预后；反之，右房压高于左房压 5～10cm$H_2O$，可能暗示血容量异常或右室流出道或肺动脉存在狭窄，对右室功能造成损害。

（6）呼吸机辅助通气：处理灌注性肺损伤时，采用延长机械通气时间、小潮气量通气以防止肺部伤害。呼气末正压有助于减轻肺间质和肺泡水肿，改善肺部弹性和气体交换，提高血氧水平。

（7）术后加强呼吸功能监测：检查有无气胸、肺不张。肺不张左侧较易出现，往往因气管插管过深至右支气管所致，摄胸片可协助诊断。如不能及时摄片，必要时可根据气管插管的深度拔出 1～2cm，再听呼吸音以判断效果。术中损伤肺组织或放锁骨下静脉穿刺管时刺破肺组织，可致术后张力性气胸。

（8）拔除气管插管后雾化吸氧：注意呼吸道护理，以防肺不张及肺炎的发生。

（9）每天摄床头 X 片一张：注意有无灌注肺、肺不张或胸腔积液征象。

3.出院指导

（1）遵医嘱服用强心利尿剂，并注意观察尿量。

（2）逐步增加活动量，在术后 3 个月内不可过度劳累，以免发生心力衰竭。

（3）儿童术后需要增加营养摄入，推荐摄入高蛋白、高热量和富含维生素的食物，有利于促进他们的生长发育。

（4）注意气候变化，尽量避免频繁去公共场所，以及避免呼吸道感染。

（5）3 个月门诊复查。

## 第六节　完全性大动脉转位

大血管错位（transposition of great vessele）是指由于发育畸形导致大血管之间解剖关系发生变化，包括完全性大血管错位、矫正型大血管错位、右心室双出口、大血管错位伴单心室等，其中完全性大血管错位最为常见。

### 一、完全性大血管错位

完全性大血管错位（complete transposition of great vessele）又称为右型大血管错位。

1.病理解剖

大血管错位时，主动脉发自右心室，而肺动脉发自左心室，主动脉位置在肺动脉的前右侧。该情况常伴有其他心血管异常，如冠状动脉异常、房间隔缺损、室间隔缺损、动脉导管未闭、肺动脉口狭窄、主动脉口狭窄、房室共道永存、三尖瓣闭锁等。

2.病理生理

外周静脉血→右心房→右心室→主动脉→外周动脉→外周静脉→右心房；肺静脉血→左心房→左心室→肺动脉→肺静脉。两者之间如果不相连通，患者无法生存。合并房间隔缺损、室间隔缺损、动脉导管未闭等畸形时，两者可形成沟通，但周围动脉血氧含量仍低。其病理生理改变主要取决于合并先天畸形沟通的程度和有无肺动脉口狭窄。

3.临床表现

患者表现为出生后发绀，发育不良，气喘、咳嗽和易患呼吸道感染，通常数月内出现心力衰竭。心脏扩大，合并先天性畸形导致心脏杂音。X线检查显示心室和心房增大，心底部血管影较窄，主动脉和肺动脉异常。超声心动图显示主动脉瓣和肺动脉瓣的回声。MRI 显示主动脉和肺动脉的异常位置。右心导管检查显示右心室压力显著升高，心导管可进入主动脉和心腔。选择性右心室造影时主动脉同时显影。

4.处理措施

因预后差，多在3～19个月内死亡，应在婴儿期实施房间隔缺损成形术及造孔术，到2～3岁时实施外科矫正术。矫正术指征：流出道压力峰值梯度≥50mmHg；右心室压/左心室压＞0.7；计划妊娠者存在轻度流出道梗阻；合并严重的主动脉瓣反流。对于实施血流改道手术的成人患者，球囊扩张或支架置入治疗肺动脉瓣瓣上狭窄、肺动脉分支狭窄、肺静脉以及上下腔静脉梗阻是有益的。心力衰竭发生后可使用 ACEI 或 ARB，慎用β受体阻滞剂，因可能引起完全性 AVB。

## 二、矫正型大血管错位

矫正型大血管错位（corrected transposition of great vessele）又称为左型大血管错位。

1.病理改变

主动脉位于肺动脉前左侧，虽有大血管错位，但分别从相应的心室发出，无生理功能的异常。血流动力学变化：周围静脉血→左心室（行使右心室功能）→肺动脉；肺静脉血→右心室（行使左心室功能）→主动脉。

2.临床表现

多无症状，无发绀，也无肺动脉高压、心力衰竭等并发症。

3.治疗原则

本身无须治疗，但要相应处理合并的其他心血管畸形，常见的有室间隔缺损（约70%）、肺动脉瓣瓣下狭窄（约40%），少见的有单心室、左侧房室瓣异常、主动脉狭窄以及动脉导管未闭。房室结和希氏束位置常发生异常，不少患者出现副房室结，传导异常比较多见，每年约有2%的患者发展为完全性 AVB。合并室间隔缺损的患者，因希氏束通常在缺损的边缘，外科手术修补或主动脉瓣置换术常发生 AVB。对于成人患者应当定期进行心电图或24h动态心电图检查。

## 三、大血管错位伴单心室

大血管错位伴单心室（transposition with single ventricle）是指左型或右型大血管错位伴单心室畸形。除非有严重肺动脉狭窄，否则无明显发绀。常同时伴有其他先天性心血管畸形。预后较差。确诊需要右心导管检查和选择性右心室造影。治疗主要采用姑息手术或矫正手术。

## 四、术后护理

1.循环功能监护

新生儿大动脉调转术后，发育不成熟的左心室为体循环做功。为适应后负荷的突然增加，机体会最大限度地发挥交感刺激作用，出现心率的适应性增快。新生儿心肌为未成熟心肌，收缩储备能力低，心室顺应性差，对前、后负荷增加的耐受能力差；复杂先心病手术耗时较长，术中心肌阻断造成的缺血及再灌注损伤更为严重。所以，术后早期循环功能处理重点是帮助左心室逐渐适应这一变化。良好的监护、细致的观察才能使此类患者度过危险期。患者入新生儿监护室后，置开放式暖箱中，持续监测患者生命体征及经皮血氧饱和度，重点观察患者呼吸频率、节律及血氧饱和度情况，记录 1 次/30 分。呼吸频率和节律的改变及 SpO，的下降，常提示低氧血症的程度及动脉导管闭合的趋势。维持血流动力学的稳定是术后监护的首要任务：所有患者均放置左心房测压管，持续监测左心房压的变化，早期补容量不宜过快，维持 LAP 5～8mmHg 为宜，避免心脏因过度充盈导致冠状动脉牵拉、扭曲或梗阻。在左心功能未完全适应之前，早期心率不低于 150 次/分，必要时可通过心房或房室顺序起搏器调控。常规应用持续静脉滴注多巴胺 3～10ug/（kg • min）米力农 0.5ug/（kg - min）维持心功能，必要时应用肾上腺素 0.01～0.03ug/（ kg • min）。应用硝酸甘油 0.3～0.5ug/（kg • min）增加冠状动脉血流。循环及不平稳者，延迟 48～72h 闭合胸骨，有利于血流动力学的稳定。按时抽血监测血气及电解质，每天记录 24h 出入量，保持尿量 3～4mL/（kg-h）。

2.呼吸功能监护

新生儿气道易发感染而导致阻塞出现呼吸困难，患者机械通气均采用同步间歇指令通气模式，根据患者年龄、体重设定合理的呼吸机参数，设定潮气量 10～15mL/kg，呼吸频率 28～35 次/分，呼、吸时间比值 1.7～2.0，呼气末正压 2～4mmHg，氧浓度设定常规从 60%开始，根据血气结果适当调整，使 PCO，低于 35mmHg 。适当应用镇静、肌松药物使患者保持安静，以防躁动引起气管插管外滑及喉头水肿。吸痰时认真执行无菌操作，为保证气道压力，采用密闭式吸痰管吸痰，吸痰时无须脱开呼吸机，不中断通气及氧疗，以维持较高呼气末正压，防止肺泡塌陷，维持肺容量和氧合作用。吸痰前气管插管内注入少量生理盐水，以润滑气道和稀释痰液，并配合皮囊适当加压膨肺，利于痰液排出。拔管后对痰液黏稠者加强雾化吸入并配合体疗，防止肺不张发生。

3.腹膜透析的护理

术后并发肾功能不全尽早进行腹膜透析。术后只要并发低心排或难以纠治的低钙血症，无论尿量及肾功能生化指标正常与否，即给予腹膜透析。同时注意纠正酸碱及电解质平衡紊乱，维持正常血浆蛋白量。因此，适当放宽透析指征，对防治低心排和（或）肾功能不全，促进病情恢复起到积极作用。腹透液进入腹腔前要加温至 30～35℃，避免温度过低引起腹腔脏器血管痉挛。密切观测透出液的颜色，准确记录透出量。每天更换透析管的敷料，严格无菌操作，预防腹腔感染。

4.延迟关胸的护理

ASO 手术体外循环时间较长，术后易出现肺、心、纵隔等器官水肿，因新生儿心肺相对于胸腔体积较大，若直接关胸会影响呼吸循环的稳定，故对于肺心器官水肿明显的患者宜采取延迟关胸策略，使心脏不受压迫，改善患者的血流动力学，提高患者术后的存活率。延迟关胸渗血量相对较多，更需注意保持引流管道通畅，定时挤压引流管道，每小时记录胸液量。若引流量＞3mL/（kg.h），要及时处理。保持薄膜与切口的密封，表面是否受压。保持切口敷料清洁、干燥，并定时更换。特别注意严格执行无菌操作，无特殊情况切忌随意打开胸腔，以防切口及纵隔感染。

5.管道的护理

维持管道通畅至关重要，需注意防止异常情况如打折、脱出或引流管回血。每隔 15～30min 挤压心包纵隔引流管一次，观察引流液的性质和颜色。同时，确保尿管和胃管通畅，并根据床旁 X 线检查及时调整气管插管位置。这些步骤有助于确保患者通畅的生理管道功能。

6.合理喂养

新生儿术后受药物影响导致胃肠道功能受损。对于呼吸机辅助超过 48 小时的患者，可通过鼻饲配方奶维持胃肠功能。拔除气管插管后 4～6h，需要注意患者的情况，经口喂养时需留意咳嗽、腹胀和肠鸣音减弱等症状。

新生儿 TGA 的术后护理对于年龄小、体重轻、病情重的患者至关重要。护理工作需要护士认真观察病情细节，重点在维护心功能、预防呼吸道并发症、严格无菌操作、提供充分营养支持，这些是确保患者顺利康复的关键。

# 第二篇　心外科护理

# 第六章　心脏外科疾病诊疗与护理

## 第一节　房间隔缺损

### 一、疾病概述

（一）概念与特点

房间隔缺损（ASD）可分为原发孔和继发孔缺损两类，后者最为常见。继发孔缺损绝大多数为单发，也可见多发或筛状者，按其部位将其分为上腔型、卵圆孔型、下腔型及混合型。原发孔缺损位于冠状窦口前下方，常伴二尖瓣裂缺。房间隔缺损将使左心房血向右心房分流，随年龄增长，分流量加大孔缺损，对存有二尖瓣大瓣裂损者，二尖瓣反流使左向右分流量增高，肺动脉高压出现较早。

（二）临床特点

1.症状

患者出生后常无症状，偶有婴儿期出现充血性心力衰竭和反复肺部感染病史，患儿易疲劳，常有劳力性呼吸困难和体格发育不良。成年患者常见心律失常、肺动脉高压、阻塞性肺血管病变和心力衰竭等。婴儿期患者来就诊往往是由于体检或其他病就诊时发现心脏杂音而要求进一步检查。

2.体征

婴儿常可在胸骨左缘第 2、3 肋间听到柔和的收缩中期杂音，第二心音增强或亢进并有固定性分裂，缺损较大时可在剑突下听到三尖瓣有舒张期的隆隆样杂音。在伴有二尖瓣脱垂时可在心尖部听到全收缩期或收缩晚期杂音，向左腋下传导。成年患者可因严重肺动脉高压在肺动脉听诊区听到舒张期杂音。

（三）辅助检查

1.心电图检查

继发孔缺损呈电轴右偏，不完全性或完全性右束支传导阻滞、右心室肥大、P 波高大。原发孔缺损则常呈电轴左偏和 P-R 间期延长，可有左心室高电压、肥大。

2.X 线检查

右心房、右心室增大，肺动脉圆锥突出，主动脉弓缩小，肺门阴影增大，肺野血管影纹增多。原发孔缺损可呈现左心室扩大，肺门血管增大较显著。

3.超声心动图

右心房、右心室增大，室间隔与左心室后壁同向运动。剑突下四心腔切面，继发孔型可见心房间隔中部连续中断，原发孔型则在心内膜垫处。多普勒证实左、右心房间有分流。伴有二尖瓣裂缺者可见二尖瓣前叶分叉状，多普勒显示反流。

## 二、治疗原则

以手术治疗为主。适宜的手术年龄为 2～5 岁。

（一）适应证和禁忌证

原发孔房间隔缺损、继发孔房间隔缺损合并肺动脉高压者应尽早手术。艾森门格综合征是手术禁忌证。

（二）手术方法

在体外循环下切开右心房，直接缝合或修补缺损；近年来也可通过介入性心导管术，应用双面蘑菇伞关闭缺损，此方法具有创伤小、术后恢复快的特点，但费用较高。

## 三、护理

（一）主要护理问题

1.术前

（1）活动无耐力：与氧的供需失调有关。

（2）有成长、发展改变的危险：与心脏结构与功能异常有关。

（3）有感染的危险：与肺充血有关。

（4）潜在并发症：心力衰竭、感染性心内膜炎。

2.术后

（1）有窒息的危险：与呼吸道阻塞有关。

（2）有体液不足的危险：与利尿药的使用和入量过少有关。

（3）有感染的危险：与手术免疫屏障被破坏有关。

（4）潜在并发症：出血、心律失常。

（二）护理措施

1.术前护理

（1）让患者安静休息，减少哭闹等不良刺激，减轻对心脏的负担。

（2）选择易消化、营养丰富的食物。

（3）有肺动脉高压的患者，每日间断吸氧2～3次，每次30 min。

（4）注意保暖，预防感冒，有上呼吸道感染者必须控制感染后方可手术。

2.术后护理

（1）执行心内直视术术后护理常规。

（2）严密观察并记录神志、瞳孔、表情、感觉、四肢活动，以便及早发现病情变化。

（3）婴幼儿呼吸道较小，容易被痰液和呕吐物堵塞，引起窒息，所以术后保持呼吸道通畅极为重要。定时吸痰，雾化吸入加强体疗，减少并发症。

（4）引流管需15～30 min挤压1次，密切观察引流液的变化。

（5）婴幼儿对失血的耐受性差，术后及时补充输血。入量和性质根据血压、尿量、引流量、中心静脉压、肺毛细血管楔压调整。

（6）术后选用低毒性的抗生素预防感染。

（7）早期下床活动时注意保护患者，防止摔伤。

（8）为父母提供探视的机会，主动介绍病情。病情允许的情况下，可以让父母参与部分护理活动，增加与患者的接触机会，减轻焦虑。

3.病情观察

（1）术前病情观察。

①观察患儿的生长发育与同龄儿相比有无差异。

②观察患者对目前活动的耐受程度和适应性。

③有无并发感染。

（2）术后病情观察。

①各项生命体征是否平稳，电解质是否平衡。

②观察瞳孔是否等大等圆，对光反应如何，全身麻醉清醒后神志是否清楚。

③全身麻醉清醒后患儿是否合作，有无躁动。

④观察气管插管的位置，听诊双肺呼吸音，保持呼吸道通畅。

⑤伤口有无渗血，观察引流液的量及性质。

⑥维持左心功能，防止发生肺水肿。

### （三）健康指导

1.活动

术后2周应多休息，预防感染，尽量回避人员聚集的场所。适当活动，避免做跑跳或过于剧烈的运动，防止造成心脏的负担。术后因疼痛可能出现形体的变化，要注意头、颈部肌肉多活动。术后4～6周逐渐增加活动量。学龄期儿童在术后3个月可回到学校进行一般活动。胸骨需要6～8周方可愈合，前胸要注意防止冲击和过分活动。

2.饮食

适当补充营养，宜食有营养、易消化的饮食，如面片，稀饭，保证充足的蛋白质和维生素的摄入，如瘦肉、鱼、鸡蛋、水果、各种蔬菜，但不要暴饮暴食，宜少量多餐，根据医生要求合理控制患儿的出入液量。饮食还要注意清洁，以防腹泻加重病情。

3.用药指导

用药期间遵医嘱应定期到医院检查，观察药物的疗效和不良反应等，并在医生的指导下根据情况调整用药剂量或停药、换药。

4.呼吸道管理

术后的患儿由于痰比较多，较小的患儿不易咳出，所以进行必要的叩背体疗尤为重要，具体做法如下：五指并拢成杯状，避开患儿的脊柱，在两侧肺部由下向上、由外向靠近脊柱方向顺序拍打，要有力度，通过震动将痰排出。术后避免带患儿去公共场所，防止呼吸道感染。室内要注意每天上午通风半小时。

5.日常生活

拆线后1周，待伤口愈合方可洗浴，用温热水洗浴可促进血液循环。要注意口腔卫生，牙齿的护理是手术后预防感染性心内膜炎的重要手段。应每半年检查1次。但术后3～6个月不适合治疗龋齿。

6.伤口护理

术后第1周出现痒、痛或无感觉。如果伤口肿、疼痛严重，有分泌物应及时通知医生。不要保持一种姿势太久，经常做头、颈、肩等的运动。术后营养不良和心脏肥大引起两侧肋骨异常和胸骨自身的变化（如鸡胸），可根据营养状态进行校正运动。手术部位的伤痕会随着生长逐渐缩小。手术后拆完线可使用防瘢痕的产品。

7.定期复查

一般3个月或半年左右复查1次即可；复查内容常包括超声心动图检查、X线胸片等，有时还需要查血常规。如果出现以下症状要立即来医院复查：无原因的发热、咳嗽、胸部疼痛，手术部位水肿、发红，明显的食欲缺乏、疲倦、晕厥、呼吸困难、心律不齐等。

8.心理方面

通过调查显示，先天性心脏病患儿较正常儿童内向，情绪不稳定，社会适应能力低下，且父母对患儿过分保护和溺爱，这样容易降低和挫伤患儿的自信心，加重患儿的恐惧感，从而过分依赖父母。父母应多鼓励患儿，让其干力所能及的事，多与人交流，提高其自主性和社会适应能力。

# 第二节 室间隔缺损

## 一、疾病概述

（一）概念与特点

室间隔缺损（VSD），其病理为室间隔部位左右心室间交通，产生心室水平的左向右分流，占先天性心脏病的12%～20%。最常见部位为膜部，分流最终导致肺动脉高压、心力衰竭。

（二）临床特点

1.症状

患者的临床症状与VSD大小、分流量大小及有无肺动脉阻塞性病变密切相关。缺损小、分流量小的患者一般无临床症状，往往在体检或其他疾病就诊时发现有心杂音，并进一步诊治而发现。缺损较大的 VSD 因分流最大而致肺血增多，表现为反复呼吸道感染、活动受限和劳力性气短、气促，婴儿喂养困难、体格瘦小，严重者可出现充血性心力衰竭。成年患者常见有亚急性细菌性心内膜炎发生；在肺血管阻塞性病变的初期，患者的临床症状有短期明显的改善，主要是呼吸道感染的次数减少，但劳力性气短、气促加重，且出现发绀和杵状指（趾）。

2.体征

根据患者缺损及分流量的大小而出现不同的症状和体征。限制性 VSD 可在心前区扪及收缩期震颤，可闻及粗糙的、吹风样高音调的全收缩期杂音，第二心音单一增强但往往被响亮的收缩期杂音掩盖而显得减弱。非限制性 VSD 因分流量大而造成右心室高电压，患儿常有心前区骨性隆起，胸骨左缘第 3、4 肋间的收缩期震颤相对较轻，而收缩期杂音以中、低频音为主，但第二心音往往增强、亢进并可有分裂，有时可在心尖部听到二尖瓣流量增加引起的舒张期杂音。在伴有主动脉瓣关闭不全时，可在胸骨右缘第 2 肋间或胸骨左缘第 3 肋间听到舒张期杂音。两肺下部常可听到较细小湿啰音，且难以消除。

（二）辅助检查

1.心电图检查

缺损小时正常或电轴左偏。缺损较大，随分流量和肺动脉压力增大而示左心室高电压、肥大或左右心室肥大。肺动脉高压者，则示右心肥大或伴劳损。

2.X 线检查

中度以上缺损心影轻度到中度扩大，左心缘向左向下延长，肺动脉圆锥隆出，主动脉结变小，肺门充血。重度阻塞性肺动脉高压心影扩大反而不显著，右肺动脉粗大，远端突然变小，分支呈鼠尾状，肺野外周纹理稀疏。

3.超声心动图

左心房、左心室内径增大。二维切面可示缺损部位和大小。多普勒湍流频谱证实由左心室向右心室分流。

## 二、治疗原则

缺损小、无血流动力学改变者，可门诊随访观察，有自行闭合的可能。内科治疗主要防治感染性心内膜炎、肺部感染和心力衰竭。外科治疗行直视下室间隔缺损修补术和室间隔缺损介入封堵术。

## 三、护理

### （一）主要护理问题

1.术前护理问题

（1）活动无耐力：与氧的供需失调有关。

（2）有成长、发展改变的危险：与心脏结构与功能异常有关。

（3）有感染的危险：与肺充血有关。

（4）潜在并发症：心力衰竭、感染性心内膜炎。

2.术后护理问题

（1）有窒息的危险：与呼吸道阻塞有关。

（2）有体液不足的危险：与利尿药的使用和入量过少有关。

（3）有感染的危险：与手术免疫屏障被破坏有关。

（4）潜在并发症：出血、心律失常。

### （二）护理措施

1.术前护理措施

（1）让患儿安静休息，减少哭闹等不良刺激，减轻对心脏的负担。

（2）选择易消化、营养丰富的食物。

（3）有肺动脉高压的患者，每日间断吸氧 2～3 次，每次 30 min。

（4）注意保暖，预防感冒，有上呼吸道感染者必须控制感染后方可手术。

2.术后护理措施

（1）严密观察并记录患儿神志、瞳孔、表情、感觉、四肢活动，以便及早发现病情变化。

（2）婴幼儿呼吸道较小，容易被痰液和呕吐物堵塞，引起窒息，所以术后保持呼吸道通畅极为重要。定时吸痰，雾化吸入加强体疗，减少并发症。

（3）观察切口有无渗血，引流管需 15～30 min 挤压 1 次，密切观察引流液的变化。

（4）婴幼儿对失血的耐受性差，术后及时补充输血。入量和性质根据血压、尿量、引流量、中心静脉压、肺毛细血管楔压调整。

（5）术后选用低毒性的抗生素预防感染。

（6）早期下床活动时注意保护患者，防止摔伤。

（7）为父母提供探视的机会，主动介绍病情。病情允许的情况下，可以让父母参与部分护理活动，增加与患儿的接触机会，减轻焦虑。

3.病情观察

（1）观察并记录生命体征，特别观察呼吸方式、频率、深度以及双肺呼吸音。

（2）观察动脉压、静脉压、尿量，维持心排血量在正常范围。

（3）给予合理的饮食指导，适当控制每餐进食量，以免过度饱餐加重心脏负担。

（4）密切观察患儿病情变化，避免并发症的发生。

（5）减少患儿剧烈运动及哭闹，安静休息，避免缺氧。

（6）保证安全，防止意外事故发生，如烫伤和坠床。

（三）健康指导

1.活动

适当的活动，可促进先天性心脏病患儿的康复。不仅要积极配合医生的治疗，患儿出院后还要注意心肺功能的恢复，避免做跑跳或过于剧烈的运动，防止造成心脏的负担。

2.饮食

适当补充营养，宜食有营养、易消化的饮食，如面片、银钝、稀饭，保证充足的蛋白质和维生素的摄入，如瘦肉、鱼、鸡蛋、水果、各种蔬菜，但不要暴饮暴食，宜少量多餐，根据医生要求合理控制患儿的出入液量。饮食还要注意清洁，以防腹泻加重病情。

3.用药

如果有出院带药处方，请家属认真听取如何正确服药，定期检查，观察药物的疗效和不良反应等，并在医生的指导下根据情况调整用药剂量或停药、换药。

4.呼吸道管理

术后注意增强患儿的机体抵抗力，预防上呼吸道感染。

5.日常生活

注意房间的清洁，定时通风。尽量避免去人多的公共场合，避免与感冒的人群接触，避开吸烟区。

6.复查

一般 3 个月或半年左右复查 1 次即可。

7.心理护理

父母应该鼓励患儿战胜自我，不要自卑，可让患儿发展兴趣特长，转移其注意力，增强自信，但不要溺爱。

# 第三节 动脉导管未闭

## 一、疾病概述

### （一）概念与特点

动脉导管未闭（PDA）是一种非常常见的先天性心血管畸形，约占先天性心脏病发病率的 20%、新生儿的 0.2%，是最早外科治疗也是疗效最好的先天性心脏病。常见于早产儿或有呼吸窘迫的新生儿。PDA 根据发病年龄分为成人型和婴儿型，根据导管粗细分为粗导管（直径＞ 1.5 cm）、中等粗导管（直径 0.5～1.5 cm）和细导管（直径＜ 0.5 cm），根据导管形态分为管型、漏斗型、哑铃型、窗型和动脉瘤型。PDA 常常和其他心脏畸形合并发生构成复杂性先天性心脏病，本节所述的是单纯性 PDA，未并发其他心血管畸形。

### （二）临床特点

1.症状

细导管可以无症状或症状很轻，常在体检时听到心杂音而来就诊；典型的症状主要是左右分流、肺充血、反复发作性肺部感染、咳嗽、呼吸增快、喂奶困难、体重增加缓慢或减轻，成人常有劳力性气短、运动耐力降低和胸闷症状。晚期患者出现艾森门格综合征时，可有典型的半身发绀（左上肢及下半身发绀）和一系列的心力衰竭症状。

2.体征

其典型体征是胸骨左缘第 1 至第 3 肋间出现连续性机器样杂音，声音粗糙响亮并向左锁骨下传导，当伴有肺动脉高压、心力衰竭时可仅有收缩期杂音，如出现严重肺动脉高压，仅可听见相对肺动脉瓣关闭不全的泼水样杂音。在分流量大的病例，心尖区可闻及舒张期杂音，其余体征还包括动脉瓣区连续性或收缩期震颤，心尖区隆起，肺动脉第二心音亢进等，周围血管征可查见股动脉枪击音、甲床毛细血管搏动征等。

（三）辅助检查

1.心电图检查

导管细小而分流量小者正常或电轴左偏。分流较大者示左心室高电压或左心室肥大。肺动脉明显高压者则示左、右心室肥大或右心室肥大。

2.X 线检查

心影随分流量增大，左心缘向左外延长。纵隔阴影增宽，主动脉结突出，可呈漏斗状，肺动脉圆锥平直或隆出，肺门血管阴影增深，肺纹理增粗。

3.超声心动图

左心房、左心室内径增大。多普勒示有湍流且可判断出分流的大小，有很大的诊断价值。

## 二、治疗原则

包括结扎术、PDA 直视闭合术、封堵器闭合术。

## 三、护理

（一）主要护理问题

（1）自理缺陷：与术后活动受限有关。

（2）恐惧、焦虑：与术后切口疼痛、环境陌生有关。

（3）潜在并发症：高血压、喉返神经损伤、肺不张、肺部感染。

（二）护理措施

1.术前护理

（1）预防和控制感染。由于患者术前易发生呼吸道感染，呼吸道分泌物较多，但术后伤口疼痛，患者不愿咳嗽，易致分泌物潴留，引起肺炎、肺不张。故要加强呼吸道的护理，指导协助患者进行腹式深呼吸和有效咳嗽、排痰，并辅以雾化吸入。

（2）心理护理。患者中以儿童居多，而且进监护室后父母不在身边，因恐惧会哭闹，因此，术前可带患儿参观监护室，使之熟悉环境，术后监护室的护士要和蔼可亲，从而使其消除孤独恐惧感，配合治疗和护理。

（3）营养。根据情况给予高蛋白、高热量、富含维生素的饮食，精心喂养，一定要保证充足的热量及补充必要的营养成分。

2.术后护理

（1）麻醉护理。全身麻醉术后护理常规。

（2）血压的观察及护理。术后当血压偏高时，可用微量泵泵入硝普钠、硝酸甘油等血管扩张药。

（3）各管道观察及护理。输液管保持通畅，尿管按照尿管护理常规进行，心包引流管、纵隔引流管及胸腔引流管均给予胸内引流管护理常规。

（4）加强基础护理。做好口腔、尿道口护理，定时翻身。

（5）并发症的护理。术后 1～2d 若出现单纯性的声音嘶哑，嘱咐患者噤声休息。若术后发音低微、失声、有饮水呛咳，考虑为术中将喉返神经误扎或切断所致，常不易恢复，要做好患者的心理疏导，嘱其少饮水，多进糊状食物，进食时头偏向一侧。

3.病情观察

（1）年龄、身高、体重、发育情况、自觉症状及心功能受损程度，近期或目前是否有呼吸道感染等疾病。

（2）各项辅助检查的结果及阳性体征。

（3）生活习惯、自理能力。如是否可以入学，有无沟通障碍等。

（4）既往史、药物史。

（三）健康指导

1.加强孕期保健

妊娠早期适量补充叶酸，积极预防风疹、流感等病毒性疾病，并避免与发病有关的因素接触，保持健康的生活方式。

2.合理饮食

食用富含蛋白质和维生素、易消化的食物，保证充足的营养，以利于生长发育。

3.休息和活动

交代患儿养成良好的起居习惯，以及活动范围、活动量及方法，逐步增加活动量，避免劳累。

4.遵医嘱服药

严格遵医嘱服用药物，不可随意增减药物剂量，并按时复诊。

5.自我保健

教会患儿家属观察用药后反应及疾病康复情况，如尿量、脉搏、体温、血压、皮肤颜色、术后切口情况等，出现不适时随诊。

## 第四节　完全性大动脉转位

### 一、疾病概述

（一）概念与特点

完全性大动脉转位指主动脉和肺动脉对调位置，主动脉瓣不像正常在肺动脉瓣的右后而在右前方，接右心室；而肺动脉瓣在主动脉瓣的左后方，接左心室。左、右心房，左、右心室的位置以及心房与心室的关系都不变。静脉血回右心房、右心室后出主动脉又到全身，而氧合血由肺静脉回左心房、左心室后仍由肺动脉进肺，使体循环与肺循环各走各路而失去循环互交的生理原则，其间必须有房缺、室缺或动脉导管未闭的交换血流，患儿方能暂时存活。

（二）临床特点

1.青紫

出现早，半数出生时即存在，绝大多数始于 1 个月内。随着年龄增长及活动量增加，青紫逐渐加重。青紫为全身性，若同时合并动脉导管未闭，则出现差异性青紫，即上肢青紫较下肢重。

2.充血性心力衰竭

出生后 3～4 周，婴儿出现喂养困难、多汗、气促、肝大和肺部细湿啰音等进行性充血性心力衰竭等症状。患儿常发育不良。

（三）辅助检查

1.X 线检查。主要表现为：

（1）主、肺动脉时常呈前后位排列，因此正位片见大动脉阴影狭小，肺动脉略凹陷，心蒂小而心影呈“蛋形”。

（2）心影进行性增大。

（3）大多数患者肺纹理增多，若合并肺动脉狭窄者肺纹理减少。

2.心电图

新生儿期可无特殊改变。婴儿期示电轴右偏，右心室肥大，有时尚有右心房肥大。肺血流量明显增加时则可出现电轴正常或左偏，左、右心室肥大等。合并房室通道型室间隔缺损时电轴左偏，双室肥大。

3.超声心动图

是诊断完全性大动脉转位的常用方法。若二维超声显示房室连接正常，心室大动脉连接不一致，则可建立诊断。主动脉常位于右前方，发自右心室，肺动脉位于左后方，发自左心室。彩色及多普勒超声检查有助于心内分流方向、大小的判定及合并畸形的检出。

4.心导管检查

导管可从右心室直接插入主动脉，右心室压力与主动脉相等。也有可能通过卵圆孔或房间隔缺损到左心腔再入肺动脉，肺动脉血氧饱和度高于主动脉。

5.心血管造影

选择性右心室造影时可见主动脉发自右心室，左心室造影可见肺动脉发自左心室，选择性主动脉造影可显示大动脉的位置，判断是否合并冠状动脉畸形。

## 二、治疗原则

尽早进行手术治疗。

## 三、护理

### （一）主要护理问题

（1）低效性呼吸形态：与肺血增多、酸中毒、呼吸急促有关。

（2）活动无耐力：与组织、器官缺氧有关。

（3）营养失调，低于机体需要量：与组织器官缺氧、消化吸收不良有关。

（4）潜在并发症：肺部感染，与组织缺氧和低灌注引起的重要器官衰竭有关。

（二）护理措施

1.术前护理

（1）监测生命体征，尤其是测量上下肢血压和血氧饱和度。每天测 4 次体温、呼吸、脉搏，3 天后改为每天 1 次，测体温时要安排专人看护以免发生意外。每周测量体重 1 次。

（2）调整患儿一般情况，改善低氧血症、酸中毒和肝肾功能。合并动脉导管未闭（PDA）的患儿术前只能低流量吸氧或不吸氧，高流量的氧气会使动脉导管的管壁肌肉收缩，使其关闭。因术前仅靠 PDA 分流氧含量较高的血液到体循环，一旦 PDA 关闭将导致患儿很快死亡。

（3）保证充足营养，母乳喂养，少量多餐。应经常饮水，避免出汗过多或其他原因造成患儿脱水，血液浓缩而形成血栓。

（4）绝对卧床休息，限制患儿活动，保持大便通畅，以免加重缺氧。

2.术后护理

（1）保持呼吸道通畅，给予呼吸机辅助呼吸。

（2）每小时记录尿量，测量尿比重以了解功能情况。准确记录每小时出入液量，注意出入液量是否平衡。

（3）输入液体均用微量注射泵控制，冲洗管道肝素液计入总入量，血液标本量、胃管引流量计入总出量，严格控制输液量，严密观察动脉血气。

（3）输入液体均用微量注射泵控制，冲洗管道肝素液计入总入量，血液标本量、胃管引流量计入总出量，严格控制输液量，严密观察动脉血气。

（4）低体重儿或小婴儿给予持续红外线辐射床保暖，患儿术后体温应控制在 36～37℃。复温时血管扩张可导致血压下降，在复温前应补足血容量。当出现发热时，以物理降温为主，如冰袋、降温毯等。

（5）保持各管道通畅，15～30 min 挤捏 1 次心包引流管和（或）纵隔引流管和（或）胸腔引流管，观察引流液颜色、温度、性状，防止形成心脏压塞，及时发现术后出血。每小时用肝素冲洗桡动脉测压管，保持术后早起，有创压持续监测。

（6）气管内插管选择经鼻气管插管。经鼻气管插管具有耐受性好、带管时间长、易于固定和便于口腔护理等优点。测量并记录鼻尖或门齿至气管插管末端距离，牢固固定气管插管，确保导管位置正常。加强呼吸道管理，加强呼吸道湿化，及时吸痰，防止痰液阻塞气道。每小时听诊双肺呼吸音 1 次，及早发现病情变化。

（7）各种引流管拔除后，可根据病情鼓励患儿尽早离床活动，以促进早日康复，注意活动要循序渐进。

（8）因低温麻醉术后易引起肠麻痹，腹胀明显，有的患儿会呕吐频繁，给予插胃管，抽出胃内容物，肠蠕动恢复后予进流质饮食。逐渐恢复正常饮食，加强营养。新生儿或小婴儿鼻饲喂养时应确定胃管位置，喂奶速度要慢，利用重力使空针中的奶滴入胃管，不适用空针推注或泵入的方式，以防发生喂养过度及误吸。

3.病情观察

（1）监测数据。持续监测生命体征、中心静脉压（CVP）、动脉血压（ABP）、左房舒张末压（LAP）、肺动脉压、血氧饱和度、呼吸末 $CO_2$ 等，每三十至六十分钟记录 1 次。

（2）呼吸系统的监测。保持呼吸道通畅，给予呼吸机辅助呼吸，严密观察呼吸频率、胸廓起伏程度，听诊两肺呼吸音是否对称、清晰，及时吸出呼吸道分泌物。

（3）循环系统的监护。观察患儿面色、口唇颜色及末梢肢体温度。了解组织灌注情况，密切观察心电图变化。

（4）泌尿系统。观察尿液的颜色、性质。

（5）维持水、电解质酸碱平衡。观察患儿的囟门、眼睑、球结膜、皮肤皱褶，判断患儿体内水分布情况。输入液体均用微量注射泵控制，冲洗管道肝素液计入总入量，血液标本量、胃管引流量计入总出量，严格控制输液量。严密观察动脉血气。

（6）体温的监护。监测肛温，当出现发热反应时，以物理降温为主。

（三）健康指导

1.活动指导

各种引流管拔除后可根据病情鼓励患儿尽早离床活动，以促进早日康复，注意活动要循序渐进。

2.饮食指导

因低温麻醉易引起肠麻痹，腹胀明显，有的患儿会呕吐频繁，应给予插胃管，抽出胃内容物，待肠蠕动恢复后予以流质饮食，并逐渐恢复正常饮食，加强营养。新生儿或小婴儿鼻饲喂养时应确定胃管位置，喂奶速度要慢。

# 第七章 心脏大血管外科疾病护理常规

## 第一节 心脏大血管外科疾病一般护理常规

### 一、入院护理

（1）病区接到入院通知后，做好新患者入院准备。

（2）热情接待新患者，双人核对患者身份，正确佩戴腕带，责任护士进行自我介绍。

（3）通知主管医生接诊新患者。

（4）进行入院护理评估，包括患者的意识、生命体征、全身营养状况、入院方式，既往史、过敏史、生活自理能力、生活习惯等。测量生命体征、身高、体重等，并按要求书写入院护理评估单。

（5）给予入院指导，并进行安全告知。

（6）心理评估评估患者对疾病相关知识及治疗方法、预后的知晓程度、经济状况、家庭支持、患者情绪及反应等。

### 二、术前护理

（1）按病情、医嘱实行护理分级。

（2）休息与活动一般患者多卧床休息，减少活动。重度心力衰竭，夹层动脉瘤、原发性心脏肿瘤患者要绝对卧床休息，有心悸、气短或呼吸困难者予以半坐卧位并给予氧疗。

（3）饮食护理、常规给予高热量、高蛋白、富含维生素，易消化的食物，如瘦肉、鱼、蛋类及新鲜蔬菜、水果和豆制品等。少量多餐，必要时可以静脉补充营养。有心衰、水肿患者控制液体入量，给予低盐饮食。

（4）呼吸道准备，指导患者学会有效深呼吸、咳嗽、排痰的方法，锻炼腹式呼吸，术前2周戒烟酒，避免受凉，预防上呼吸道感染。

（5）协助检查遵医嘱协助完成各项检查，如胸片、心电图、心脏彩超、冠脉造影，血、尿、便常规检查等。

（6）健康教育根据患者情况，结合病情，对不同手术部位，手术方式进行针对性术前教育。与患者共同制定手术后的活动锻炼计划，指导练习床上大小便。

（7）心理护理经常与患者沟通，了解患者心理，思想动态，进行有效的心理护理，病情危重者，应注意做好与家属的沟通。

（8）胃肠道准备成人术前8～12小时、婴幼儿术前4～6小时禁食水。

（9）术前1天。

①向患者介绍手术前后的注意事项，消除患者的顾虑、取得合作，准确测量体重并记录。

②遵医嘱进行药物过敏试验及抽取血标本做血型鉴定及交叉配血实验，做好配血准备。

③手术前1天晚可遵医嘱给予镇静药物，保证患者良好的睡眠。

④术前1天晚9时用开塞露10～20ml通便，观察患者排便情况，了解通便效果，同时观察有无不适。

⑤介入治疗患者术前在右上肢、左下肢建立两条静脉通路，禁止行双侧股动脉、股静脉穿刺，以免影响手术的实施。

⑦术晨准备

a. 皮肤准备，术日晨按手术切口要求准备皮肤，清除手术区皮肤的毛发并清洁消毒。

b. 更换病员服，取下假牙、发卡眼镜、手表及现金等贵重物品交家属保管。

c. 遵医嘱给予术前用药。备齐病历、X线片微量泵及术中用药、引流瓶等。

## 三、术后护理

1.全麻术后护理

（1）安全搬移患者至病床，安置合适的卧位。

（2）连接呼吸机并妥善固定气管插管，观察患者胸廓运动是否对称、听诊双肺呼吸音是否正常，测量气管插管外露长度并标识。

（3）连接心电监测仪，密切观察有创动脉血压、心率、脉搏、呼吸、中心静脉压、指脉氧饱和度的变化，并做好护理记录。准确记录出入量，注意体液平衡，观察外周及末梢循环的皮肤颜色、温度、湿度、有无紫钳、动脉搏动等情况。如有心率增快、中心静脉压升高、尿量减少、烦躁不安、出冷汗等低心排综合征征象，应立即通知医生进行抢救。观察有无嗜睡、意识模糊、表情淡漠、兴奋躁动、多语、错觉等症状。观察瞳孔大小是否对称、对光反应是否灵敏、视神经乳头有无水肿等。出现异常及时报告医生，给予对症处理。

（4）接通并管理好各种监测及输液管道，按医嘱使用血管活性药物，观察药物的疗效及副作用，微量泵用药要交接清楚药名、浓度、剂量及用药时间，检查是否有中断现象。

（5）全面了解患者情况，与外科医生、麻醉科医生及手术室护士进行床旁交接，了解手术中麻醉方式及麻醉情况、主动脉阻断时间、体外循环时间、有无停循环、转机后血清钾、目前补钾情况、激活全血凝固时间（ACT）的生理值及拮抗值、鱼精蛋白中和情况、术中血压波动情况等。向外科医生了解术前及术后诊断、手术方法、畸形矫正是否满意、术中有无意外以及特殊处理和护理重点。向手术室护士了解并核实转机前、转机中及停机后尿量，术中输血情况，核对所输液体，滴速，交接皮肤是否有烫伤或压疮。

（6）通知辅助科室拍床旁片，做心电图，及时留取血尿标本。

（7）观察麻醉清醒的时间、对呼唤回应的程度，并注意瞳孔，对光反射的变化。麻醉未完全清醒或躁动时，用约束带约束双手，放置床栏，防止坠床。

（8）保持呼吸道通畅，及时清除呼吸道内分泌物，防止舌根后坠或呕吐物堵塞呼吸道。气管插管内吸痰时，要注意观察呼吸，心律（率）变化，吸痰前、后用简易呼吸囊加压给氧，每次吸痰时间要<15 秒，防止缺氧；注意呼吸频率、节律、呼吸音是否对称，并根据血气结果调整呼吸机参数，定时实施胸部体疗。使用呼吸机的患者每天拍胸片 1 次，认真记录各项呼吸指标和参数，了解气管插管位置、心影大小及肺部情况。

（9）妥善固定好各种管道并明确标识，保持各种管道通畅，防止扭曲、打折和非计划拔管。严密观察引流液的性质、颜色及量。预防导管相关性血流感染。

（10）卧位管理。未清醒患者取平卧位，头偏向一侧；患者清醒、血流动力学稳定后，取半卧位，抬高床头 30～45°。

（11）监测动脉血气变化。及时调整呼吸机参数，患者清醒，生命体征平稳后即可拔除气管插管，给予面罩或鼻塞吸氧。指导患者有效咳嗽、咳痰，给予翻身叩背，促进痰液排出，痰液黏稠时给予雾化吸入，必要时吸痰。

（12）监测体温。因术中降温，术后 1～2 小时患者体温较低，应严密观察患者皮肤黏膜的色泽、温度，检查有无冻伤情况，注意保暖。术后患者体温会逐渐上升，体温大于 38℃时，给予冰袋、酒精擦浴等方式进行物理降温。新生儿回监护室后要用棉垫包裹手足和四肢，肛温低于 35℃时用复温毯或 35℃～36℃的热水囊复温。体温过高需降温时应用温水擦浴，严禁酒精、冰袋降温，避免新生儿产生酒精中毒，皮肤硬肿症。禁用安乃近、阿司匹林、消炎痛栓等降温。

（13）维持水、电解质平衡。心脏手术后应补足血容量，维持正常的渗透压，先胶体，后晶体。术后几天内，严格控制液体入量，避免增加心脏前负荷，并发肺水肿，重视血钾的补充，维持血钾 3.5～5.5mmol/L。

（14）疼痛护理。评估患者疼痛的程度，遵医嘱使用镇痛泵或止痛剂，观察止痛效果。术后出现恶心或呕吐，应关闭镇痛泵，必要时遵医嘱给予药物止吐。

（15）活动与安全。一般术后第 1 天，可鼓励患者坐起，进行少量活动，术后 2～3 天可以增加床上运动，活动后无心慌、气短及呼吸困难者，可鼓励逐渐下床活动，循序渐进，以不劳累为主。拔除心包、纵隔引流管后可增加下床活动次数及活动量。

（16）切口/皮肤黏膜护理。评估切口部位及敷料情况；评估皮肤及口腔黏膜情况，根据病情做好皮肤黏膜护理；卧床患者定期予以压疮评分，预防压疮发生。

（17）饮食。拔管 4 小时后饮少量温开水，无恶心、呕吐等不适 6 小时后进半流质饮食，拔管后第 1 天进普食，以高蛋白，高热量、富含维生素的饮食为主，不能进食者按医嘱给予鼻饲或静脉营养等支持治疗，维持营养及水、电解质、酸碱平衡。

2.介入治疗术后护理

（1）与导管室医护人员交接伤口以及术中情况。

（2）术后平卧 12～24 小时， 1kg 盐袋加弹力绷带 8 字形压迫伤口 4～6 小时，术侧肢体制动 6～12 小时，按摩患侧肢体，防止深静脉血栓形成。观察足背动脉搏动情况。

（3）全麻术后清醒，无恶心，呕吐可进食水，局麻术后即可进食水。

（4）密切监测生命体征并准确记录，观察有无心律失常。大血管疾病腔内修复术患者控制血压、心率，必要时遵医嘱给予硝普钠静脉泵入。如果出现腹痛加剧、面色苍白、血压下降、心率加快，则提示有动脉瘤破裂的可能；如果出现剧烈头痛，主诉颈部憋胀感，则提示有主动脉夹层逆剥的可能。出现上述病情变化及时通知医生，并配合医生进行抢救。

（5）观察切口有无渗血、渗液，有无血肿或瘀斑，若有应及时通知医生紧急处理。

（6）大血管疾病患者，24 小时之内，每 2 小时观察 1 次双侧桡动脉和足背动脉的搏动情况，每 6 小时测量腹围 1 次，记录并与之前对比。

（7）遵医嘱服用抗凝剂，常规口服肠溶阿司匹林6个月，房颤患者服用华法林抗凝6个月。术后使用抗生素3天，注意监测体温变化。

（8）并发症的护理。

①封堵器脱落，术后严密观察有无胸闷、呼吸困难等。嘱患者卧床休息，避免剧烈运动、咳嗽及哭闹，麻醉清醒后吵闹的患儿予以口服水合氯醛镇静，如有异常及时报告医生。

②栓塞和机械性溶血、术后注意观察有无呼吸困难，尿色、量、性质以及有无腰痛等。如有异常及时报告医生。

③内漏、术后严密观察有无背痛或胸痛，如有必须及时报告医生进行进一步检查来排除潜在内漏的可能。

④脊髓缺血、密切观察双下肢感觉、活动及排便情况。尤其是术后麻醉未完全清醒的患者，需密切观察患者双下肢的肌力情况。如有异常，及时报告医生。

## 第二节　动脉导管未闭的护理

动脉导管是胎儿时期连接主动脉峡部与左肺动脉根部之间的生理性血流通道。出生后由于肺动脉阻力下降、前列素E1及E2含量显著减少和血液氧分压增高，约85%的婴儿在出生后2个月内动脉导管闭合，成为动脉韧带，逾期不闭合者即为动脉导管未闭（PDA）。根据未闭动脉导管的粗细、长短和形态，分为管型，漏斗型和窗型三种类型。

### 一、评估/观察要点

（1）专科情况有无心悸、气短、乏力、多汗，易激惹以及发绀、发育不良等。

（2）观察有无喉返神经损伤、导管再通、假性动脉瘤形成、术后高血压等并发症的发生。

### 二、护理措施

1.术前护理

（1）一般护理参见本章第一节心脏大血管外科疾病一般护理常规。

（2）心功能差者适当限制活动。

（3）避免受凉，预防呼吸道感染。

（4）合并有重度肺动脉高压者，观察口唇及甲床有无发绀。

2.术后护理

（1）介入治疗参见本章第一节心脏大血管外科疾病一般护理常规。

（2）开胸患者参见本章第一节心脏大血管外科疾病一般护理常规。

（3）病情观察

①严密观察血压变化，手术后早期有动脉血压升高的趋势，以及腹痛、恶心、呕吐等腹部症状。注意观察有无高血压脑病的发生。维持成人收缩压在 18.7kPa（140mmHg）以下，儿童收缩压在 16.0kPa（120mmHg）以下。

②保持呼吸道通畅，协助咳嗽排痰。动脉导管切断缝合术后早期，应避免剧烈咳嗽，必要时可给予镇咳剂口服，合并肺动脉高压者要严密观察呼吸，预防呼吸道感染及呼吸衰竭。

③使用硝普钠时，应做到现配现用，避光使用。每 8 小时更换 1 次，谨防药液外渗，注意观察药物性精神症状。

3.并发症的护理

（1）喉返神经损伤，术后如出现声音嘶哑、呛咳等喉返神经损伤的症状，应立即报告医生，进行对症处理。

（2）导管再通、假性动脉瘤形成，观察有无发热持续不退，伴咳嗽、声音嘶哑，如有应考虑假性动脉瘤形成，如已确诊，积极配合医生进行术前准备，进行 2 次手术。

（3）术后高血压严密监测血压的变化，遵医嘱使用扩血管药，观察用药后的疗效及副作用。

4.出院指导

（1）注意防寒、保暖、增强机体的抵抗力，预防感冒。

（2）保持心情愉快，活动适度，避免过度劳累，6 个月内避免剧烈运动。

（3）饮食应进食高蛋白、高热量、高维生素易消化食物，膳食搭配合理，心功能差的患儿应限制水、钠盐摄入。

（4）遵医嘱按时服药，不要擅自停药或减药。

（5）出院后 1、3、6 月来院复查，有倦怠、发热等症状时随时就诊。

# 第三节　房间隔缺损的护理

房间隔缺损（ASD）是指心房间隔先天发育不全导致的左右心房间异常交通，可分为原发孔型和继发孔型。

## 一、评估/观察要点

（1）专科情况有无发育迟缓，活动耐量差，活动后气短等。

（2）观察有无急性左心衰、残余分流等并发症的发生。

## 二、护理措施

1.术前护理

（1）一般护理参见本章第一节心脏大血管外科疾病一般护理常规。

（2）心功能差者适当限制活动，遵医嘱给予强心，利尿治疗并观察药物的疗效及副作用。

（3）合并肺动脉高压者，观察口唇及甲床有无发绀，遵医嘱给予氧疗。

2.术后护理

（1）介入治疗参见本章第一节心脏大血管外科疾病一般护理常规。

（2）开胸患者参见本章第一节心脏大血管外科疾病一般护理常规。

（3）病情观察。

①注意维护左心功能，CVP 应保持正常低水平，一般小于 6cm$H_2O$，注意控制液体入量，防止单位时间内输入过多液体发生肺水肿。

②因术前肺小动脉壁增厚，肺弥散功能下降，术后易发生呼吸道感染，应定时行雾化吸入，鼓励患者咳嗽，定时翻身、叩背、吸痰，保持呼吸道通畅，预防肺部感染及肺不张。

（4）心包、纵膈引流管的护理参见本章第十二节心包、纵膈引流管的护理。

3.并发症的护理

（1）急性左心衰，观察有无烦躁不安、端坐呼吸、皮肤湿冷、面色灰白或发绀、频繁咳嗽、咳白色或粉红色泡沫痰等症状，如有发生置患者端坐卧位，双腿下垂，及时清理呼吸道分泌物，使用30%～50%乙醇湿化氧气吸入30分钟，遵医嘱应用吗啡、强心利尿剂、血管扩张剂等，观察用药效果。

（2）残余分流观察有无咳嗽、咳痰、呼吸困难、肝脏肿大、水肿等心力衰竭的表现，配合医生及时做好2次手术的准备。

4.出院指导

（1）加强营养，少量多餐，多食高蛋白，高热量、高维生素，易消化的食物，禁食辛辣刺激性食品。

（2）逐步增加活动量，术后3月内不可过度劳累，以免发生心衰。婴幼儿睡觉时尽量避免侧卧位，以避免形成鸡胸。

（3）预防上呼吸道感染，注意空气流通，天气变化及时添加衣服，避免到人群密集的地方。

（4）多食粗纤维食物，保持大便通畅，必要时给予缓泻剂，防止加重心脏负担。

（5）遵医嘱按时服药，不要擅自停药或减药。

（6）出院后1、3、6个月来院复查，有倦怠、发热等症状时，随时就诊。

## 第四节　室间隔缺损的护理

室间隔缺损（VSD）系胎儿期室间隔发育不全所致的心室间异常交通。可单独存在，也可合并其他复杂心血管畸形。根据缺损位置不同，分为膜部缺损、漏斗部缺损和肌部缺损三大类型以及若干亚型，其中膜部缺损最为常见，其次为漏斗部缺损，肌部缺损较少见。

### 一、评估/观察要点

（1）专科情况有无反复呼吸道感染、充血性心力衰竭、喂养困难、发育迟缓、活动后胸闷、气短、紫绀等。

（2）观察有无Ⅲ度房室传导阻滞、残余分流、呼吸衰竭、肺高压危象等并发症的发生。

## 二、护理措施

1.术前护理

（1）一般护理参见本章第一节心脏大血管外科疾病一般护理常规。

（2）因肺血多，极易感冒发烧，积极预防呼吸道感染。

（3）增加心脏储备，充分休息。应用强心利尿、扩血管药物，并观察用药效果。

2.术后护理

（1）介入治疗参见本章第一节心脏大血管外科疾病一般护理常规。

（2）开胸患者参见本章第一节心脏大血管外科疾病一般护理常规。

（3）病情观察。

①密切观察患者心率、血压、中心静脉压（CVP）、左房压（LAP）的变化，LAP不能高于CVP。观察心律变化，若出现室性早博＞6次/分钟，配合医生用药。

②伴有肺动脉高压的患者，术后肺动脉压力下降不满意者，延长呼吸机使用时间，合理镇静，集中操作，减少刺激。

（4）心包、纵膈引流管的护理参见本章第十二节心包、纵膈引流管的护理。

3.并发症的护理

（1）Ⅲ度房室传导阻滞，观察心电图变化，心率在60次/分以下，应通知医生并配合用药，观察药效及副作用，必要时配合医生启用临时起搏器，做好临时起搏器的护理。

（2）残余分流，观察是否存在咳嗽、咳痰、呼吸困难、肝脏肿大，水肿等心力衰竭的表现，配合医生及时做好2次手术的准备。

（3）呼吸衰竭观察有无呼吸费力，呼吸浅快、鼻翼翕动、吸气时有无三凹征；血气分析示血氧分压＜60mmHg，若出现上述症状，应及时提高吸氧浓度，或给予无创通气，必要时配合医生做好2次插管的准备。

（4）肺高压危象，观察有无躁动，口唇、甲床严重紫绀。如有应减少刺激，遵医嘱使用镇静药物，吸入10～20mg/L的一氧化氮。

4.出院指导参见本章第三节房间隔缺损的护理。

# 第五节 肺动脉狭窄的护理

肺动脉狭窄是指由于右室先天发育不良而与肺动脉之间的血流通道产生狭窄。狭窄的好发部位依次为肺动脉瓣、右室流出道、肺动脉。

## 一、评估/观察要点

（1）专科情况有无活动后胸闷、气短、心悸甚至晕厥、活动耐量差、易疲劳、肝脏肿大，水肿、腹水等右心衰竭的症状。

（2）观察有无低心排综合征、右心衰竭等并发症的发生。

## 二、护理措施

1.术前护理

（1）一般护理参见本章第一节心脏大血管外科疾病一般护理常规。

（2）适当限制活动量，避免劳累，减少缺氧。

（3）有心衰者给以强心利尿、补钾治疗并观察药效及副作用。

2.术后护理

（1）介入治疗参见本章第一节心脏大血管外科疾病一般护理常规。

（2）开胸患者参见本章第一节心脏大血管外科疾病一般护理常规。

（3）病情观察。

①严密观察血压变化，使用血管活性药物者及时调整药量，避免血压波动。②观察指 SpOz 及氧分压；观察有无低氧血症，防止术后残余狭窄。婴幼儿及较大的肺动脉狭窄患儿，术后早期右室压力及肺血管阻力仍较高，操作时动作轻柔，避免刺激，以免诱发缺氧发作。

（4）心包、纵膈引流管的护理参见本章第十二节心包、纵膈引流管的护理。

3.并发症的护理

（1）低心排综合征、观察有无心率增快、中心静脉压升高、尿量减少，烦躁不安、出冷汗等，如有上述症状，应立即通知医生配合抢救。

（2）右心衰竭，观察有无颈静脉怒张、肝脏肿大，腹水等表现，及时遵医嘱用药并观察药效及副作用。

# 第六节　法洛氏四联症的护理

法洛氏四联症（F4）是右心室漏斗部或圆锥发育不良所致的一种具有特征性肺动脉口狭窄和室间隔缺损的心脏畸形，主要包括四种病理解剖：肺动脉口狭窄、室间隔缺损、主动脉骑跨和右心室肥厚。

## 一、评估/观察要点

（1）专科情况，有无活动耐力差、易疲劳、喂养困难、发育迟缓、喜蹲踞、晕厥史等。

（2）观察有无低心排综合征、Ⅲ度房室传导阻滞、灌注肺等并发症的发生。

## 二、护理措施

1.术前护理

（1）一般护理参见本章第一节心脏大血管外科疾病一般护理常规。

（2）适当限制活动量，观察有无蹲踞现象，避免劳累，婴幼儿减少刺激。

（3）遵医嘱适量饮水，防止血液过于浓缩，小儿术前 3～4 小时饮糖水或淡奶 1 次，或者术前静脉补液，以防止脱水导致血液黏稠度增加，诱发缺氧发作。

（4）合并扁桃体炎、牙龈炎、气管炎等感染病灶时，遵医嘱给予抗生素治疗。

2.术后护理

（1）参见本章第一节心脏大血管外科疾病一般护理常规。

（2）病情观察。

①观察动脉血压变化，维持收缩压在 12.0～8.0kPa（90～60mmHg），舒张压在 8.0～9.3kPa（60～70mmHg）；儿童心率维持在 100 次/分，成人心率维持在 80 次/分左右。

②法洛氏四联症术后肺部并发症相对多，若发现血痰，气道压力＞40cmH20，氧分压偏低等，应延长使用呼吸机时间，充分供氧，同时纠正酸中毒。

③观察中心静脉压的变化，维持中心静脉压在 12～15cmH2O。

④观察尿量变化，维持尿量＞1ml（kg.h）。

⑤维持血浆胶体渗透压达正常值 2.3～2.7kPa（17～20mmHg），血红蛋白在 120g/L 以上。

⑥观察患者末梢循环、甲床发绀改善情况及 SpO，变化。

（3）心包、纵膈引流管的护理参见本章第十二节心包、纵膈引流管的护理。

3.并发症的护理

（1）低心排综合，征观察有无心率增快、中心静脉压升高、尿量减少、烦躁不安、出冷汗等。如有上述症状，应立即通知医生进行抢救。

（2）Ⅲ度房室传导阻滞观察心电图变化，心电图示Ⅲ度传导阻滞者，通知医生，配合使用药物并启用临时起搏器，做好临时起搏器的护理。

（3）灌注肺观察有无急性进行性呼吸困难、发绀、血痰（喷射性血痰或血水样痰）和难以纠正的低氧血症。指脉氧饱和度始终在 50%～60%，血氧分压降低，X 光片显示双肺有渗出性改变，应通知医生进行对症处理。

4.出院指导

（1）出院后视病情逐渐增加活动量，告知家长患儿活动范围、活动量、活动方法。术后 3～6 月应避免剧烈活动。婴幼儿睡觉时尽量避免侧卧位，避免形成鸡胸。一般术后 3～6 月可开始上学或工作。

（2）严格遵医嘱服用强心，利尿药，不要擅自停药或减药，观察用药后反应。（3）食用营养价值高易消化食物，适当限制钠盐的摄入量，少量多餐，不可过饱，更不可暴饮暴食，以免加重心脏负担。

（4）出院 1 月内复查 1 次，出院 3 月后复查 B 超、X 光片、ECG，根据复查结果预约下次复查时间。

（5）注意预防感冒、肺炎，皮肤外伤等，如有发绀、气促、浮肿等症状时及时就医。

# 第七节　心内膜垫缺损的护理

心内膜垫缺损（ECD）又称房室管畸形、房室间隔缺损、房室通道。是指胚胎期间房室心内膜垫发育缺陷，心内膜垫各部分融合不全或完全未融合，从而产生包括房间隔下部（原发孔房间隔）缺损，室间隔流入道部位缺损以及房室瓣发育不全的一组心脏畸形。包括部分型心内膜垫缺损与完全型心内膜垫缺损两种。

## 一、评估/观察要点

（1）专科情况、观察有无大汗、呼吸急促、喂养困难、反复上呼吸道感染、生长发育迟缓、活动量受限、心力衰竭等表现。

（2）观察有无灌注肺或肺不张、Ⅲ度房室传导阻滞、残余分流、肺高压危象等并发症的发生。

## 二、护理措施

1.术前护理

（1）一般护理参见本章第一节心脏大血管外科疾病一般护理常规。

（2）因反复呼吸道感染、肺炎，造成营养不良，遵医嘱应用抗生素控制感染，注意补充营养，可以按照每天 500～630J/kgo

2.术后护理

（1）参见本章第一节心脏大血管外科疾病一般护理常规。

（2）病情观察。

①术后早期遵医嘱使用正性肌力药物及血管扩张剂，以增加心排血量、减轻心脏后负荷，降低肺动脉压力，维护左心功能，监测 LAP ＜10mmHgo

②控制液体入量，防止心脏容量负荷过重。

③病情较重患者，按需吸痰，减少刺激。

（3）心包、纵膈引流管的护理：参见本章第十二节心包、纵膈引流管的护理。

3.并发症的护理

（1）灌注肺或肺不张、观察有无急性进行性呼吸困难、发绀、血痰和难以纠正的低氧血症。如有异常及时报告医生进行抢救。

（2）肺高压危象、观察有无躁动，口唇、甲床严重紫绀，如有应减少刺激，遵医嘱使用镇静剂。

## 第八节 冠状动脉粥样硬化性心脏病的护理

冠状动脉粥样硬化性心脏病系指由各种原因造成的冠状动脉管腔狭窄，甚至完全闭塞，使冠状动脉血流不同程度地减少，心肌血氧供应与需求失去平衡而导致的心脏病，简称冠心病，亦称缺血性心脏病。冠心病在心血管内科行经皮腔内冠状动脉成形术（PTCA）和冠状动脉内支架植入术。外科主要以冠状动脉旁路移植术（CABG）为首选的有效治疗方法。它是一种通过使用自身血管（乳内动脉、大隐静脉、桡动脉）在主动脉和病变的冠状动脉间建立旁路，达到重建冠状动脉血流，恢复心肌供血为目的的一种手术方法。

### 一、评估/观察要点

（1）专科情况有无心前区疼痛，憋闷感、放射痛等症状。

（2）评估双下肢皮肤情况。

（3）观察有无围手术期心梗、呼吸衰竭、昏迷等并发症的发生。

### 二、护理措施

1.术前护理

（1）一般护理参见本章第一节心脏大血管外科疾病一般护理常规。

（2）观察患者心绞痛发作的持续时间、频率、性质。遵医嘱给予抗心绞痛药、抗高血压药物、β受体阻滞剂洋地黄制剂及利尿剂等，并观察用药效果，心率控制在60～80次/分。

（3）合并糖尿病患者，餐前血糖在3.9～6.1mmol/L。

（4）遵医嘱使用抗凝药物，术前1天停用低分子肝素类药物，阿司匹林应在术前7～10天停用。

（5）禁止双下肢静脉穿刺，以保证手术的安全使用，并指导患者进行腿部运动训练。

（6）术晨6时遵医嘱口服β受体阻滞剂及钙离子拮抗剂（饮水10ml左右），以减少心肌耗氧。

2.术后护理

（1）参见本章第一节心脏大血管外科疾病一般护理常规。

（2）病情观察。

①严密观察患者心电图变化，尤其是ST段的改变，怀疑心电图有问题时应急查心梗三项。血压控制在110～130/60～80mmHg，对术前合并高血压的患者，术后血压控制在不低于术前血压20～ 30mmHg。心率维持在80次/分左右，SpO维持在95%以上，密切观察可能发生的各种心率（律）异常。

②观察血管扩张药物的效果及副作用。

③监测肾功能，每天查尿素氮、肌酐1次。术前合并肾功能损害者，补钾应慎重。

（3）维持水，电解质及酸碱平衡，维持血清钾在4.5mmolL左右。

（4）合并糖尿病的患者注意监测血糖，餐前血糖控制在3.9～6.1mmolL，餐后≤11.1mmol/L。

（5）观察患肢循环、温度及颜色，将患肢抬高15～30°，以利静脉回流，防止下肢静脉血栓形成，术后用弹力绷带加压包扎，6小时后解开绷带，观察术侧肢体伤口有无渗血、渗液等。进行患肢的主动或被动活动。

（6）术后第1天拔除气管插管后开始口服阿司匹林，术后前2天遵医嘱皮下注射低分子肝素钙，观察使用抗凝药物的副作用，如出现引流量增加、伤口渗血、皮肤出血点，瘀斑等，及时报告医生。

（7）心包、纵膈引流管的护理参见本章第十二节心包、纵膈引流管的护理。

3.并发症的护理

（1）围手术期心梗。

观察心电图的ST段有无抬高或压低，及时检查肌酸激酶同工酶、肌钙蛋白，肌红蛋白，发现异常及时通知医生进行抢救。

（2）呼吸衰竭。

观察患者有无呼吸费力、呼吸浅快、鼻翼翕动、吸气有无三凹征、血气分析示血氧分压＜60mmHg。若出现上述症状，应及时提高吸氧浓度，或给予无创呼吸机辅助通气，并做好 2 次插管的准备。如发现有急性进行性呼吸困难、发绀、血痰和难以纠正的低氧血症、外周 SpO 持续下降者及时报告医生进行抢救。

（3）昏迷。

观察神志及瞳孔变化，有无抽搐、清醒延迟，必要时遵医嘱及时脱水治疗并保持安静，减少搬动。

4.出院指导

（1）适当控制进食量，控制体重，进食低盐、低脂、低胆固醇、高纤维素食物，少吃动物脂肪及胆固醇含量较高的食物，如肥肉、动物内脏、蛋黄等。限制饮酒，少饮咖啡、浓茶，忌暴饮暴食，戒烟。

（2）养成良好的生活方式，作息规律，保证充足的睡眠，注意安静，避免与伤风，感冒或患病的人接触，避免被动吸烟。

（3）多饮水，多食新鲜蔬菜，水果，如黄瓜、香蕉、梨等。排便时勿用力过猛，必要时可使用开塞露或口服缓泻药。

（4）在医生指导下正确服用出院带药，知道服用的每种药物的名称和剂量。未经医生准许，勿擅自停用或加用药物。

（5）坚持功能锻炼，逐渐增加活动量。最初在室内和房间周围走动，逐步过渡到外出散步，以感觉不劳累为宜。恢复期内要避免胸骨受到较大的牵张，在手术后 4～6 周内，穿弹力袜。

（6）术后定期复查心电图及血管超声，术后3～6 月复查，与医生保持联系，如有心绞痛发作或心功能不全等应及时到医院就诊。

# 第九节　心脏瓣膜病的护理

心脏瓣膜病是指二尖瓣、三尖瓣、主动脉瓣和肺动脉瓣的瓣膜因风湿热、黏液变性、退行性改变、先天性畸形、缺血性坏死、感染或创伤等出现了改变，影响了血流动力学，从而造成心脏功能异常，最终导致心功能衰竭的单瓣膜或多瓣膜改变。

## 一、评估/观察要点

（1）专科情况、有无活动后心慌、气短、疲乏和倦怠，活动耐力明显减低，劳力性呼吸困难或夜间阵发性呼吸困难、双下肢水肿，甚至无法平卧休息等症状。

（2）观察有无心律失常、低心排综合征、栓塞、感染等并发症的发生。

## 二、护理措施

1.术前护理

（1）一般护理参见本章第一节心脏大血管外科疾病一般护理常规。

（2）遵医嘱使用强心（洋地黄制剂）、利尿、扩血管药物，适当补充维生素，维持电解质平衡。根据病情、血钾指标给予静脉输注极化液。

（3）观察有无关节肿痛及下肢水肿。

（4）观察有无心悸、气促。

（5）观察体温变化，有无风湿活动或感染性心内膜炎表现。

2.术后护理

（1）参见本章第一节心脏大血管外科疾病一般护理常规。

（2）病情观察。

①严密监测心率（律）、血压的变化，维持左房压在 12～15mmHg，给予正性肌力药物和血管扩张药以及强心利尿药物治疗。

②准确记录出入量，术后早期每天的液体入量控制在 1500～2000ml 为宜。补液速度不宜过快，以免加重心脏负担。严重低心排者可考虑主动脉内球囊反搏（IABP）治疗。

③术前因患者常伴有肺动脉高压或反复肺部感染、肺间质水肿，肺纤维化等，加之体外循环的影响，术后肺功能会受到不同程度的损害，应做好呼吸道护理，防止肺部并发症。

（3）维持水，电解质及酸碱平衡，换瓣患者往往因长期使用利尿剂、术后尿多等因素，导致水、电解质紊乱。血钾过高或过低均可引起恶性心律失常。应定时复查血钾浓度，术后血清钾浓度一般维持在4.5～5.0mmol/L。

（4）风湿性心脏病术前伴有房颤、栓塞史的患者，术后应注意肢体活动情况并注意功能锻炼。

（5）行生物瓣膜置换术患者，抗凝治疗时间3～6个月，机械瓣膜置换术后需终身抗凝。观察患者有无出血倾向，如皮下出血点，血痰、鼻血、血尿、女性患者月经增多或异常等，定时进行凝血酶原时间及活动度测定。

（6）心包、纵膈引流管的护理参见第十二节心包、纵膈引流管的护理。

3.并发症的护理

（1）心律失常。术后持续心电监测，严密监测心律心率及心电图的变化，注意电解质和血气分析结果，特别是合并低血钾的患者。出现心律失常时，迅速查找原因并纠正诱因，出现多发性室性期前收缩或室性心动过速，往往是出现室颤的危险信号，及时查找原因并遵医嘱对症处理。

（2）低心排综合征。密切监测血压、心率、中心静脉压、尿量、肢体温度及颜色变化，建立两条以上静脉通路，记录每小时尿量，保持出入量平衡，保证充足的血容量，避免加重心脏负担。

（3）栓塞。术后2周内每天定期查凝血酶原时间。观察有无栓塞征象，严密观察患者意识、瞳孔、精神状态，有无短阵抽搐并伴有记忆丧失等癫痫发作症状。同时观察各器官、全身皮肤、黏膜有无出血倾向，有无血尿、便血以及肢体有无疼痛，麻木感、远端动脉搏动有无减弱或消失等，如发现应立即通知医生给予对症处理。

（4）感染遵医嘱。合理应用抗生素，防止感染性心内膜炎的发生。注意患者有无高热、厌食、精神萎靡不振、消瘦等症状，并执行针对性的用药治疗及护理。

4.出院指导

（1）遵医嘱定时服用华法林，要求每天固定在同一时间服药，剂量准确。嘱患者随身携带个人健康卡，卡片上写明患者的姓名、地址、使用药物名称、剂量和心脏瓣膜置换术内容，一旦出现紧急情况便于抢救。

（2）服用抗凝药要定期复查凝血酶原时间和活动度，早期每1～2周查1次，稳定后可每3个月查1次。抗凝适度的标准为：凝血酶原时间18秒左右，活动度35%左右，国际比值2.0～2.5之间。在服药期间，如需服用其他药物，应注意该药是否对抗凝药有影响，增加或减少抗凝药的剂量应由有经验的医生指导，避免抗凝药物剂量不够或过量，出现栓塞或出血，渗血，皮炎或脱发、发热、恶心、呕吐、肠痉挛、子宫出血（月经增多或异常）等。

（3）瓣膜置换患者出院后需遵医嘱继续服用强心，利尿、补钾药物，不可随意停药、换药或增减药量；服药时应进行自我观察，如脉搏＜60次/分，应立即停用地高辛，到医院就诊。

（4）加强营养，少量多餐，多食高蛋白、高热量，高维生素、易消化的食物，禁食辛辣刺激性食品。

（5）出院后每2周来院门诊1次，3个月后每4周1次，若凝血酶原时间不稳定，仍应每周1～2次测定凝血酶原时间。

## 第十节　主动脉夹层的护理

主动脉夹层指主动脉内膜和中层弹力膜发生撕裂，血液进入主动脉壁中层，顺行和（或）逆行剥离形成壁间假腔，并通过一个或数个破口与主动脉真腔相交通称为主动脉夹层。

### 一、评估/观察要点

（1）专科情况有无突发剧烈的胸背部撕裂样疼痛腹部疼痛、双腿苍白、无力、花斑，甚至截瘫等。

（2）观察有无出血、急性肾功能衰竭、意识障碍等并发症的发生。

### 二、护理措施

1.术前护理

（1）一般护理参见本章第一节心脏大血管外科疾病一般护理常规。

（2）严密监测生命体征，积极治疗高血压，血压控制在110/80mmHg左右，心率控制在60～70次/分。遵医嘱合理使用药物并做好记录。

（3）观察足背动脉搏动和四肢活动情况；观察有无恶心、呕吐、腹痛，肠鸣音减弱、便血、尿量减少等；判断有无组织灌注不足。

（4）严密观察患者意识，瞳孔变化、对光反射、肢体活动，是否出现呼吸困难、烦躁不安、咳嗽等症状；评估夹层有无逆撕情况。发现异常及时报告医生。

（5）患者出现疼痛时，遵医嘱应用强效镇痛药如吗啡或哌替啶等，防止夹层破裂出血，疼痛持续加重时及时告知医生。

（6）夹层在48小时之内随时有破裂的危险，应建立有效的静脉通路，备齐各种急救用品，便于及时有效给药及抢救。

2.术后护理

（1）介入治疗参见本章第一节心脏大血管外科疾病一般护理常规。

（2）开胸患者参见本章第一节心脏大血管外科疾病一般护理常规。

（3）病情观察。

①严密观察患者的神志、瞳孔变化，意识恢复后观察是否可以做指令性动作和自主活动的情况。对于苏醒延迟、神志不清或躁动的患者给予营养神经和脱水药物。

②术后需多参数监测，根据血压的变化遵医嘱调整血管活性药物用量。将心率控制在60～70次/分，血压控制在130～140/70～90mmHg，避免血压过高引起吻合口出血，血压过低引起脑部缺血缺氧。

（4）严密观察患者四肢末梢动脉搏动情况，末梢皮肤的温度、色泽。每2小时测量四肢血压1次，每6小时测量腹围1次，记录并与之前对比，若差距大，及时通知医生，进行对症处理。

（5）心包、纵膈引流管护理参见本章第十二节心包、纵膈引流管的护理。

3.并发症的护理

（1）出血。观察引流液及伤口渗血的情况，在保证足够的组织灌注情况下，控制血压可有效地防止出血。如短期内引流液突然增加，及时通知医生，配合医生积极做好2次开胸止血的准备。

（2）急性肾功能衰竭。观察尿量是否<0.5ml/（kg h）或<30ml/h ，如出现肾功能衰竭现象，及时配合医生用药，必要时进行血液透析。

（3）意识障碍。严密观察患者意识状态，有无苏醒延缓及抽搐、昏迷等症状。术中和术后根据病情变化采取以头部降温为主（戴冰帽）的措施。术后遵医嘱使用20%的甘露醇125ml每12小时1次，30分钟内快速输入，同时给予激素减轻脑水肿，并观察用药效果。

4.出院指导

（1）以休息为主，活动量要循序渐进，注意劳逸结合。

（2）进食高蛋白，低脂肪、低胆固醇、高纤维饮食。改变不良生活习惯，如吸烟、酗酒，多吃新鲜蔬菜和水果及含粗纤维的食物，以保持大便通畅。

（3）教会患者及家属测血压、心率的方法。

（4）如有金属支架，向患者讲解远离高磁场所的重要性。

（5）向患者讲解服用抗凝药的重要性和必要性，遵医嘱服用抗凝药及降压药，保持良好的心理状态，避免情绪波动。

（6）出院后1个月内回院复查1～2次，若出现胸、腹、腰痛随时来院就诊。

# 第三篇　妇科护理

# 第八章 妇产科常见护理措施

## 第一节 会阴擦洗/冲洗

### 一、定义

会阴擦/冲洗是利用消毒液对会阴部进行擦洗/冲洗的技术。由于女性会阴部的各个孔道彼此相距很近，容易产生交叉感染。

### 二、目的

通过会阴擦洗/冲洗可以保持患者会阴及肛门部清洁，促进患者的舒适和会阴伤口的愈合，防止生殖系统、泌尿系统的逆行感染。

### 三、适应症

（1）妇科或产科手术后，留置导尿管者。

（2）会阴部手术术后患者。

（3）产后会阴有伤口者。

（4）长期卧床患者。

### 四、物品准备

（1）中单橡胶布 1 块，一次性垫巾 1 块，一次性治疗巾 1 块，一次性手套 1 副。

（2）会阴擦洗盘 1 副，盘内放置消毒弯盘 2 个，无菌镊子或无菌卵圆钳 2 把，冲洗壶 1 个，冲洗或擦洗消毒液 500ml，如 0.02%聚维酮碘（碘伏）溶液，1 ：5000 高锰酸钾液或 0.1%苯扎溴铵溶液等，消毒干棉球数个，无菌干纱布 2 块，便盆 1 个。

## 五、操作方法

（1）核对患者的床号、姓名，评估患者会阴情况，并向其说明会阴擦洗/冲洗的目的、方法，以取得患者的理解和配合。注意请病房内其他人员暂时回避，以减轻患者心理负担。

（2）嘱患者排空膀胱，脱下一条裤腿。协助患者屈膝仰卧位，略外展，暴露外阴，臀下垫中单橡胶布、治疗巾，再置便盆于臀下。

（3）操作者戴一次性手套，将会阴擦洗盘放至床边，用一把无菌镊子或无菌卵圆钳夹取干净的药液棉球，用另一把无菌镊子或无菌卵圆钳夹住棉球进行擦洗。一般擦洗 3 遍，擦洗的顺序为第一遍时自耻骨联合一直向下擦至臀部，先擦净一侧后换一棉球同样擦净对侧，再用另一棉球自阴阜向下擦净中间。自上而下，自外向内，初步擦净会阴部的污垢、分泌物和血迹等；第二遍的顺序为自内向外，或以伤口为中心向外擦洗，每擦洗一个部位更换一个棉球，其目的为防止伤口，尿道口，阴道口被污染。擦洗时均应注意最后擦洗肛门，并将擦洗后的棉球丢弃。第三遍顺序同第二遍。必要时，可根据患者的情况增加擦洗的次数，直至擦净，最后用干纱布擦干。

（4）擦洗结束后，撤去一次性垫单，协助患者整理衣裤及床单。

如行会阴部冲洗，注意先将便盆放于橡胶单上，镊子夹住消毒棉球，一边冲洗一边擦洗，冲洗的顺序同会阴部擦洗。

## 六、护理要点

（1）擦洗时，应注意观察会阴部及会阴伤口周围组织有无红肿、分泌物及其性质和伤口愈合情况，发现异常及时记录并向医师汇报。

（2）产后及会阴部手术的患者，每次排便后均应擦洗会阴，预防感染。

（3）对有留置导尿管者，应注意导尿管是否通畅，避免脱落或打结。

（4）注意最后擦洗有伤口感染的患者，以避免交叉感染。

（5）进行会阴冲洗时，应注意用无菌纱球堵住阴道口，防止污水进入阴道，导致上行感染。

（6）每次擦洗/冲洗前后，护士均需洗净双手，然后再护理下一位患者，并注意无菌操作。

## 第二节 阴道灌洗/冲洗

### 一、定义

阴道灌洗/冲洗是用消毒液对阴道部位进行清洗的技术。

通过阴道灌洗可使宫颈和阴道保持清洁，避免当子宫切除过程中阴道与盆腔相通时，细菌或病原体进入盆腔引起感染，减少术后因阴道残端炎症而引起感染等并发症。该技术操作技巧要求较高，同时需要患者的良好配合，操作时应注意动作轻柔。

### 二、目的

阴道灌洗可促进阴道血液循环，减少阴道分泌物，缓解局部充血，达到控制和治疗炎症的目的。

### 三、适应症

（1）各种阴道炎、宫颈炎的治疗。

（2）子宫切除术前或阴道手术前的常规阴道准备。

### 四、物品准备

（1）中单橡胶布 1 块，一次性中单 1 块，一次性塑料垫巾 1 块，一次性手套 1 副。

（2）消毒灌洗筒 1 个，橡皮管 1 根，灌洗头 1 个（橡皮管上有控制冲洗压力和流量的调节开关），输液架 1 个，弯盘 1 个，便盆 1 个，窥阴器 1 个，卵圆钳 1 把，消毒大棉球数个。

（3）灌洗溶液常用的阴道灌洗溶液有 0.02%聚维酮碘（碘伏）溶液，0.1%苯扎溴铵（新洁尔灭）溶液，生理盐水，2%～4%碳酸氢钠溶液，1%乳酸溶液，4%硼酸溶液，

0.5%醋酸溶液，1∶5000 高锰酸钾溶液等。

## 五、操作方法

（1）核对患者的床号、姓名，并向其说明阴道灌洗/冲洗的目的、方法，以取得患者的理解和配合，引导患者到处置室或检查室。

（2）嘱患者排空膀胱后，协助患者上妇科检查床，取膀胱截石位，臀部垫中单橡胶布、一次性中单和一次性塑料垫巾，放好便盆。

（3）根据患者的病情配制灌洗液 500～1000ml，将装有灌洗液的灌洗筒挂于床旁输液架上，其高度距床沿 60～70cm，排去管内空气，试水温（41～43 ℃）适宜后备用。

（4）操作者戴一次性手套，用右手持冲洗头，先用灌洗液冲洗外阴部，然后用左手将小阴唇分开，将灌洗头沿阴道纵侧壁的方向缓缓插入阴道达阴道后穹隆部。边冲洗边将灌洗头围绕子宫颈轻轻地上下左右移动；或用窥阴器暴露宫颈后再冲洗，冲洗时不停地转动窥阴器，使整个阴道穹隆及阴道侧壁冲洗干净后再将窥阴器按下，以使阴道内的残留液体完全流出。

（5）当灌洗液剩 100ml 左右时，夹住皮管，拔出灌洗头和窥阴器，再冲洗一次外阴部，然后扶患者坐于便盆上，使阴道内残留的液体流出。

（6）灌洗/冲洗结束后，用干纱布擦干外阴，撤离便盆、一次性中单、一次性塑料垫巾，协助患者整理衣裤，下妇科检查床。

## 六、护理要点

（1）灌洗筒与床沿的距离不超过 70cm，以免压力过大，水流过速，使液体或污物进入子宫腔或灌洗液与局部作用的时间不足。

（2）灌洗液温度以 41～43℃为宜，温度不能过高或过低。温度过低，患者不舒适，温度过高则可能烫伤患者的阴道黏膜。

（3）灌洗溶液应根据不同的灌洗目的选择。滴虫性阴道炎的患者，应用酸性溶液灌洗；假丝酵母菌病患者，则用碱性溶液灌洗；而非特异性阴道炎患者，用一般消毒液或生理盐水灌洗。术前患者阴道灌洗可选用聚维酮碘（碘伏）溶液、高锰酸钾溶液或苯扎溴铵溶液进行灌洗。

（4）灌洗头插入不宜过深，灌洗的弯头应向上，避免刺激后穹隆引起不适，或损伤局部组织引起出血。用窥阴器冲洗时，应轻轻旋转窥阴器，使灌洗液能到达阴道各部。

（5）在灌洗过程中，动作要轻柔，勿损伤阴道壁和宫颈组织。

（6）产后 10 天或妇产科手术 2 周后的患者，若合并阴道分泌物混浊、有臭味、阴道伤口愈合不良、黏膜感染坏死等，可行低位阴道灌洗，灌洗筒的高度一般不超过床沿 30cm，以避免污物进入宫腔或损伤阴道残端伤口。

（7）未婚妇女可用导尿管进行阴道灌洗，不能使用阴道窥器；月经期、产后或人工流产术后子宫颈口未闭或有阴道出血的患者，不宜行阴道灌洗，以防引起上行性感染；宫颈癌患者有活动性出血者，为防止大出血禁止灌洗，可行外阴擦洗。

## 第三节 会阴湿热敷

### 一、定义

会阴湿热敷是应用热原理和药物化学反应直接接触患区，促进血液循环，增强局部白细胞的吞噬作用和组织活力。

### 二、目的

促进局部血液循环，改善组织营养，增强局部白细胞的吞噬作用，加速组织再生和消炎、止痛。可使陈旧性血肿局限，有利于外阴伤口的愈合。

### 三、适应症

（1）会阴部水肿及会阴血肿的吸收期。

（2）会阴伤口硬结及早期感染的患者。

### 四、物品准备

（1）中单橡胶布 1 块，棉垫 1 块，一次性垫巾 1 块。

（2）会阴擦洗盘 1 个，内有消毒弯盘 2 个，消毒镊子或消毒止血钳 2 把，无菌纱布数块，医用凡士林，沸水，热源袋如热水袋、电热宝等，红外线灯。

（3）热敷药品：煮沸的50%硫酸镁.95%乙醇。

## 五、操作方法

（1）核对患者的床号、姓名，并向其说明会阴湿热敷的目的、方法，效果及预后，以取得患者的理解和配合。

（2）嘱患者排空膀胱后，协助患者松解衣裤，暴露热敷部位，臀下垫中单橡胶布和一次性垫巾。

（3）热敷部位先涂一薄层凡士林，盖上纱布，再轻轻敷上浸有热敷溶液的温纱布，外面盖上棉垫保温。

（4）一般每3～5分钟更换热敷垫1次，热敷时间15～30分钟，也可用热源袋放在棉垫外或用红外线灯照射。

（5）热敷完毕，移去敷布，观察热敷部位皮肤，用纱布拭净皮肤上的凡士林，协助患者整理衣裤，并整理好床单位。

## 六、护理要点

（1）会阴湿热敷应该在会阴擦洗、清洁外阴部伤口的污垢后进行。

（2）湿热敷的温度一般为41～48℃。

（3）湿热敷的面积应是病损范围的2倍。

（4）定期检查热源袋的完好性，防止烫伤，对休克、虚脱、昏迷及术后感觉不灵敏的患者应特别注意。

（5）在热敷的过程中，护士应随时评价热敷的效果，并为患者提供一切的生活护理。

# 第四节 阴道或宫颈上药

## 一、定义

阴道或宫颈上药是治疗性药物通过阴道涂抹到阴道壁或宫颈黏膜上,达到局部治疗的作用。

阴道和宫颈上药操作简单，既可以在医院门诊由护士操作，也可教会患者自己在家进行局部上药。

## 二、目的

治疗各种阴道和子宫颈的炎症。

## 三、适应症

各种阴道炎、子宫颈炎或术后阴道残端炎。

## 四、物品准备

（1）中单橡胶布 1 块，一次性垫巾 1 块，一次性手套 1 副。

（2）阴道灌洗用物 1 套、窥阴器、长镊子.消毒干棉球、消毒长棉棍、带尾线的大棉球或纱布。

## 五、操作方法

（1）核对患者的床号、姓名，并向其说明阴道或宫颈上药的目的、方法，效果及预后，以取得患者的理解和配合。

（2）嘱患者排空膀胱，协助患者上妇科检查床，取膀胱截石位，臀部垫中单橡胶布 1 块和一次性垫巾 1 块。

（3）上药前应先行阴道灌洗或擦洗，将窥阴器暴露阴道、宫颈后，用消毒干棉球拭去子宫颈及阴道后穹隆，阴道壁黏液或炎性分泌物，以使药物直接接触炎性组织而提高疗效。根据病情和药物的不同性状采用以下方法。

①阴道后穹隆塞药：常用于治疗滴虫性阴道炎，阴道假丝酵母菌病、老年性阴道炎及慢性宫颈炎等患者。可指导患者自行放置，于临睡前洗净双手或戴指套，用一手示指将药片或栓剂向阴道后壁推进至示指完全伸入为止。为保证药物局部作用的时间，宜睡前用药，每晚 1 次，10 次为一疗程。

②局部用药：局部所用药物包括非腐蚀性药物和腐蚀性药物，常用于治疗宫颈炎和阴道炎的患者。

a.非腐蚀性药物：用于治疗阴道假丝酵母菌病的患者常用 1%甲紫或大蒜液，每天 1 次，7～10 天为一个疗程；用于治疗急性或亚急性子宫颈炎或阴道炎的患者常用新霉素、氯霉素。可用棉球或长棉签棍蘸药液涂擦阴道壁或子宫颈。

b.腐蚀性药物：用于治疗慢性宫颈炎颗粒增生型患者。①将长棉签棍蘸少许 20%～50%硝酸银溶液涂于宫颈的糜烂面，并插入宫颈管内口约 0.5cm，稍后用生理盐水棉球擦去表面残余的药液，最后用干棉球吸干，每周 1 次，2～4 次为一疗程。②用长棉签棍蘸 20%或 100%铬酸溶液涂于宫颈糜烂面，如糜烂面乳头较大的可反复涂药数次，使局部呈黄褐色，再用长棉签棍蘸药液插入宫颈管内约 0.5cm，并保留约 1 分钟。每 20～30 天上药 1 次，直至糜烂面乳头完全光滑为止。

③宫颈棉球上药：适用于子宫颈亚急性或急性炎症伴有出血者。操作时，用窥阴器充分暴露子宫颈，用长镊子夹持带有尾线的宫颈棉球浸蘸药液后塞压至子宫颈处，同时将窥阴器轻轻退出阴道，然后取出镊子，以防退出窥器时将棉球带出或移动位置，将线尾露于阴道口外，并用胶布固定于阴阜侧上方。嘱患者于放药 12～24 小时后牵引棉球尾线自行取出。

④喷雾器上药：适用于非特异性阴道炎及老年性阴道炎患者。各种阴道用药的粉剂如土霉素、呋喃西林、己烯雌酚（乙蔗酚）等药均可用喷雾器喷射，使药物粉末均匀散布于炎性组织表面上。

## 六、护理要点

（1）上非腐蚀性药物时，应转动窥阴器，使阴道四壁均能涂上药物。

（2）换上腐蚀性药物时，要注意保护好阴道壁及正常的组织。上药前应将纱布或干棉球垫于阴道后壁及阴道后穹隆，以免药液下流灼伤正常组织。药液涂好后用干棉球吸干，立即如数取出所垫纱布或棉球。子宫颈如有腺囊肿，应先刺破，并挤出黏液后再上药。

（3）棉棍上的棉花必须捻紧，涂药时应按同一方向转动，防止棉花落入阴道难以取出。

（4）阴道栓剂最好于晚上或休息时上药，避免起床后脱出，影响治疗效果。

（5）给未婚妇女上药时不用窥器，用长棉棍涂抹或用手指将药片推入阴道。

（6）经期或子宫出血者不宜阴道给药。

（7）用药期间禁止性生活。

# 第五节　坐浴

## 一、定义

坐浴是借助水温与药液的作用，促进局部组织的血液循环，增强抵抗力，减轻外阴局部的炎症及疼痛，使创面清洁，有利于组织的恢复，是妇产科最常用的护理技术之一。

## 二、目的

清洁外阴，改善局部血液循环，消除炎症，有利于组织修复。

## 三、适应症

（1）外阴、阴道手术或经阴道性子宫切除术术前准备。

（2）治疗或辅助治疗外阴炎、阴道非特异性炎症或特异性炎症、子宫脱垂的患者。

（3）会阴伤口愈合不良时。

## 四、物品准备

（1）消毒小毛巾 1 块。

（2）坐浴盆 1 个，30cm 高的坐浴盆架 1 个。

（3）溶液的配置。

①滴虫性阴道炎：临床上常用 0.5%醋酸溶液、1%乳酸溶液或 1 ：5000 高锰酸钾溶液。

②阴道假丝酵母菌病：一般用 2%～4%碳酸氢钠溶液。

③萎缩性阴道炎：常用 0.5%～1.0%乳酸溶液。

④外阴炎及其它非特异性阴道炎.外阴阴道手术前准备：可用 1：5000 高锰酸钾溶液；1 ：1000 苯扎溴铵（新洁尔灭）溶液；0.02%聚维酮碘（碘伏）溶液；中成药液如洁尔阴、肤阴洁等溶液。

## 五、操作方法

（1）核对患者的床号、姓名，并向其说明坐浴的目的、方法、效果及预后，以取得患者的理解和配合。

（2）根据患者的病情需要按比例配置好溶液 2000ml，将坐浴盆置于坐浴架上。

（3）嘱患者排空膀胱后，将全臀和外阴部浸泡于溶液中，一般持续约 20 分钟。结束后用无菌小毛巾蘸干外阴部。

（4）根据水温不同，坐浴分为 3 种，①热浴：水温在 41～43℃，适用于渗出性病变及急性炎症浸润，可先熏后坐，持续 20 分钟左右。②温浴：水温在 35～37℃，适用于慢性盆腔炎、手术前准备。③冷浴：水温在 14～15℃，刺激肌肉神经，使其张力增加，改善血液循环。适用于膀胱阴道松弛、性无能及功能性无月经等，持续 2～5 分钟即可。

## 六、护理要点

（1）月经期妇女、阴道流血者、孕妇及产后 7 天内的产妇禁止坐浴。

（2）坐浴溶液应严格按比例配置，浓度过高容易造成黏膜烧伤，浓度太低影响治疗效果。

（3）水温适中，不能过高，以免烫伤皮肤。

（4）坐浴前先将外阴及肛门周围擦洗干净。

（5）坐浴时需将臀部及全部外阴浸入药液中。

（6）注意保暖，以防受凉。

# 第九章　妇科手术护理

## 第一节　妇科腹部手术前后护理

### 一、术前护理

1.心理护理

针对病人不同心理反应，介绍有关医学知识，给予安慰、解释，以稳定情绪，取得配合。

2.协助病人做好个人卫生

如沐浴、剪指甲、更换病员服等。

3.完善相关检查

交叉配血试验、配血备用。

4.药物试验

术前 1d 遵医嘱做药物过敏试验，将试验结果告知病人并做好相关记录。

5.皮肤准备

手术当日准备腹部皮肤，皮肤准备范围上自剑突下，下至两大腿上 1/3 处及外阴部，两侧至腋中线。注意清洁脐部，脐部污垢用液状石蜡油棉签擦洗干净（腹腔镜手术脐部清洁后用碘伏消毒）。

6.肠道准备

术前 1d 灌肠 1～2 次，或术前 1 d 下午口服肠道清洁药物即导泻药物。术前 2 h 开始禁食清淡流质，6h 开始禁清淡饮食，8 h 开始禁肉类、油炸高脂饮食。预计手术可能涉及肠道时，病人于手术前 3d 进无渣半流饮食，并按医嘱给肠道抑菌药物。

7.阴道准备

准备全子宫切除病人，术前用 0.5%碘伏棉球擦洗阴道，每天 1～2 次，共 3 d，并于手术日晨进行阴道擦洗。

8.留置尿管

术前留置尿管，并连接引流袋，更换清洁病员服。

9.观察生命体征变化

术前 1d 及次日晨各测体温、脉搏 1 次，了解病人有无异常变化，如发现发热、月经来潮等，应报告医生，更改手术日期。

10.与手术室工作人员做好交接

护送病人进入手术室，并做详细交班，贵重物品由家属保管。

11.术前指导

术前需对病人进行全面评估，认真进行预防术后并发症的宣教指导工作，包括床上使用便器，术后的深呼吸、咳嗽、翻身、收缩和放松四肢肌肉的运动等。要求病人在指导、练习后独立重复完成，直至病人完全掌握为止。术前营养状况直接影响术后康复过程，护士应根据病人具体营养状况和膳食习惯指导病人饮食。

## 二、术后护理

1.做好交接

病人回病房时，病房护士与手术室护士一起进入病房，核对病人腕带，向麻醉师和手术室护士了解术中情况，交接及观察病人意识恢复和麻醉苏醒情况，监测病人生命体征，查看静脉输液是否通畅，各引流装置是否完好、通畅，并妥善固定，查看皮肤是否完好，注意保暖。

2.体位护理

根据手术及麻醉方式采取不同的卧位，全身麻醉病人在尚未清醒前应去枕平卧，头偏向一侧，以免呕吐物、分泌物误入气管引起窒息。卧床期间，鼓励病人活动肢体，防止深静脉血栓形成。全麻清醒后可采取半卧位，有利于腹腔引流，减少渗出液对膈肌和脏器的刺激。

3.术后护理

妇科手术容易损伤输尿管，术后应保留导尿管，并注意观察尿量及性质。留置尿管期间应擦洗外阴，保持局部清洁，防止尿路感染。

4.饮食护理

未涉及肠管手术，根据病情禁食 6 h 后可进食不易产气的流质饮食，忌食甜食、豆浆和牛奶，鼓励患者进高蛋白、高维生素、富含纤维素、清淡、易消化食物。

5.疼痛护理

术后一般使用镇痛泵，做好疼痛的评估及记录。

6.心理护理

关爱病人，详细了解病人的疑虑和需求，提供心理支持。

7.病情观察

（1）严密观察病人生命体征变化，每 30 min 测血压 1 次，至平稳后改 4h 测量 1 次。术后每天测体温、脉搏、呼吸 3 次直至体温正常后 3 d，并做好记录。病人术后体温稍有升高，但一般不超过 38 ℃，称之为外科手术热或吸收热，术后 1～2 d 可逐渐恢复正常。若术后持续升高，或体温正常后又升高提示可能有感染存在。

（2）观察切口有无渗血、渗液情况，保持伤口敷料清洁、干燥，如敷料浸湿，应及时更换，必要时汇报医生。采用腹带包扎腹部，必要时可用 1～2 kg 沙袋压迫腹部伤口 6～8 d，以减轻切口疼痛防止出血。

（3）注意观察阴道分泌物的性质、量、颜色，以便判断阴道残端伤口愈合情况。

（4）观察和预防术后并发症：腹胀，尿潴留，尿路感染，切口血肿、感染、裂开、下肢静脉血栓。下肢静脉血栓是妇科术后较为严重的并发症之一，静脉血流缓慢、血液呈高凝状态、血管内膜损伤是下肢深静脉血栓形成的三大重要因素。病人感觉未恢复前，以被动运动为主，护士或家属帮助病人做屈趾和背屈运动、足内外翻运动、足踝的“环转”运动。病人感觉恢复，督促其进行膝关节屈伸运动和踝关节自主运动，并鼓励早期下床活动。对于高危病人，卧床期间可穿着压力梯度弹力袜或使用充气压力泵促进静脉回流，同时严密观察双下肢有无色泽改变、水肿。询问病人有无酸胀感，检查小腿腓肠肌有无压痛。遵医嘱使用抗凝药物，临床上常用低分子肝素皮下注射预防下肢深静脉血栓。

8.引流管护理

妇科术后引流管可经腹部或经阴道放置，术后应注意合理固定，保持引流管通畅，观察引流液的量、颜色及性质。班班交接，测量引流管外露长度并在引流管上标识及记录，每日更换引流袋 1 次。留置尿管期间，每日 2 次进行会阴擦洗，保持局部清洁，预防泌尿系统感染。一般术后留置尿管 24～48 h，宫颈癌、卵巢癌手术病人术后留置尿管 7～14 d，期间应指导病人做盆底肌肉锻炼。拔管前 3 d 夹闭尿管，每 3～4 h 放尿 I 次，锻炼膀胱功能，尿管拔除后 4～6 h 应督促病人自行排尿，以免发生尿潴留，注意记录尿量和排尿时间。

## 三、健康教育

（1）用药知识指导，讲解各项辅助检查的目的及意义，必要时监测患者残余尿情况。

（2）饮食指导及活动指导。

（3）有关技能的掌握（有效咳嗽、排尿、排便、翻身、下床活动、下肢静脉血栓的预防）。

（4）做好出院指导。出院后注意事项、出院带药、复查时间等。

## 四、护理质量评价标准

（1）病人能接受各项检查和手术治疗。

（2）术前各项准备充分、准确无误。

（3）术后护理措施恰当，无护理并发症。

# 第二节　妇科会阴部手术前后护理

## 一、术前护理

1.心理护理

为病人提供心理和生活方面的支持，使病人能很好地配合治疗及护理。进行术前准备时，注意保护病人隐私，尽量减少暴露部位。

2.全身情况准备

（1）正确评估病人对手术的耐受力。

（2）如合并有内科疾病、高血压、糖尿病等应给予纠正。

（3）观察病人的生命体征，注意有无月经来潮，如有异常，及时通知医生。

（4）术前做药物过敏试验，配血备用。

3.皮肤准备

（1）会阴部手术前要特别注意个人卫生。每日清洗外阴。阴道手术病人术前 3d 用络合碘（1∶40）溶液阴道冲洗，1 次/d.

（2）外阴有炎症、溃疡，需治愈后手术。发生溃疡、炎症的子宫脱垂病人先予以治疗后方可手术；将脱垂的子宫还纳至阴道以内，并以丁字带兜住。嘱病人减少下地活动，以减少摩擦防止破损。

（3）手术当日行皮肤准备，使用脱毛或剪毛方式备皮，备皮后清洗皮肤。

（4）备皮范围。上至耻骨联合上 10 cm，两侧至腋中线，下至外阴部、肛门周围、臀部及大腿内侧上 1/3。

4.肠道准备

由于阴道与肛门较接近，所以术前应做好肠道准备。

（1）手术涉及直肠及肛门者术前 3d 半流食，术前 2 d 流食，术前 1d 禁食，术前 1 d 晚、次日晨各清洁灌肠 I 次。

（2）阴道手术不涉及肠道者，术前 1 d 口服 50% MgSO 40 mL 或甘油灌肠剂 110 mL 肛用；术前 1 d 清洁灌肠 1 次；术前 6～8 h 禁食、水。接台手术可给予适当的静脉补液。

5.阴道准备

（1）术前 3 d 行阴道冲洗，每日 2 次，常用 0.02%碘伏液。

（2）术日晨用 0.05%碘伏消毒液消毒阴道，消毒时应特别注意阴道穹窿，消毒后用大棉签蘸干必要时涂美兰做标识。

6.膀胱准备

嘱病人去手术室前排空膀胱，根据手术需要留置尿管。

7.特殊用物准备

（1）根据手术需要准备软垫、支托、丁字带等。

（2）子宫脱垂病人术前如有咳嗽，应及时报告医师，待治愈后方可手术，以免术后咳嗽增加腹压，影响伤口愈合。

## 二、术后准备

1.准备麻醉床及各种物品

如血压计、听诊器、弯盘、引流瓶等。监测生命体征，每日测体温 3 次，遵医嘱给予抗生素治疗。

2.体位

根据不同的手术采取相应的体位。处女膜闭锁术后应采取半卧位，利于经血流出；外阴癌术后采取平卧位，双腿外展、屈膝，膝下垫软枕，以减少腹股沟及外阴部张力，利于伤口愈合；阴道前后壁修补或盆底修补术后病人禁止半卧位，减少外阴和阴道张力，促进伤口愈合。

3.阴道手术后护理

阴道手术病人术后应重点观察会阴切口情况，查看手术护理记录单并询问医生有无放置阴道纱条及放置时间，并提醒医生按时取出。外阴包扎或阴道内纱条一般在术后12～24 h 取出，取出时注意核对数目。

4.保持外阴清洁、干燥

每日用 0.02%碘伏溶液冲洗阴道 2 次，外阴手术病人每次大便后应及时清洁；外阴癌术后病人会阴部、腹股沟部可用红外线照射，每日 2 次，每次 20 min，并用支架将被褥支起，有利于通风，使外阴及腹股沟伤口保持干燥，利于愈合。外阴、阴道手术后病人应密切观察排便情况，必要时可用缓泻剂，以免粪便干燥，排便用力，影响伤口愈合。

5.放置尿管

外阴、阴道手术根据手术范围及病情分别放置尿管 2～10 d，保留尿管期间，应鼓励并帮助病人多饮水，以稀释尿液起到自行冲洗膀胱的作用，注意保持尿管通畅，观察尿量、尿色（郑修霞 2015）。

6.拔除尿管

拔除尿管后，嘱病人适量饮水，观察小便次数、尿量、有无尿潴留发生；测残余尿超过 100 mL 应保留尿管，使用间歇性夹闭尿管的方法使膀胱定时充盈排空，以锻炼膀胱功能。

7.排便

会阴部手术的病人为防止污染和排便时对伤口的牵拉，应控制首次排便时间，按医嘱给予药物抑制肠蠕动（鸦片酊 5 mL，加水至 100 mL，每日 3 次，每次 10 mL），于术后 5d 给予缓泻剂，避免排便困难。

8.饮食

术后 4～6 h 待麻醉恢复后即可进流质饮食，如手术涉及肠道、肛门及糖尿病患者应遵医嘱给予饮食指导。

9.避免增加腹压

向病人说明腹部压力增加会影响伤口愈合，应避免增加腹压的动作，如长期下蹲、用力大便、咳嗽等。

10.缓解疼痛

会阴部神经末梢丰富，对疼痛特别敏感，应针对病人的个体差异，采取不同的方法缓解疼痛。遵医嘱及时给予足量止痛药物，注意观察用药效果。

### 三、健康教育

（1）向病人讲解保持外阴阴道清洁的重要性。

（2）一般应术后休息 3 个月，禁止性生活及盆浴。

（3）避免重体力劳动及增加腹压，逐渐增加活动量。

（4）出院 1 个月门诊随访术后恢复情况，术后 3 个月再次到门诊复查，经医师检查确定伤口完全愈合后方可恢复性生活。

（5）子宫脱垂病人术后半年内应避免提取超过 5 kg 重物等增加腹压的活动，保持排便通畅，进行缩肛运动，锻炼盆底肌肉功能。

### 四、护理质量评价标准

参见本章第一节“妇科腹部手术前后护理”。

## 第三节　阴道镜检查的护理

### 一、定义

阴道镜检查（colposcopy）是利用阴道镜将宫颈阴道部上皮放大 10～40 倍，观察肉眼看不到的较微小病变（异型上皮、异型血管和早期癌前病变），取可疑部位活组织检查，以提高确诊率。

### 二、适应症

（1）宫颈刮片细胞学检查巴氏Ⅱ级以上，或 TBS 提示上皮细胞异常者。

（2）有接触性出血，肉眼观察宫颈无明显病变者。

（3）肉眼观察宫颈可疑癌变者，行可疑病灶指导性活组织检查。

（4）宫颈、阴道及外阴病变治疗后复查和评估。

（5）可疑下生殖道尖锐湿疣者。

## 三、禁忌症

（1）有泌尿系统疾病。

（2）有心、肾、肺合并症者。

（3）贫血或感染。

## 四、护理要点

（1）阴道镜检查前应排除滴虫、淋病奈瑟菌等感染，急性宫颈炎症及阴道炎症患者均应先治疗。检查前 24 小时内避免性交及阴道、宫颈操作和治疗。

（2）向受检者提供预防保健知识，介绍阴道镜检查的过程及可能出现的不适，减轻其心理压力。

（3）阴道窥器不能涂润滑剂，以免影响检查结果。配合医师调整光源，及时递送所需物品。

（4）将活检组织及时固定、标记并送检。

# 第四节　妇科腹腔镜手术护理

腹腔镜检查及手术是向腹腔内注入二氧化碳气体，形成人工气膜后，将腹腔镜自腹部插入腹腔内观察病变的形态、部位及周围脏器的关系，必要时取组织做病理检查或进行手术。适用于内生殖器器官发育异常、肿瘤、炎症、异位妊娠、子宫内膜异位症、子宫穿孔、下腹疼痛不明等的诊断及治疗。

## 一、术前护理

（1）术前沐浴，腹部及外阴部常规皮肤准备。脐孔清洁、消毒。

（2）术前 1d 擦洗阴道 1 次。

（3）术前 1 d 下午口服 20%甘露醇 250 mL，或术前 1 d 晚、次日晨用生理盐水各清洗灌肠 1 次。

（4）术前晚进无渣半流质饮食，术前 2h 开始禁食清淡流质，6 h 开始禁食消淡饮食，8 h 开始禁食肉类、油炸和高脂饮食。

（5）了解手术日晨有无月经来潮、体温升高、咳嗽、感冒等情况。

（6）入手术室前排空膀胱。必要时行留置导尿。

（7）术前核对病人进手术室前，护士应核对病人腕带的信息。

## 二、术后护理

（1）床旁交接病人回病房时，病房护士与手术室护士一起进入病房，将病人轻稳移至床上，注意保暖。核对病人腕带，并向麻醉师了解术中情况，交接及观察病人意识恢复和麻醉苏醒情况、病人的生命体征、静脉输液是否通畅、各引流装置是否完好、皮肤是否完好，并做好记录。

（2）卧床休息 4～6 h，应尽早下床活动，以促进肠蠕动，防止肠粘连。

（3）严密观察血压、脉搏、呼吸变化、血氧饱和度并记录。给予 2～4L/min 氧气吸入，利于二氧化碳排出减轻腹胀。

（4）因手术和麻醉药的原因，病人出现恶心、呕吐，一般无须处理，让病人头偏向一侧，防止误吸；如严重者可遵医嘱给予适当的止吐药，保持口腔及床单位清洁。

（5）观察创口有无渗血、渗液，保持敷料清洁、干燥。

（6）保持引流管通畅，观察引流液颜色、性质和量，如引流出新鲜血液超过 100 mL/h，持续 3 h ，提示病人有腹腔内出血，应及时汇报医生，协助医生做好急救处理。

（7）术后观察尿量及尿液的性质，遵医嘱拔出尿管，督查病人排尿情况。如尿液为血色，应考虑存在输尿管或膀胱的损伤，子宫切除术可适当延长拔尿管时间。

（8）术后 1d 可进流质、术后 2d 肠蠕动恢复后可由流质、半流质逐渐过渡到普食，加强营养，增加蛋白质、维生素的摄入。术后鼓励病人尽早活动，防止肠粘连。

（9）疼痛者，遵医嘱给予镇痛处理。止痛剂的使用应在术后 48 h 后逐渐减少。

（10）术后并发症观察与护理。

①肩痛。术中二氧化碳气体残余在腹腔中刺激膈下所致，可出现右侧肩痛，有的合并肋下痛可采取给病人吸氧，抬高臀部让二氧化碳向盆腔聚集，减少对膈肌的刺激。

②腹痛、腹胀。术后肠管暂时性麻痹造成腹胀，应告诉病人减少呻吟，避免过多气体吸入消化道，腹部伤口疼痛使腹肌力量减弱也影响直肠排气，必要时可使用止痛药。

③神经损伤。由于术中不适当的体位压迫神经或肢体过度伸展至神经损伤，最常见膀胱截石位压迫下肢导致腓神经损伤，病人可在手术后几天内出现足下垂和下肢感觉异

常；上肢过度外展可导致臂丛神经损伤。

④注意观察有无泌尿系统并发症。

⑤其他。如穿刺口疝、穿刺口出血、血肿、喉头水肿疼痛等。

（11）下肢静脉血栓是妇科术后较为严重的并发症之一，静脉血流缓慢、血液呈高凝状态、血管内膜损伤是下肢深静脉血栓形成的三大重要因素。病人感觉未恢复前，以被动运动为主，护士或家属帮助病人做屈趾和背屈运动、足内外翻运动、足踝的“环转”运动。病人感觉恢复，督促其进行膝关节屈伸运动和踝关节自主运动，并鼓励早期下床活动。对于高危病人，卧床期间可穿着压力梯度弹力袜或使用充气压力泵促进静脉回流，同时严密观察双下肢有无色泽改变、水肿。询问病人有无酸胀感，检查小腿腓肠肌有无压痛。遵医嘱使用抗凝药物，临床上常用低分子肝素皮下注射预防下肢深静脉血栓。

## 三、健康教育

（1）注意休息，加强营养。

（2）保持外阴清洁。

（3）行单纯卵巢或附件切除者，术后1个月内禁止性生活，术后4周复查。次全子宫切除术禁止性生活2个月，全子宫切除术禁止性生活3个月，术后6周复查。

（4）术后1个月门诊随访。出现阴道流血及异常分泌物及时就诊。

## 四、护理质量评价标准

参见本章第一节“妇科腹部手术前后护理”。

# 第五节　宫腔镜手术护理

宫腔镜手术作为微创手术，应用日益广泛，除恶性肿瘤外，几乎所有的宫腔内异常病变，均可在宫腔镜下进行治疗。

## 一、术前护理

（1）检查时间。

①除特殊情况外，一般以月经干净后 5 d 为宜。

②对不规则出血的病人在止血后任何时间均可进行检查。

③在出血期间必须进行检查的病人，应酌情给予抗生素后进行。

（2）完善术前各项实验室检查，排除心、肝、肾等重要脏器的疾患以及生殖器系统炎症。

（3）心理护理与病人交流，使之尽快熟悉病室环境及医护人员，以缓解病人的紧张、焦虑情绪。

（4）皮肤准备术日晨剪除阴毛、清洁沐浴，修剪指甲。

（5）阴道准备术前 1 d 上午及晚上用络合碘各行阴道冲洗 1 次。

（6）肠道准备必要时遵医嘱使用口服导泻药或灌肠，并观察病人的排便情况。

（7）禁食、水，术前 2h 开始禁食清淡流质，6 h 开始禁食清淡饮食，8 h 开始禁食肉类、油炸和高脂饮食。

（8）保证睡眠、根据情况必要时术前 1 d 晚 20：00 遵医嘱口服地西泮 5 mg。

（9）扩张宫颈管，术前 30 min 置米索前列醇 0.2 mg 于阴道后穹隆，以软化宫颈，扩张宫颈管，减少术中并发症。

（10）物品保管—术日告知病人取下所有身外之物，并交予家属妥善保存。11.术前与手术人员核对病人信息，并协助病人上手术车。

## 二、术后护理

（1）用物准备，如麻醉床、血压计、听诊器、弯盘、吸氧用物。

（2）病人返回病室后向手术医师了解术中情况及有无异常。

（3）密切监测病人生命体征的变化，注意阴道出血情况，必要时保留会阴垫。

（4）协助病人床上活动，麻醉清醒后，6 h 可进流质饮食，逐渐过渡到半流、普食。

（5）阴道不规则出血或检查时间较长的病人，遵医嘱给予预防性抗生素治疗，并针对原发病进行处理。

（6）保持外阴清洁，每日用 1∶40 的络合碘溶液冲洗会阴 2 次。

## 三、健康教育

（1）术后数日可有少量阴道出血，一般无须处理，可酌情休息 1 周。

（2）术后禁性生活 2 周。

## 四、护理质量评价标准

参见本章第一节“妇科腹部手术前后护理”。

# 第十章　女性生殖系统炎症患者的护理

## 第一节　女性生殖系统炎症的一般护理

### 一、护理评估

（一）健康史及相关因素

了解患者的年龄、月经史、婚育史、生殖系统手术史、性生活史、肺结核病史及糖尿病史，了解有无接受大剂量雌激素治疗或长期应用抗生素治疗史；宫腔内手术操作后产后、流产后有无感染史，个人卫生及月经期卫生保健情况等。

（二）症状体征

1.全身情况

评估生命体征及有无发热、精神不振、食欲减退、乏力、头痛、四肢疼痛等。

2.专科情况

评估外阴有无瘙痒、疼痛、肿胀、烧灼等，阴道分泌物的量、性状、气味，阴道出血的部位、出血量、出血时间.伴随症状，盆腔部下坠痛等炎症扩散症状。

（三）辅助检查

了解妇科检查、阴道分泌物检查、宫颈刮片、聚合酶链反应、阴道镜检查、局部组织活检、妇科B型超声等阳性结果。

（四）心理和社会支持状况

通过与患者接触、交谈，观察其行为变化，以了解患者情绪、心理状态的改变。多数患者在出现典型的临床症状后，出于无奈被迫就医。有些未婚或未育女性，常因害羞、恐惧、担心遭人耻笑等原因未及时就诊，导致病情延误。

## 二、护理措施

1.生活护理

嘱患者多休息，避免劳累。急性炎症期如急性盆腔炎时应卧床休息。指导患者增加营养，进食高热量，高蛋白、高维生素饮食。发热时多饮水。

2.会阴护理

指导患者保持会阴部清洁，勤换内裤，定时更换消毒会阴垫。便后冲洗及会阴擦洗时遵循由前向后、从尿道到阴道，最后达肛门的原则。

3.体位护理

炎症急性期患者宜采取半卧位，以利于分泌物积聚于子宫直肠陷窝而使炎症局限。

4.症状护理

疼痛症状明显者，按医嘱给予止痛剂。局部奇痒难忍时，酌情给予止痒药膏，并告知患者避免搔抓。

5.发热护理

做好物理降温并及时更换衣裤及床单。定时监测体温的变化。6.及时、正确收集各种送检标本，协助医师完成诊疗过程。

7.心理护理

由于炎症部位处于患者的隐私处，患者往往有害羞心理，不愿及时就医，护理人员应耐心向患者进行解释，告知及时就医的重要性，并鼓励坚持治疗和随访。对待慢性病患者要及时了解其心理问题，尊重患者，耐心倾听其诉说，主动向患者解释各种诊疗的目的、作用、方法、不良反应和注意事项，与患者及其家属共同讨论治疗、护理方案，减轻患者的恐惧和焦虑，争取家人的理解和支持，必要时提供直接帮助。

8.健康教育

（1）指导妇女注意个人卫生，保持会阴部清洁，穿棉织品内裤，以减少局部刺激。

（2）治疗期间勿去公共浴池、游泳池，浴盆、浴巾等用具应消毒，并禁止性生活。注意经期、孕期、分娩期和产褥期的卫生。

（3）教会患者自己局部用药的方法及注意事项，并向患者讲解有关药物的作用、不良反应，以保证疗程和疗效。

（4）指导患者定期进行妇科检查，及早发现异常，并积极治疗。

# 第二节 非特异性外阴炎护理

## 一、定义

非特异性外阴炎（non-specific vulvitis）主要指外阴部的皮肤与黏膜的炎症。二.治疗原则

（一）病因治疗

积极寻找病因，若发现糖尿病应及时治疗糖尿病，若有尿瘘、粪瘘应及时行修术。

（二）局部治疗

可用0.1%聚维酮碘液或1：5000高锰酸钾液坐浴，每日2次，每次15～30分钟。坐浴后涂抗生素软膏或紫草油。也可选用中药水煎熏洗外阴部，每日1～2次。急性期还可选用微波或红外线局部物理治疗。

## 二、护理

（一）护理评估

1.健康史及相关因素

了解生殖系统手术史.性生活史.糖尿病史、个人卫生情况等。

2.症状体征

外阴皮肤瘙痒、疼痛、红肿、灼热感，于性交、活动、排尿、排便时加重。检查见局部充血、肿胀、糜烂，常有抓痕，严重者形成溃疡或湿疹。

3.辅助检查

了解妇科检查、阴道分泌物检查、宫颈刮片等阳性结果。

4.心理和社会支持状况

评估患者出现症状后相应的心理反应，有无害羞恐惧等心理。

（二）护理措施

1.用药指导

教会患者坐浴的方法，包括浴液的配置、温度、坐浴的时间及注意事项。取高锰酸钾结晶加温开水配成 1：5000 约 40℃溶液，肉眼观为淡玫瑰红色。通常使用 1：5000 的高锰酸钾溶液坐浴，每日 2 次，每次 15～30 分钟，5～10 次为一疗程。坐浴后涂抗生素软膏或紫草油。注意提醒患者正确配置溶液，浓度不宜过浓，以免灼伤皮肤。坐浴时要使会阴部浸没于溶液中，月经期停止坐浴。

2.健康教育

（1）指导患者注意个人卫生，保持会阴清洁、干燥、穿纯棉内裤并经常更换。

（2）局部严禁搔抓，勿用刺激性药物或肥皂擦洗。

（3）外阴破溃者使用柔软无菌会阴垫，减少摩擦和混合感染的机会。

（4）指导勿饮酒，少进辛辣食物。

（5）做好经期、孕期、分娩期及产褥期卫生。

## 第三节　前庭大腺炎护理

### 一、定义

病原体侵入前庭大腺引起的炎症称为前庭大腺炎（Bartholinitis）。

### 二、治疗原则

根据病原体选择敏感的抗生素控制急性炎症；脓肿或囊肿形成后可切开引流并做造口术。

### 三、护理

（一）评估要点

1.健康史及相关因素

了解个人卫生及患者的全身情况，测量生命体征等。

2.症状体征

炎症多发生于一侧，局部肿胀、疼痛、灼烧感，行走不便，有时会致大小便困难。检查见局部皮肤红肿、发热、压痛明显。当脓肿形成时，疼痛加剧，脓肿直径达3～6cm，可触及波动感。部分患者出现发热等全身症状，腹股沟淋巴结可呈不同程度增大。

3.辅助检查

了解妇科检查、前庭大腺开口处分泌物细菌培养和药敏实验等阳性结果。

4.心理和社会支持状况

评估患者出现症状后相应的心理反应，有无害羞、恐惧等心理。

### （二）护理措施

（1）急性期患者应卧床休息，保持局部清洁。

（2）按医嘱给予抗生素及镇痛剂。

（3）脓肿或囊肿切开术后，局部用引流条引流，引流条必须每日更换。外阴用0.05%醋酸洗必泰棉球擦洗，每日2次。伤口愈合后，可改用1：5000高锰酸钾溶液坐浴。

（4）健康教育。

①指导患者注意个人卫生，保持外阴清洁干燥，排便后用清水冲洗。

②穿宽松、柔软的纯棉内裤，每天更换。内裤清洗后在阳光下晾晒。

## 四、出院指导

（1）自我监测若出现阴道分泌物增多、外阴肿胀、疼痛等不适应及时就诊。

（2）饮食指导清淡饮食，营养均衡，保持排便通畅。

（3）活动与休息、劳逸结合，避免过度劳累，不宜盆浴。

（4）定期复诊。

# 第四节　前庭大腺囊肿护理

## 一、定义

前庭大腺囊肿（Bartholin cyst）是指前庭大腺腺管开口部阻塞、分泌物积聚于腺腔而形成。

## 二、治疗原则

行前庭大腺囊肿造口术。

## 三、护理

### （一）评估要点

（1）健康史及相关因素。

了解个人卫生及患者的全身情况，测量生命体征等。

（2）症状体征。

前庭大腺囊肿多由小逐渐增大，若囊肿小且无感染，患者可无自觉症状，若囊肿大，可有外阴坠胀感或性交不适。检查见囊肿多呈椭圆形，大小不等，位于外阴部后下方，可向大阴唇外侧突起。

（3）辅助检查。

了解妇科检查、阴道分泌物检查等阳性结果。

（4）心理和社会支持状况。

通过与患者接触、交谈，了解患者精神心理状况，有无害羞、焦虑，恐惧等心理。

### （二）护理措施

（1）急性期患者应卧床休息，暴露局部，以减轻刺激。

（2）按医嘱给予抗生素及镇痛剂。

（3）脓肿或囊肿切开造口术后，局部用引流条引流，需每日更换引流条。用 0.05% 醋酸洗必泰棉球擦洗外阴，每日 2 次。切口愈合后，改用 1∶5000 高锰酸钾溶液坐浴，每日 2 次。

（4）积极治疗诱发因素，如阴道炎、宫颈炎、糖尿病等。

（5）保持外阴清洁干燥，排便后用清水冲洗。每日用 1∶5000 高锰酸钾溶液坐浴，每日 2 次。

（6）应穿宽松、柔软的纯棉内裤，每天更换。换下的内裤应用消毒液浸泡后再清洗。

（7）健康教育。

①指导患者每日更换内裤，清洗后在阳光下晾晒。保持外阴清洁，排便后用清水冲洗。

②嘱患者患病期及术后 1 月内不可进行性生活，减少局部刺激。

## 四、出院指导

（1）自我监测若出现阴道分泌物增多、疼痛等异常现象及时就诊。

（2）用药指导在医生指导下服用抗生素进行抗感染治疗，用 1：5000 高锰酸钾溶液坐浴，每日 2 次。

（3）饮食指导清淡饮食，营养均衡，保持排便通畅。

（4）活动与休息多卧床休息，切忌劳累，不宜盆浴。

（5）定期复诊。

# 第五节　滴虫阴道炎护理

## 一、定义

滴虫阴道炎（trichomonal vaginitis）是由阴道毛滴虫引起的常见的阴道炎。

## 二、治疗原则

（一）全身用药

甲硝唑 400mg ，每日 2 次，7 日为一个疗程；初期患者单次口服甲硝唑 2g 或替硝唑 2g 。

（二）局部用药

甲硝唑阴道泡腾片 200mg 每晚塞入阴道 1 次，7 日为一疗程。

## 三、护理

（一）评估要点

1.健康史及相关因素

了解既往阴道炎病史，发作与月经周期的关系，治疗经过，了解个人卫生习惯，分析感染途径。

2.症状体征

外阴瘙痒、灼热、疼痛。白带量增多，脓样、有泡沫、腥臭味。检查见阴道黏膜充血，严重者有散在出血斑点，甚至宫颈有出血斑点，形成“草莓样”宫颈，后穹窿有液性泡沫状或脓性泡沫状分泌物。

3.辅助检查

了解妇科检查、阴道分泌物检查等阳性结果。

4.心理和社会支持状况

评估患者出现症状后的心理反应，是否有治疗效果不佳致反复发作造成的烦恼，接受盆腔检查的顾虑，丈夫同时治疗的障碍等。

（二）护理措施

1.外阴卫生护理

在经期、孕期、产褥期，每天清洗外阴，保持外阴清洁、干燥，并更换内裤。

2.用药护理

按医嘱局部用药或全身用药，注意不良反应。口服甲硝唑可有食欲缺乏、恶心、呕吐、头痛、皮疹、白细胞减少等不良反应。告知各种剂型的阴道用药方法，酸性药液冲洗阴道后再塞药的原则。月经期间暂停坐浴、阴道冲洗及阴道用药。用药期间禁止饮酒，哺乳期不宜用药。

3.心理护理

由于反复治疗而复发产生的不良情绪，护士应给予患者心理疏导，解释坚持治疗的重要性，使患者调节好心态，积极配合治疗。

4.健康教育

（1）指导感染滴虫者不要进入游泳池或洗浴场所。

（2）指导患者做好自我护理，保持外阴清洁、干燥，避免搔抓外阴以免皮肤破损。每天更换内裤，擦洗外阴，内裤及洗涤用物应煮沸消毒 5～10 分钟以消灭病原体，避免交叉和重复感染的机会。

（3）指导患者取分泌物前 24～48 小时避免性交、阴道灌洗或局部用药。分泌物取出后应及时送检并注意保暖。

（4）滴虫阴道炎主要由性行为传播，性伴侣应同时进行治疗，治疗期间禁止性交。

（5）嘱患者月经干净后要复查滴虫，连续 3 个月阴性为治愈标准。

# 第十一章　妇科主要疾病护理

## 第一节　女性生殖器损伤性疾病护理

当女性生殖器官包括盆底肌肉、筋膜及子宫韧带因损伤而发生撕裂或因其他原因导致其张力减低时，子宫及其相邻的膀胱、直肠均可发生移位，临床称之为子宫脱垂或阴道前后壁膨出。如因损伤而与相邻的泌尿道或直肠相通时，则可形成尿瘘或粪瘘。

### 一、子宫脱垂

子宫脱垂是子宫异常下降至阴道外的状况，常伴有阴道前后壁膨出，其主要原因包括分娩损伤、腹压增加和盆底组织问题。治疗方法根据脱垂程度而定，Ⅰ度无须治疗，Ⅱ度或Ⅲ度可考虑子宫托或手术治疗，手术方式需考虑病人的年龄、生育需求和身体状况。保守治疗在部分情况下也是可行的选择。治疗方法的选择应综合考虑病人的个体情况来确定最佳方案。

（一）一般护理

1.心理护理

在子宫脱垂治疗中扮演关键角色，包括理解病人、向其解释疾病知识和预后，促使家属理解病人状况，以及协助病人康复。

2.改善病人一般情况

加强病人营养，卧床休息，保持外阴清洁，勤更换内裤，用清洁的卫生带支托下移的子宫，避免垂脱的子宫与内裤摩擦形成溃疡或改善溃疡现状，减少异常分泌物。

3.预防腹压升高

有效地控制慢性咳嗽、便秘等增加腹压的因素，同时避免长时间站立和抬举重物。

（二）术前准备

（1）术前 5d 开始进行阴道准备，I 度子宫脱垂病人应每天坐浴 2 次，一般采取 1：5000 高锰酸钾或 0.2‰聚维酮碘（碘伏）液。

（2）对Ⅱ、Ⅲ度子宫脱垂的病人特别是有溃疡者，行阴道冲洗后涂 40%紫草油或含抗生素的软膏，并勤换内裤。

（3）因子宫颈无感觉，易导致病人局部烫伤，所以应特别注意冲洗液的温度，一般以 41～43℃为宜，冲洗后戴上无菌手套将脱垂的子宫还纳于阴道内，让病人平卧于床上半小时。

（4）在处理子宫下移时，可以使用清洁的卫生带或丁字带来支撑子宫，防止子宫与内裤摩擦，减少异常分泌物的产生。

（5）针对局部炎症，建议积极治疗，包括按医嘱使用抗生素和应用含有雌激素的局部软膏。

（三）术后护理

（1）参见第九章第二节“妇科会阴部手术前后护理”。

（2）术后应卧床休息 7～10d；留置尿管 10～14d。

（3）避免诸如蹲下、咳嗽等增加腹压的动作，同时在手术后使用缓泻剂预防便秘。

（4）每日进行外阴擦洗，并注意观察阴道分泌物的特点。

（5）应用抗生素来预防感染。

（四）健康教育

1.指导盆底肌肉锻炼

增加盆底肌肉张力可以缓解压力性尿失禁，但对轻度子宫脱垂者无效。建议病人进行肛门收缩运动，每日 2—3 次，每次 10—15min。

2.教会病人子宫托的取放方法

选择大小合适的子宫托，放之前排尽大小便，洗净双手，蹲下并两腿分开，一手持托柄，使托盘呈倾斜位进入阴道口，将托柄边向内推边向阴道顶端旋转，直至托盘达子宫颈，然后屏气使子宫下降，同时用手指将托柄向上推，使托盘牢牢地吸附在宫颈上，放妥后将托柄弯度朝前对正耻骨弓后面便可。取子宫托时，手指捏住子宫托柄，上、下、左、右轻轻摇动，等负压消失后向后外方牵拉即可自阴道滑出。在使用子宫托时应注意：

放置前阴道应有一定水平的雌激素作用，绝经后妇女可选用阴道刺激素霜剂，一般在用子宫托前 4～6 周开始应用，并在放托的过程中长期使用；子宫托应每日早上放入阴道，睡前取出消毒后备用，避免放置过久压迫生殖道而致糜烂、溃疡甚至坏死，造成生殖道瘘；保持阴道清洁，月经期和妊娠期停止使用；上托以后，分别于第 1、3、6 个月时到医院检查 1 次，以后每 3～6 个月到医院检查 1 次。

3.压力性尿失禁检查

让病人先憋尿，在膀胱截石位下咳嗽，如有尿液溢出，检查者用食、中两指分别置于尿道口两侧，稍加压再嘱病人咳嗽，如能控制尿液外溢，证明有压力性尿失禁。

4.出院指导

子宫脱垂手术后建议休息 3 个月，半年内避免重体力劳动、盆浴和性生活。术后 2 个月需到医院复查伤口愈合情况，3 个月后再次复查确认完全康复后方可恢复性生活。

（五）护理质量评价标准

（1）病人能说出减轻焦虑的措施，并能积极应用。

（2）病人自述疼痛减轻或消失。

（3）病人掌握盆底肌肉锻炼方法。

（4）保守治疗病人会使用子宫托。

## 二、尿瘘

尿瘘（urinary fistula）是生殖器官与泌尿系统之间形成的异常通道，根据泌尿生殖瘘发生的部位分为膀胱阴道瘘、膀胱宫颈瘘、尿道阴道瘘、膀胱尿道阴道瘘、膀胱宫颈阴道瘘及输尿管阴道瘘等，以膀胱阴道瘘较为常见。主要是由于产伤、手术损伤、生殖器官晚期癌浸润膀胱，或尿道生殖癌的腔内放射治疗、阴道内放置腐蚀性药物，以及子宫托长期不取引起组织坏死而形成尿瘘。主要临床表现为漏尿，即尿液经瘘孔从阴道流出，长期尿液刺激外阴部及臀部发生皮炎或湿疹，引起刺痒和灼痛。有时可并发泌尿系感染，引起膀胱炎或肾盂肾炎。以手术修补为主要治疗方法。对分娩或手术后短期内出现尿瘘，可保留尿管，使膀胱处于排空状态，促其自然愈合。导尿管一般放置 2 周，拔管后仍漏尿，则还需手术治疗。手术时间最好在尿瘘发生后 3～6 个月，局部组织炎症反应消退后进行。如前次手术治疗失败再次手术时，亦需等待相同的时间。

（一）一般护理

1.心理护理

护士在与病人接触时应关注其心理感受，传达手术治愈的信息，帮助患者建立信心，并不因异常气味而疏远病人。

2.适当体位

保持正确的体位，一般采用使漏孔高于尿液面的卧位。

3.鼓励病人饮水

多饮水有助于稀释尿液、自洁膀胱，减少酸性尿液对皮肤的刺激。一般建议每天饮水不少于3000mL，必要时可根据医嘱使用静脉液以确保足够的液体摄入。

（二）术前护理

（1）积极控制外阴炎症。术前3～5d，每日用1∶5000高锰酸钾或0.2‰聚维酮碘（碘伏）液等坐浴。

（2）外阴湿疹患者可在坐浴后使用红外线照射，然后涂抹氧化锌软膏，待痊愈后再考虑手术。

（3）老年妇女或闭经者按医嘱术前半月给予雌激素药物，促进阴道上皮增生，有利于手术后伤口的愈合。

（4）尿路感染的患者在进行手术前应先控制感染。

（5）创伤型尿瘘手术应在发现漏尿后及时修补或术后3～6月进行。

（三）术后护理

（1）术后必须留置导尿管或膀胱造瘘7～14d，注意避免尿管脱落，保持尿管通畅，防止尿管脱落。

（2）拔出尿管前注意训练膀胱肌张力，拔管后协助病人每1～2h排尿1次，然后逐步延长排尿时间。

（3）膀胱阴道瘘的漏孔位置决定了患者的体位，漏孔在膀胱后底部者应取俯卧位，漏孔在侧面者应取侧卧位。

（4）保持外阴清洁。术后每日补液不少于3000mL，达到膀胱冲洗的目的。

（5）由于腹压增加可导致尿管脱落影响伤口的愈合，应积极预防咳嗽、便秘，并尽量避免下蹲等增加腹压的动作。

（四）健康教育

（1）按医嘱继续服用抗生素或雌性激素药物。

（2）3 个月内禁止性生活及重体力劳动。

（3）尿瘘修补手术成功者妊娠后应加强孕期保健并提前住院分娩。

（4）手术失败时，需要教导患者保持外阴清洁，避免刺激，并告知下次手术时间，以增加患者对再次手术的信心。

（五）护理质量评价标准

（1）出院时，病人外阴、臀部的皮疹消失。

（2）病人能够与其他人正常交流沟通。

（3）病人自我肯定，在治疗全过程能积极配合。

## 第二节　异常子宫出血护理

异常子宫出血是妇科常见的症状和体征，是一种总的术语，指与正常月经的周期频率、规律性、经期长度、经期出血量中的任何 1 项不符、源自子宫腔的异常出血。正常子宫出血即月经。月经的临床评价指标至少包括周期频率、规律性、经期长度、经期出血量 4 个要素，其他还应有经期有无不适，如痛经、腰酸、下坠等。既往所称的“功能失调性子宫出血（功血）”包括“无排卵功血”和“排卵性月经失调”两类，根据中华医学会妇产科学分会内分泌学组 2014 年建议，不再使用功能失调性子宫出血（功血）。

### 一、护理措施

（1）做好心理护理及健康宣教，消除病人紧张焦虑情绪，以更有效地配合治疗。

（2）医护人员需要经常巡视病人并满足其生活需求。病人被嘱卧床休息，减少活动量，以预防大出血或贫血导致的昏厥。

（3）保持外阴清洁干燥，注意出血情况，如有异常及时通知医生。

（4）遵医嘱使用抗生素预防感染，严密观察与感染相关的体征，包括体温、脉搏、子宫体压痛等，以及监测白细胞计数及分类。

（5）维持正常血容量，监测病人的生命体征、液体出入量和出血量。出血量较多的病人需卧床休息，避免过度疲劳和剧烈活动；贫血患者应按医嘱进行血液配型输血。

（6）遵医嘱使用性激素

①按时、按量正确服用性激素，不可随意停药或漏服。

②药物减量必须按医嘱规定在血止后才能开始，每 3d 减量 1 次，每次减量不得超过原剂量 1/3，直至维持量。

③根据医嘱要求，维持量服药时间通常与停药后发生撤退性出血时间与病人上一次月经时间相一致。

④在治疗期间，指导病人出现不规则阴道流血时应及时就诊。同时，药物要妥善保管，不要服用潮解或粉碎的药片。

（7）指导病人摄取高营养饮食，包括铁剂、维生素 C 和蛋白质，以改善全身情况。推荐摄入含铁丰富的食物，如猪肝、豆角、蛋黄、胡萝卜和葡萄干等。

（8）需要接受手术治疗的病人，为其提供手术常规护理。

## 二、病情观察

（1）观察病人的精神状态和营养状况，检查是否存在肥胖、贫血表现、出血点、紫癜、黄疸等症状。

（2）观察子宫出血时间、出血量。

（3）体格检查淋巴结、甲状腺、乳房发育情况，进行腹部触诊。

## 三、健康教育

（1）加强疾病知识宣教，旨在减轻病人的焦虑、不安和恐惧心理。

（2）指导病人进行基础体温测量。

（3）指导病人正确服用激素类药物。

（4）指导病人做好会阴部清洁。

（5）锻炼身体，增强体质，自我保养。

（6）当不规则阴道出血、月经周期紊乱时，立刻医院就诊。

## 四、护理质量评价标准

（1）病人按规定正确服用性激素，服药期间药物不良反应程度轻。

（2）病人未发生感染，表现为体温正常、血白细胞正常、血红蛋白得到纠正。

# 第三节　子宫肌瘤护理

子宫肌瘤（myoma of uterus）为子宫良性肿瘤的一种，由平滑肌和结缔组织组成，多数发生在年龄30～50岁的妇女，尤其多见于不孕的妇女。主要表现和肌瘤的生长部位有关，而与肌瘤大小和个数关系较小。主要症状为子宫出血、腹部肿块、压迫症状如发生尿频、排尿困难或尿潴留、疼痛、白带增多、不孕或流产。可选用非手术或手术治疗两种方式。手术治疗有经腹、经阴道、宫腔镜、腹腔镜肌瘤摘除术（适用于年轻而希望生育病人，争取生育机会）、子宫切除术。如无特殊需要，凡40岁以下的妇女，应保留双侧卵巢，40～45岁以上的妇女可以切除一侧或双侧卵巢。

## 一、护理措施

1.心理护理

通过连续性护理活动评估病人的疾病知识，建立良好的护患关系，讲解疾病知识、纠正错误认知，提供表达内心感受的机会，以增强病人的康复信心。

2.积极处理，缓解不适

（1）出血多需住院治疗者，应严密观察阴道出血情况并记录其生命体征变化情况。

（2）协助医师完成血常规及凝血功能检查，测血型、交叉配血以备急用。

（3）注意收集会阴垫，评估出血量。

（4）按医嘱使用止血药和子宫收缩剂；必要时进行输血、补液、抗感染或刮宫手术以止血；维持正常血压并纠正贫血状态。

（5）巨大肌瘤病人出现局部压迫致尿、便不畅时应予导尿，或使用缓泻剂软化粪便，缓解尿潴留、便秘症状。

（6）需接受手术治疗者，参见第九章第一节“妇科腹部手术前后护理”或第三节“妇科腹腔镜手术护理”。

3.鼓励病人参与决策过程

（1）根据病人能力提供疾病的治疗信息，允许病人参与决定自己的护理和治疗方案。

（2）帮助病人接受目前的健康状况，充分利用既往解决困难的有效方法，由病人评价自己的行为，认识自己的能力。

4.肌瘤切除术后护理

肌瘤切除术后的病人通常需要通过滴注缩宫素来帮助子宫收缩。需要确保正确的滴注速度，并向患者及其家属解释腹痛是由于缩宫素引起的，以消除疑虑和紧张情绪。

## 二、用药指导

向接受药物治疗的病人讲明药物名称、用药目的、剂量、方法、可能出现的不良反应及应对措施。例如：使用雄激素丙酸睾酮注射液治疗者，每 5d 注射 25mg 1 次，每月总量不宜超过 300mg，以免男性化。使用雌激素制剂治疗月经明显增多者可出现潮热、急躁、出汗、阴道干燥等围绝经期症状。长期使用者有使子宫内膜增生过长可能，需要定期检查随访。促性腺激素释放激素类似物，一般应用长效制剂，每月皮下注射 1 次，常用药物有亮丙瑞林每次 3.75mg 或戈舍瑞林每次 3.6mg，用药 6 个月以上可产生绝经综合征、骨质疏松等副作用，故长期用药受到限制。

## 三、健康教育

（1）指导接受保守治疗的病人定期进行随访观察，每 3～6 个月进行一次复查，任何时候出现不适或异常症状需及时随诊。

（2）药物治疗者，遵医嘱服药，并告知病人用药后可能出现的不良反应。应该使受术者了解术后 1 个月返院检查的内容、具体时间、地点及联系人等，病人的性生活、日常活动回顾均需通过术后复查、评估后确定。

## 四、护理质量评价标准

（1）病人在诊疗全过程表现出积极行为。

（2）病人出院时生活完全自理。

（3）接受药物治疗的病人能掌握药物名称、用药目的、剂量、方法、可能出现的不良反应及应对措施。

## 第四节　子宫内膜异位症护理

正常情况下子宫内膜位于子宫腔内，当具有生长功能的子宫内膜异位到子宫以外的地方，称为子宫内膜异位症（endometriosis，EMT），简称内异症。异位的内膜可以出现在子宫的很多部位，但大多数位于盆腔内的卵巢、子宫骶骨韧带、子宫浆膜、子宫直肠窝、子宫后壁下段等处，在卵巢内的异位内膜可反复出血而形成单个或者多个囊肿，囊肿内含暗红色糊状陈旧性血液，状似巧克力，称为卵巢巧克力囊肿，简称巧囊。临床表现主要为月经过多、进行性加重的痛经、不育。治疗包括激素治疗和手术治疗。手术治疗通常有保留生育功能的手术、保留卵巢功能的手术和切除卵巢的手术3种方式。保留生育功能的手术适用于要求生育的年轻妇女，但复发率较高；保留卵巢功能的手术，适用于不需要或不可能保留生育功能的年轻病人，目的是避免过早出现更年期症状；切除卵巢的手术一般多在年近绝经及病变严重必须彻底切除时采用。手术范围包括全子宫、双附件切除。腹腔镜手术治疗是首选治疗方法。

### 一、一般护理

1.全面评估

医护人员重点了解病人的月经史、孕育史、家族史和手术史，特别关注疼痛或痛经与月经、剖宫产、人流术、输卵管通液术等的关联。此外，了解病因、病情严重程度、治疗历程和效果，并评估病人对疾病的认知水平。

2.心理护理

理解并尊重病人，耐心回答病人提出的问题，以缓解其压力。告知病人所患疾病为良性病变，手术或药物治疗对缓解疼痛、治疗不孕等方面有显著效果，旨在让病人消除顾虑，积极配合治疗。

3.保守治疗

病人做好随访，指导病人用药及药物不良反应应对方法。

## 二、术前护理

参见第九章第一节“妇科腹部手术前后护理”或第四节“妇科腹腔镜手术护理”。

## 三、术后护理

（1）参见第九章第一节“妇科腹部手术前后护理”或第三节“妇科腹腔镜手术护理”。

（2）一般术后24h内可以按医嘱给予各种止痛药物以缓解病人的不适，并向其说明术后出现肩痛及上肢体不适等症状是因腹腔残留气体所致，术后会逐渐消失。

（3）注意观察伤口情况，鼓励病人及时下床活动，以尽快排出腹腔气体。

（4）行全子宫切除术者，术后3个月内禁止性生活、盆浴。

（5）术后6周返院复查。

（6）行单纯卵巢或附件切除术者，术后1个月内禁止性生活。术后4周返院复查，复查时应避开月经期。

（7）按医嘱给予抗生素。

（8）对于希望妊娠的病人，在其手术治疗后，应向其宣教尽早妊娠的好处，并鼓励尽快妊娠。手术后两年内不能妊娠者，以后妊娠机会非常小。可告知适合的辅助生育技术供其考虑。

## 四、健康教育

（1）经期一般不做盆腔检查，如有必要，操作时应轻柔，避免重力挤压子宫。

（2）宫颈部手术应在月经干净后3～7d进行，负压吸引术最好不做或少做。

（3）由于妊娠可以延缓该病的发生和发展，因此，鼓励已属婚龄或婚后痛经的妇女及时婚育。

（4）门诊定期随访，监测病人月经的改变、有无因雌激素低落而引起的身体改变等情况。

（5）给予妊娠指导、自我保健和健康指导，出现不适或异常症状需及时随诊。

## 五、护理质量评价标准

（1）病人在住院期间能与同室病友交流。

（2）病人自我肯定，在治疗全过程能积极配合。

（3）病人掌握用药目的、剂量、具体方法及所用药物不良反应与应对方法。

（4）手术病人掌握术后注意事项。

# 第五节　子宫腺肌病护理

## 一、定义

子宫腺肌病（adenomyosis）是指当子宫内膜腺体及间质侵入子宫肌层引起的一种良性病变，多发生于30～50岁经产妇。

## 二、治疗原则

（一）药物治疗

给予非甾体类抗炎药对症治疗；口服避孕药、孕激素、达那唑等。

（二）手术治疗

1.保守型手术
适用于年轻或有生育要求的患者，可试行病灶挖除术。
2.根治性手术
适用于症状严重无生育要求或药物治疗无效并有长期剧烈痛经者，行子宫切除术。

## 三、护理

（一）术前护理要点

（1）按妇科腹部手术患者术前护理常规。

（2）与本病有关的其他护理。

①评估要点。

a.健康史及相关因素：月经史、孕育史及手术史。了解腹痛的性质，程度及时间；是否有阴道出血。

b. 症状体征：评估是否有继发性、进行性加剧的痛经；是否有月经失调、经量增多和经期延长。

c. 辅助检查：妇科检查、超声检查，影像学检查。

d. 心理和社会支持状况：因疼痛常常表现为焦虑、恐惧的心理。

②护理措施。

a.术前指导：讲解术前准备、手术目的及手术方式。

b.心理护理：了解对疾病的认知，对生育的需求，针对心理问题讲解相关知识，消除焦虑的心理，积极配合治疗。

c. 疼痛护理：由于疾病疼痛较剧烈，一般给予心理指导分散注意力，必要时可按医嘱给予镇痛药物。

d. 阴道出血护理：出血多者严密观察生命体征，注意收集会阴垫，评估出血量。

（二）术后护理要点

1.按妇科腹部手术患者术后护理常规

2.与本病相关的其他护理

（1）评估要点。

评估生命体征、切口情况，腹腔镜手术评估有无皮下气肿、气腹的发生。

（2）护理措施。

①病情观察：严密观察生命体征并记录，发现异常及时通知医师并处理；注意观察伤口情况，鼓励及早下床活动。

②疼痛护理：术后按医嘱给予止痛药物缓解不适。

③管路护理：保持引流管通畅，记录尿液的颜色、性质及量。定时巡视防止尿管打折.扭曲。子宫切除术后 48 小时按医嘱拔除尿管。

## 四、出院指导

1.自我监测

注意个人卫生，若出现异常阴道出血、下腹疼痛等应及时就诊。

2.生活指导

注意个人卫生，尽量洗淋浴，3 月内禁止性生活、禁止盆浴。注意保暖，避免受凉。指导正确避孕，尽量避免人工流产和刮宫，做好计划生育。

3.活动指导

术后避免重体力劳动，多注意休息，劳逸结合。月经期间禁止一切剧烈体育运动，适当参加户外活动，以保持良好的精神状态。

4.定期复诊出院后 1 个月到门诊复查

# 第六节　盆腔炎护理

盆腔炎（pelvic inflammatory disease，PID）是指女性生殖道的一组感染性疾病，包括子宫内膜炎、输卵管卵巢脓肿、盆腔腹膜炎，炎症可局限于 1 个部位，也可同时累及几个部位，以输卵管炎、输卵管卵巢炎最常见。

## 一、护理措施

（1）心理护理。

关心病人的疾苦，耐心倾听病人的诉说，提供病人表达不适的机会。

（2）卧床休息。

急性期应严格卧床休息，取半卧位，以利分泌物排出及感染病灶的局限。

（3）在观察病人时需注意腹痛和腹胀情况，包括观察疼痛部位、持续时间、转移情况、排便次数以及体温变化等。

（4）保持个人卫生，包括外阴清洁、经常更换衣裤，保持床铺清洁干燥，以预防感染。

（5）在护理病人时需注意观察体温变化，对于高热情况可考虑采用物理降温方法，若病人有腹胀症状则应进行胃肠减压处理。

（6）减少不必要的盆腔检查以避免炎症扩散。

（7）遵医嘱予抗炎治疗，以促进康复。

（8）防止后遗症为预防。盆腔炎后遗症的发生，应注意以下几点。

①严格遵循手术指征，严格执行无菌操作规程。

②及时诊断并积极正确治疗盆腔炎。

③注意性生活卫生，以减少性传播疾病的风险。

## 二、健康教育

（1）做好经期、孕期及产褥期的卫生宣教。

（2）指导性生活卫生，减少性传播疾病，经期禁止性交。

（3）对沙眼衣原体感染的高危妇女进行筛查和治疗，可减少盆腔炎性疾病发生率。

（4）若有下生殖道感染需及时接受正规治疗，防止发生盆腔炎性疾病后遗症。

（5）指导个人卫生，劳逸结合，积极锻炼身体，增强体质。

（6）随访指导。对于接受抗生素治疗的病人，应在72h内随诊以确定疗效，包括评估有无临床情况的改善，如体温下降，腹部压痛、反跳痛减轻，宫颈举痛、子宫压痛、附件区压痛减轻。对沙眼衣原体及淋病奈瑟菌感染者，可在治疗后4～6周复查病原体。

## 三、护理质量评价标准

（1）病人体温正常，白细胞计数及分类在正常范围内。

（2）病人无腹痛症状。

（3）个人卫生保持良好。

（4）病人及家属了解疾病知识及药物知识。

# 第十二章　妇科恶性肿瘤护理

## 第一节　外阴癌手术护理

外阴癌（carcinoma of vulva）是女性外阴中最常见的一种，占妇科恶性肿瘤的3%～5%，最常见的是外阴鳞状细胞癌，约占外阴恶性肿瘤的95%，多见于60岁以上的妇女。病人主要表现为不易治愈的外阴瘙痒、外阴白色病变、外阴结节或肿块，较晚期的病人可出现阴道或外阴部出血。若继发感染，可有脓性排液。癌灶可生长在外阴的任何部位，最多见于大阴唇，早期局部可见丘疹、结节或小溃疡；晚期则见不规则肿块，伴或不伴破溃或呈乳头状肿瘤。若癌灶已转移至腹股沟淋巴结，则可扪及一侧或双侧腹股沟淋巴结增大、质硬、固定。

### 一、一般护理

1.心理护理

给病人讲解疾病的相关知识，鼓励病人表达自己的不适，针对具体问题给予耐心解释、帮助和支持；指导病人采取积极的应对方式；同时做好家属相关知识宣教，向病人和家属讲解手术的方式、手术将重建切除的会阴等，使病人对手术树立信心，积极配合治疗。

2.放疗病人皮肤护理

放射线治疗后常在第8～10d出现皮肤反应。注意观察皮肤颜色、结构及完整性，根据损伤程度做好护理。轻度损伤表现为红斑，可继续照射；中度损伤表现为水泡、溃烂，应停止放疗，注意皮肤清洁、干燥，勿刺破水泡，防止感染，可用无菌凡士林换药；重度损伤表现为局部皮肤溃疡，停止照射，避免局部刺激，可用生肌散或抗生素软膏换药。

## 二、术前护理

（1）参见第九章第二节“妇科会阴部手术前后护理”术前护理。

（2）外阴癌多为老年病人，术前要积极纠正内科合并症。

（3）指导病人练习深呼吸、咳嗽、床上翻身等。

（4）给病人讲解预防术后便秘的方法。

（5）外阴需要植皮的病人，做好植皮部位备皮、清洁消毒，并使用无菌治疗巾包裹。

（6）对病人术后使用的棉垫、绷带和各类引流管进行消毒，备用。

## 三、术后护理

（1）参见第九章第二节“妇科会阴部手术前后护理”术后护理。

（2）术后需要采用平卧、外展、屈膝的体位，并在膝腘部位垫上软垫。同时积极进行针对性的止痛处理。

（3）严密观察切口是否有渗血，皮肤是否出现红肿热痛等感染征象，以及移植皮瓣的湿度、温度和颜色等情况。

（4）保持引流通畅，并注意观察引流物的量、颜色和性状等情况。

（5）按医嘱给予抗生素治疗。外阴切口术后 5d 开始间断拆线，腹股沟切口术后 7d 拆线。

（6）每日行会阴擦洗，保持局部清洁、干燥。术后 2d 起，会阴部、腹股沟部可用红外线照射，每天 2 次，每次 20min，促进切口愈合。

（7）术后指导病人合理进食，鼓励上半身及上肢活动，以预防压疮。术后第 5d 根据医嘱口服缓泻剂软化粪便。

## 四、健康教育

(1)告知病人应于外阴根治术后 3 个月返回医院复诊以全面评估其术后恢复情况。

（2）加强心理支持护理。

（3）保持外阴清洁干燥，养成良好的卫生习惯。

（4）避免擅自使用药物，保持勤换内裤，同时留意外阴区域颜色变化。

(5)出现任何外阴不适感，应立即就医。

### 五、护理质量评价标准

（1）住院期间，病人诉说疼痛可以忍受。

（2）病人用语言或行为表达接受外表的改变。

（3）治疗期间，病人无感染发生。

## 第二节　子宫颈癌手术护理

子宫颈癌（cervical cancer）是最常见的妇科恶性肿瘤之一，原位癌的高发年龄为30～35岁，浸润癌为50～55岁，严重威胁妇女的生命。子宫颈细胞学筛查（新柏氏液基细胞学技术，TCT）有效控制了子宫颈癌的发生和发展，做到了早发现、早诊断、早治疗。

### 一、术前护理

（1）参见第九章第二节“妇科会阴部手术前后护理”术前护理。

（2）心理护理

评估病人的身心状况和对诊疗方案的反应，通过挂图、实物或宣传资料向病人介绍宫颈癌相关知识，以减轻其焦虑和紧张情绪。

（3）鼓励病人摄入充足、多样化的营养，以满足其身体需求。

（4）指导病人保持个人卫生，协助病人勤擦身、更衣，保持床位清洁，注意室内通风，以提高舒适度。

（5）术前做好清洁灌肠，保证肠道呈清洁、空虚状态。

### 二、术后护理

（1）参见第九章第二节“妇科会阴部手术前后护理”术后护理。

（2）严密观察病人生命体征及出入量。

（3）注意保持导尿管、腹腔、盆腔引流管以及阴道引流的通畅，细心观察引流液的性状和排出量。

（4）遵医嘱于术后48～72h取出引流管，术后7～14d拔除尿管，拔尿管前进行训练膀胱功能。拔管后监测病人残余尿情况。

（5）指导卧床病人进行床上肢体活动，以预防长期卧床并发症的发生。

## 三、健康教育

（1）提供预防保健知识，大力宣传并积极治疗与宫颈癌发病有关的高危因素。

（2）鼓励病人和家属积极参与制定出院计划，确保计划的可行性。

（3）术后第1年内，出院后1个月行首次随访，以后每2～3个月复查1次；出院后第2年每3～6个月复查1次；出院后第3～5年，每半年复查1次；第6年开始，每年复查1次。病人出现任何问题应及时随访。

（4）帮助病人调整自我，协助其重新评价自我能力，根据病人自身情况提供有关术后生活方式的指导。

（5）性生活的恢复需依术后复查结果而定，护士应认真听取病人对性问题的看法和疑虑，提供针对性帮助。

## 四、护理质量评价标准

（1）病人在住院期间表现出积极的配合态度，愿意全程参与诊疗过程。

（2）病人出院时已恢复正常排尿功能。

（3）病人能介绍出院后个人康复计划内容。

# 第三节　卵巢肿瘤护理

## 一、定义

卵巢肿瘤（ovarian tumor）是常见的妇科肿瘤，可发生于任何年龄。卵巢肿瘤可以有各种不同的形态和性质：单一型或混合型、一侧或双侧性、囊性或实质性；又有良性、交界性和恶性之分。卵巢恶性肿瘤是女性生殖器常见的三大恶性肿瘤之一，致死率居妇科恶性肿瘤首位。

## 二、治疗原则

### （一）手术治疗

（1）良性肿瘤。

年轻妇女一般行患侧或双侧肿瘤剥出术；绝经后期妇女宜行子宫及双侧卵巢切除术。

（2）交界性肿瘤。

主要采用手术治疗，希望保留生育功能的 I 期年轻患者可保留正常子宫和对侧卵巢。

（3）恶性肿瘤。

以手术为主，辅以化疗、放疗等综合治疗方案，晚期行肿瘤细胞减灭术。

（4）卵巢肿瘤并发症属急腹症，一旦确诊须立即手术。

### （二）随访

怀疑卵巢瘤样病变且囊肿直径小于 5cm 者可进行随访观察。

## 三、护理

### （一）术前护理要点

（1）按妇科腹部手术患者术前护理常规。

（2）与本病有关的其他护理。

①评估要点。

a.健康史及相关因素：询问月经、婚育史；是否有不孕或自然流产史；是否有长期使用雌激素的诱发因素。

b.症状体征：评估是否出现腹部疼痛不适、腹胀、腹部肿块及腹水，甚至伴随出现膀胱、直肠等压迫症状，以及营养消耗、食欲下降等恶性肿瘤的症状。良性肿瘤如无并发症极少疼痛，若出现突发腹痛，多系卵巢肿瘤蒂扭转所致。

c.辅助检查：包括妇科检查、B 超检查、腹腔镜检查、细胞学检查、细针穿刺活检、放射学诊断肿瘤标志物。其中肿瘤标志物可用于辅助诊断及病情监测，主要有血清 CA125、血清 AFP、血 CEA 、血清 HCG 及性激素测定等。

d.心理和社会支持状况：常会产生极大的压力，在整个治疗过程中焦虑和恐惧等心理挫折始终较重，迫切需要相关信息支持。

②护理措施。

a.饮食护理：营养丰富、易消化的饮食。术前纠正身体状况，补液，静脉营养，输血制品。

b.心理护理：鼓励患者表达宣泄自己的感受，详细了解患者的顾虑和要求，了解其应对压力的方式和方法，适当讲解病情，解答疑虑，协助患者应对压力，增强治愈疾病的信心。

c.腹水护理：腹水较多时应给予半卧位，放腹水前备好腹腔穿刺针，在放腹水过程中严密观察生命体征变化，腹水性质及出现的不良反应。一次性放腹水 3000ml 左右，不宜过多，放腹水速度宜缓慢，必要时腹带包扎腹部。

d.特殊用物准备：为巨大肿瘤患者准备沙袋加压腹部，备好腹带。

（二）术后护理要点

1.按妇科腹部手术患者术后护理常规

2.与本病相关的其他护理

（1）评估要点。

评估生命体征，扩大手术范围者评估引流液的颜色、量、性状，评估腹部切口敷料有无渗血、渗液。

（2）护理措施。

①一般护理：严密监测生命体征并记录，放腹水者术后应记录出入量。巨大肿瘤者用沙袋加压腹部，以防腹压骤然下降出现休克。

②病情观察：观察有无恶心，呕吐，术中腹腔置化疗药可引起术后恶心、呕吐，可分散患者注意力，必要时应用止吐药。

③并发症护理：

a.蒂扭转：典型症状为突然发生一侧下腹剧痛，常伴恶心、呕吐甚至休克，蒂扭转一经确诊应尽快协助医生做好急诊手术准备。

b.破裂：轻者仅感轻度腹痛，重者表现为剧烈腹痛、恶心、呕吐以致腹膜炎及休克。怀疑肿瘤破裂时应立即剖腹探查，做好输血、输液及各项术前准备工作。

c.感染：表现为发热、腹痛、肿块、腹部压痛、反跳痛、肌紧张及白细胞计数升高等腹膜炎征象。发生感染者应按医嘱先用抗生素抗感染治疗，然后按手术准备行手术切除肿瘤，若短期内不能控制感染则宜即刻手术。

d.恶变：早期无症状，诊断后应尽早手术。指导患者加强营养，改善身体状况，按医嘱给予静脉补液治疗。

（三）卵巢肿瘤合并妊娠护理

合并良性肿瘤者等待12周后手术，以免引起流产；妊娠晚期发现肿瘤者可等待妊娠足月行剖宫产，同时切除卵巢；合并恶性肿瘤者，应及早手术并终止妊娠。

## 四、出院指导

1.预防保健

对高危人群可通过口服避孕药、预防性卵巢切除预防卵巢癌的发生。

2.活动与休息

避免重体力劳动，不要做剧烈运动，多注意休息。适当参加户外活动，劳逸结合，以保持良好的精神状态。全子宫切除术后3个月内禁止性生活。

3.饮食指导

加强高蛋白、富含维生素A的饮食摄入，避免高胆固醇食物。接受化疗者不宜吃损伤口腔黏膜的坚果类和油炸类食品；避免吃辛辣、油腻的食品，鼓励少食多餐。

4.定期随访

卵巢良性肿瘤出院后1个月到门诊复查；卵巢恶性肿瘤应定期随访，一般在术后第1年内，每月1次；术后第2年，每3月1次；术后3～5年视病情每4～6月1次；5年以上者，每年1次。

# 第四节　妊娠滋养细胞肿瘤护理

妊娠滋养细胞肿瘤是指由胚胎滋养细胞发生变化而来的恶性肿瘤，包括侵蚀性葡萄胎、绒毛腺癌和胎盘部位滋养细胞肿瘤。妊娠滋养细胞肿瘤 60%继发于葡萄胎，30%继发于流产，10%继发于足月妊娠或异位妊娠。侵蚀性葡萄胎恶性程度不高，绒毛腺癌恶性程度极高，早期就通过血行转移至全身，死亡率达 90%以上。治疗以化疗为主，手术和放疗为辅。

## 一、护理措施

1.心理护理

（1）评估病人及家属对病人的心理反应，让病人宣泄痛苦心理及失落感。

（2）为住院病人提供环境介绍、病友介绍以及医护人员介绍，以减轻病人在陌生环境下的不适感。

（3）全面解答病人的疑虑，减轻其心理负担，支持病人和家属建立对抗疾病的信心。

2.减轻不适

主动缓解病人疼痛和化疗不良反应，努力满足病人的合理需求。

3.病情观察

（1）密切观察病人腹痛和阴道出血情况，记录出血量，对出血多的情况要注意监测生命体征，并做好手术准备。

（2）动态观察并记录血 β-HCG 的变化情况，识别转移灶症状。

4.阴道转移病人护理

滋养细胞肿瘤常引发阴道转移，多集中在阴道前壁尿道口下形成蓝紫色的结节，可能为单发或多发。转移瘤破溃会导致严重出血，可能导致休克和感染。

（1）建议患者尽量卧床休息，避免不必要的检查和窥阴器检查，密切观察阴道转移灶是否出现破溃出血。

（2）配血备用，准备好各种抢救器械和物品（长纱条、止血药、氧气、照明灯、输血输液物品等）

（3）若发生溃破大出血时应立即通知医师并配合抢救，用长纱条填塞阴道压迫止血。保持会阴清洁，24～48h 如数取出，若出血未止重新填塞，记录取出和再次填入纱条数量。

（4）预防出血。①阴道转移病人应及时应用氟尿嘧啶化疗，以便转移结节尽快消失。②平时要做好大出血的抢救准备工作，包括准备好填塞包（内有弯盘、可拆成上下两叶的阴道窥器、阴道钳、阴道拉钩、宫纱、大纱布及棉球若干）、止血药物（云南白药）等，同时要将云南白药装入喷雾器内备用。③阴道转移病人需卧床休息，护士要做好生活护理，满足病人的基本生理需要。④避免增加腹压的原因，如便秘、尿潴留、剧烈的咳嗽和呕吐等，病人出现上述情况时要及时有效地治疗，防止转移瘤因腹压增加而破溃出血。⑤尽量避免阴道检查及盆腔检查。如必须进行检查时要先做指检，动作轻柔，防止操作过程中碰破结节造成出血。阴道转移病人严禁行阴道冲洗。⑥加强巡视及交接班，注意观察转移结节情况。

（5）大出血抢救。①阴道转移病人大出血时，立即将病人抬上平车推入治疗室，并用双拳用力压迫腹主动脉以达到止血的目的（出血多、病情紧急时可在床边抢救）。通知医生，建立有效的静脉通路，准备填塞用物。②填塞过程中要严密观察病人的一般情况，特别是血压、脉搏、呼吸及面色的状况，及时发现休克早期症状，为抢救赢得时间。③立即取静脉血，并通知血库配血。④填塞完成后，病人应在治疗室内观察 30min 左右，确定出血停止后将病人送回病室。

（6）填塞后护理。①做好病人的心理护理，病人在发生阴道出血后多表现为紧张、焦虑并担心再次出血。护理人员要多与病人进行交流，关心病人，随时了解病人的需要，及时解除其心理障碍，使病人能够积极配合治疗。②填塞后病人需绝对卧床休息，阴道填塞后阴道内张力增加压迫直肠使有便意，此时要向病人解释清楚，避免病人反复坐起排便，致使填塞纱条脱落。③阴道填塞后病人应给少渣饮食并保持大便通畅，防止便秘。便秘病人可遵医嘱给缓泻剂，亦可用开塞露或 1%肥皂水低压洗肠。病人有呕吐、咳嗽时要给予有效的治疗。④加强巡视，严密观察阴道填塞纱条有无渗血，如渗血多，及时通知医生，必要时要重新填塞。⑤为防止病人排尿时阴道填塞纱条脱落和尿液污染纱条，有填塞的病人均保留尿管。护理人员要做好尿管的护理，严格无菌操作防止发生逆行性感染。⑥保持会阴部清洁，每日用 1∶40 络合碘液擦洗外阴，切记冲洗，擦洗时动作要轻，同时观察阴道填塞纱条有无渗血及渗液，有无特殊气味，以及早发现感染征兆。⑦每日给病人测 3 次体温，观察体温变化。⑧阴道填塞纱条每 24h 更换 1 次，更换纱条时要做好抢救准备。阴道填塞纱条长时间不换可导致感染。

5.脑转移病人护理

脑转移是滋养细胞肿瘤导致死亡的主要原因之一，通常是由肺转移引起的。脑转移通常分为三个阶段：瘤栓期、脑瘤期和脑疝期。在瘤栓期和脑栓期，病人仍有机会被治愈，但一旦进入脑疝期，治愈希望很小。

（1）医嘱病人卧床休息，观察颅内压增高症状，并记录体液的出入量。

（2）根据医嘱进行补液、止血剂、脱水剂、吸氧、化疗等治疗，严格控制补液总量和速度，以防止颅内压升高。

（3）采取必要的措施预防跌倒、咬伤、吸入性肺炎、角膜炎、压疮等。

（4）瘤栓期护理。①脑转移的病人应安置于单人病房，室内温、湿度适宜并有专人负责，暗化病室并保持安静，减少外界因素对病人的刺激。②病室内要准备好各种抢救药品及物品，如开口器、简易呼吸器、喉镜、甘露醇、安定、地塞米松等。③加强生活护理，15～30 min 巡视病人 1 次，注意病人生命体征的变化及主诉。

（5）脑瘤期护理。①病人进入脑瘤期时，由于肿瘤压迫可造成病人突然抽搐。抽搐时立即用开口器，取下义齿，遵医嘱给予地西泮 10 mg 静脉静推。②抽搐后病人常出现恶心、呕吐，为防止病人吸入呕吐物，应平卧头偏向一侧，定时吸痰，保持呼吸道通畅。③严格记录出入量，观察有无大小便失禁。为避免尿潴留，可保留尿管。④昏迷病人按昏迷护理常规，注意生命体征的变化，做好生活、皮肤、口腔护理。

（6）腰穿治疗的配合及护理。腰穿是滋养细胞肿瘤脑转移诊断和治疗的重要手段之一，通过腰穿可测定颅内压和脑脊液 HCG 水平，并且可注入抗癌药物（目前常用甲氨蝶呤）达到治疗转移病灶的目的。①协助医生将病人体位摆好，腰穿时病人取侧卧位，去掉枕头，低头双手抱膝使腰椎间隙增宽，利于穿刺。穿刺点一般选择在第 3～4 腰椎间隙。②腰穿时要严格执行无菌技术操作规程，防止发生感染。③严密观察病人的病情变化包括瞳孔、呼吸、脉搏及神志的改变等，发现异常及时报告。必要时停止操作进行抢救。④可疑有颅内压增高和/或体温升高的病人不宜马上进行腰穿。颅内压增高者要先用降颅压药物治疗（常用 20%甘露醇 250mL 静脉快速点滴），体温升高者要先分析原因，进行处理后再做腰穿。⑤腰穿过程中留取脑脊液-次不宜超过 6mL，同时放脑脊液的速度不宜过快，防止形成脑疝，一般将留取的脑脊液分置于两个小瓶中，分别做脑脊液蛋白定量及 HCG 测定，腰穿同时要留取静脉血测定 HCG。⑥腰穿后病人取头低脚高位 6h，平卧至 24h，方可下地活动，以利于药液经脊髓腔流入颅内，达到良好的治疗效果，亦可防止低颅压性头痛。

6.肺转移病人护理

（1）患者需要卧床休息，特别是对于有呼吸困难的患者，建议采用半卧位，并进行吸氧治疗。

（2）根据医嘱，患者需要接受镇静剂和化疗药物治疗。

（3）当病人出现大量咯血时，可能面临窒息、休克甚至死亡的危险，此时应立即让患者取头低患侧卧位，保持呼吸道通畅，轻击背部以促使排出积血，并立即通知医师进行止血和抗休克治疗。

## 二、健康教育

（1）鼓励病人摄入高蛋白、高维生素、易消化的食物，以增强身体的抵抗力。

（2）注意休息，避免过度劳累，当出现转移灶症状时，应适当卧床休息。

（3）注意外阴清洁，预防感染，避免过度性生活，并接受适当的避孕指导。

（4）出院后严密随访，两年内随访同葡萄胎病人，随访期间需严格避孕。第1次在出院后3个月，然后每6个月1次至3年，此后每年1次至5年，以后可以每2年1次，随访内容同葡萄胎。应于化疗停止≥12个月方可妊娠。

## 三、护理质量评价标准

（1）病人对所接受的治疗方案和护理措施有理解和信任，并愿意配合治疗，保持着战胜疾病的信心。

（2）病人具备一定的化疗自我护理知识和技能。

（3）病人处理家庭关系能力较强，治疗过程中表现出积极的态度和行为。

# 第十三章 妇科恶性肿瘤化疗护理

## 第一节 妇科化疗病人护理

化学治疗作为妇科恶性肿瘤的主要治疗手段，在科技进步的推动下，可以有效治疗许多恶性肿瘤。

### 一、护理措施

（1）热情接待和鼓励病人，鼓舞其战胜疾病的信心，同时强调面对现实，勇敢忍受暂时的痛苦，强调及时、足量、规范的化疗对于缩短病程、快速康复的重要性。

（2）提供良好的健康教育是关键。护士需要向病人解释化疗可能出现的副作用，指导在化疗期间应注意的饮食、休息、睡眠、活动和排泄问题，并教导他们如何准确记录出入量。

（3）化疗前和疗程过半时，准确测量体重。

（4）严格“三查七对”，遵医嘱严格用药，保证剂量准确，避免药物的浪费。

（5）保护血管，选择较粗直、易固定的血管；有条件者选用 PICC 置管，避免使用有炎症、硬结、关节处、前臂内侧的血管；用药前先注射少量生理盐水，确认针头在静脉中再注入化疗药物，一旦发生渗漏，及时处理。

（6）加强巡视，随时调整输液速度。

（7）注意病人主诉，观察用药后的副反应，观察病人体温、有无出血倾向、肝脏损害症状、膀胱炎症状、皮疹、神经系统症状，如有异常，及时报告医生。

（8）准确记录出入量，观察出入量是否平衡，及时补充液体。

（9）监测电解质水平，遵医嘱及时补充电解质。

（10）监测血象，若出现骨髓Ⅳ度抑制，则实施保护性隔离。

（11）出现口腔溃疡或恶心、呕吐等消化道不适时仍需坚持进食。

## 二、用药护理

（1）在进行化疗治疗时，准确测量和记录病人的体重十分重要，因为药物的剂量通常与体重有关。为避免药物用量过大导致中毒反应，在开始化疗前和疗程过半时，应在早晨、空腹、排空大小便后进行体重测量，确保准确记录。

（2）正确使用药物：根据医嘱严格“三查七对”，药物现配现用，注意用药的顺序，更生霉素、顺铂需要避光；环磷酰胺需要快速进入，应选择静脉推注；氟尿嘧啶、阿霉素等需要缓慢进入，最好使用静脉注射泵给药，依托泊苷类药物肾脏损害大，需在给药前水化，鼓励病人多饮水并监测尿量，保持尿量每天大于 2500mL；腹腔化疗时注意变换体位以增强效果。

（3）密切观察血常规变化，每天或隔天检查，为用药提供依据。如白细胞低于 $4.0\times10^9$/L、血小板低于 $5.0\times10^9$/L 者不能用药。

（4）合理使用静脉血管并注意保护是化疗过程中的重要环节。采用长期补液的原则，通过有计划地穿刺，并在注入药物前先注射少量生理盐水，确认针头在静脉内后再进行药物注射。如果怀疑或发现药物外渗，应重新穿刺。对于产生较强刺激的药物外渗情况，应立即停止滴注，并进行局部冷敷处理。

## 三、药物毒副反应护理

1.口腔护理

在化疗过程中，应注意保持口腔清洁以预防口腔炎症。为病人提供温凉的流食或软食，避免刺激性食物，鼓励进食以促进咽部活动，减少由咽部溃疡引起的充血、水肿和结痂等情况。

2.止吐护理

采取有效措施，减轻恶心、呕吐症状，降低因化疗所引起的条件反射发生的可能性。

3.骨髓抑制护理

按医嘱定期测定白细胞计数，白细胞低于 $3.0\times10^9$/L 时应与医生联系考虑停药；白细胞低于 $1.0\times10^9$/L 时，要采取保护性隔离，尽量谢绝探视，净化空气。血小板计数＜ $2.0\times10^9$/L 有自发性出血可能，必须绝对卧床休息，遵医嘱输入血小板浓缩液。

4.动脉化疗并发症护理

动脉灌注化疗后有些病人可出现穿刺局部血肿，甚至大出血，主要是穿刺损伤动脉壁或病人凝血机制异常所致，要密切观察穿刺点出血情况，用沙袋压迫穿刺点 6h，穿刺肢体制动 8h，卧床休息 24h。

## 四、健康教育

（1）化疗护理的常识包括针对不同化疗药物的类别，介绍给药时间、剂量浓度、滴速以及用法的不同要求等内容。

（2）化疗期间的自我护理包括进食前后用生理盐水漱口以及使用软毛刷刷牙。

（3）鼓励病人采用少食多餐的饮食模式，并避免摄入油腻和甜食品。

（4）建议病人保持皮肤干燥和清洁，经常擦身更衣。

（5）建议病人尽量避免到公共场所，外出时戴口罩，加强保暖。

## 五、护理质量评价标准

（1）病人能坚持进食，保证摄入量，未发生水电解质紊乱。

（2）病人血管未发生意外损伤。

（3）病人能以平和的心态接受自己形象的改变。

（4）病人住院期间未出现严重干扰，病情好转或治愈。

# 第二节　常见化疗并发症护理

## 一、假膜性肠炎

假膜性肠炎是一种由于化疗引起的肠道急性炎症。它通常由梭状芽孢杆菌或金黄色葡萄球菌引起，症状主要表现为腹痛、腹泻，粪便由稀便逐渐变为米汤样或泔水样，有灰白色或黄绿色的假膜。这种情况会导致严重的体液丢失和电解质紊乱，甚至引发循环衰竭，极端情况下可能致命。早期发现并采取适当的治疗和预防措施对于预防其恶化至关重要。

（1）病人化疗期间（特别是应用氟尿嘧啶的病人）认真记录每日大便的次数，大便次数增多时及时通知医生，给予相应处理。

（2）及时、准确留取大便标本，可疑假膜性肠炎的病人要留取大便做厌氧菌培养，并及时送检（要在30min内）。

（3）大便次数多且病情严重的病人要密切观察病情变化，准确记录出入量（包括大便量及性质），密切注意水电解质平衡，防止脱水，遵医嘱静脉输入液体，并给予对症的抗生素。

（4）病人因大量腹泻、体力消耗，生活能力下降，需要做好生活护理，满足其基本生理需求，同时保护病人避免意外，提供专人护理。

（5）病情较轻时，病人可进食流质饮食，多喝酸奶以增加肠道内革兰阴性杆菌，但病情严重者需要禁食，通过静脉补液维持水电解质平衡和热量，并根据医嘱口服助消化药物。

（6）针对假膜性肠炎患者，需要进行消化道隔离措施，包括每日消毒便盆、准备快速手消毒液于床边，并要求护理人员和家属与病人接触后进行彻底的手部卫生。

## 二、口腔溃疡

口腔溃疡是化疗常见的副反应之一，一般发生在化疗的5～6d后。病人先感唇舌麻木，唇及颊黏膜发红，舌苔减少，2～3d后出现溃疡，通常在停药1周内可逐渐愈合。严重的口腔溃疡可持续1个月左右。由于口腔溃疡引起疼痛，病人进食困难，此时又正是白细胞下降期，细菌易由溃疡面侵入机体，引起全身的感染。

（1）护理人员需要了解各类化疗药物引起口腔溃疡的好发部位，例如抗代谢药引发的溃疡多见于颊黏膜，较为浅表；而更生霉素引发的溃疡则主要出现在舌边及舌根，且较为深入。

（2）观察化疗病人口腔黏膜的变化至关重要，特别要留意黏膜发红、病人反映唇舌麻木等情况。及时采取生理盐水漱口的方式保持口腔清洁。

（3）病人出现口腔溃疡后，根据口腔溃疡的部位及程度，每日为病人进行口腔治疗1～4次，以清除溃疡表面腐败组织，保持口腔清洁，预防感染发生并促进黏膜再生。

（4）了解病人的病情，尤其是血小板计数。针对骨髓抑制导致血小板减少的病人，进行口腔治疗时需特别温和，避免溃疡表面出血不止的情况。

（5）严重的口腔溃疡病人要遵医嘱给予静脉输入维生素C，以促进黏膜再生，加速溃疡愈合。

（6）病人应采取流质饮食，避免摄入过热和刺激性食物，以减轻口腔溃疡引起的疼痛。建议病人多说话、使用生理盐水漱口，保持口腔清洁，减少口腔细菌滋生，防止感染发生。

（7）密切注意病人白细胞及体温的变化。每日测3次体温，以便及时发现感染征兆。

（8）严重口腔溃疡病人疼痛剧烈时，可遵医嘱在餐前给予 0.03%丁卡因合剂喷洒口腔，减轻疼痛，促进食欲。

## 三、骨髓抑制.

由于化疗药对造血细胞的损伤，引起骨髓抑制，可分为四度（表 13-1）。若发生严重的骨髓Ⅳ度抑制，则实行保护性隔离。

表 13-1 骨髓抑制分度

| 分度 | 白细胞（$\times10^9$/L） | 粒细胞（$\times10^9$/L） | 血小板（$\times10^9$/L） | 血红蛋白（g/L） |
|---|---|---|---|---|
| 0度 | ≥4.0 | ≥2.0 | ≥100 | ≥110 |
| Ⅰ度 | 3.0～3.9 | 1.5～1.9 | 75～99 | 95～109 |
| Ⅱ度 | 2.0～2.9 | 1.0～1.4 | 50～74 | 80～94 |
| Ⅲ度 | 1.0～1.9 | 0.5～0.9 | 25～49 | 65～79 |
| Ⅳ度 | ＜1.0 | ＜0.5 | ＜25 | ＜65 |

数据来源：付艳枝等主编的《肿瘤化学治疗护理》（第2版）

（1）病人需住单人房间，房间内每日开窗通风2次，每次30min。保持室内适当的湿度；房间内墙面、桌面、地面每日用含氯的消毒液擦拭。

（2）保持病床及其周围环境的清洁和整齐，及时更换受到污染的物品或床单。

（3）限制家属探视，做好家属的解释工作。

（4）严格无菌技术操作，工作人员本身不能患有感冒或其他传染病。

（5）每日测4次体温，监测体温变化。若体温升高超过38.5℃，则需做各种培养，寻找感染病灶。给予抗生素，观察用药效果。

（6）监测白细胞和血小板情况。

（7）遵医嘱给予升血小板的药物，注射时避免药物的浪费。

（8）随时观察有无出血的倾向，包括牙龈、鼻腔、皮下瘀斑、血尿或便血，以及颅内出血、腹腔内出血等。

（9）嘱病人减少活动，防止意外的伤害，必要时绝对卧床休息。

（10）避免肌内注射及静脉注射，慎用止血带，注射完毕需压迫针眼 5min。

（11）嘱病人养成良好的生活习惯，包括使用软毛牙刷刷牙，积极治疗口腔溃疡，并建议饭后和睡前漱口，以及避免用手挖鼻孔。

（12）指导患者保暖，注意卫生，保持口腔、肛周及尿道口清洁。

## 第三节　常用化疗药物护理

### 一、紫杉醇化疗

（1）紫杉醇是一种紫杉醇类化疗药，含有酒精，主要副作用包括可能引发过敏反应以及对心脏传导功能造成的损害。

（2）用紫杉醇前 12h 和 6h 口服地塞米松 20mg。用紫杉醇前 30min 肌注苯海拉明 50mg，静脉给西咪替丁 300mg，预防过敏反应。

（3）当紫杉醇与其他化疗药联合应用时，一般先输入紫杉醇。

（4）先将紫杉醇 30mg 加入 0.9% NaCl 100mL 中，静滴 30min，若无不良反应再将余量加入 0.9% NaCl 500 mL 中，切不可把药一次全部化完，以免发生过敏反应造成药物浪费。紫杉醇应输注 3～5 h。

（5）应用紫杉醇时给予心电监护，第 1h 内每 15min 测 1 次心率、血压，以后每 30min 测量 1 次至用药结束。

（6）用药过程中若出现心慌、胸闷等症状，应立即停药，通知医生并给予吸氧。

（7）在输完紫杉醇后，为了确保剂量的准确性，需要使用生理盐水冲洗输液管内的药物残留。

（8）用药期间密切观察，出现毒副作用后及时告知医生并处理。

### 二、表柔比星化疗

（1）表柔比星是抗生素类化疗药，对血管刺激性非常强。它主要副作用是对心肌细胞的损害，症状有心律改变、心电图异常，严重时发生心衰、心梗。因此，化疗前要检查心功能，有异常者慎用。

（2）上药前需用生理盐水建立静脉通路，因表柔比星易溶于生理盐水，如溶于 5% GS 则发生絮状沉淀。

（3）建立静脉通路时应选择较粗直、易固定、组织保护丰厚、远离关节处的血管，条件允许尽量选用 PICC，药物输注时一定要避免药物外渗，一旦外渗，会引起皮肤组织坏死、溃烂，给病人造成不必要的痛苦。

（4）给药前应由 2 名护士同时查看血管情况，见回血后方可给药。一人给药，一人随时观察血管。表柔比星由静脉快速给药，避免在血管中停留时间过长，对血管过度刺激。

（5）在用药结束后，使用生理盐水冲洗输液管道，并在确认药物输入完成后，护士可以离开。若发生渗出现象，应立即停止输液，使用原针头接注射器进行多方向强力抽吸，尽可能将针头、皮管内及皮下水疱吸出。

（6）在给药后，护士需加强巡视，持续观察患者用药后的反应。部分药物会导致患者尿液出现红色，护士应告知患者这是药物的正常反应，减少患者的紧张情绪。

## 三、顺铂化疗

（1）顺铂属重金属铂类化疗药，由肾脏排出，在肾小管聚积。药物潴留对肾脏造成不可逆的损害，肾功能不好者应避免使用。

（2）建立静脉通路时应选择有弹性、较粗直的血管。开始补液时速度可稍快。

（3）粉剂顺铂需溶于 3% NaCl 中，水剂顺铂需溶于 0.9% NaCl 中。因顺铂溶化后不稳定，不能提早溶药。

（4）用顺铂前尿量应＞100mL/h，用镇吐药后才能溶药，经过 20～30min 即可上顺铂，顺铂应快速滴入。

（5）用药期间应准确记录出入量，若呕吐量超过 300mL，应监测电解质水平，及时补充液体。每日总结出入量时，若尿量少于 1000mL，应及时通知医生，给予处理。

（6）用药期间嘱病人少量多次饮水，多排尿，保证 24 h 尿量大于 3000mL，用药的前 4h 之内尿量不能少于 100mL/h，若 4h 每小时尿量不足应随时调整滴速，以免毒素蓄积。水化液应维持 15～16h，匀速滴入，保证肾脏的持续灌入。

（7）健康指导。嘱病人 1 周内均要多饮水；选择清淡、易消化饮食，少食多餐，即使恶心、呕吐也要坚持进食。

（8）在进行输液时，应选择适当的输液工具和途径。如果条件允许，推荐使用中心静脉途径进行输液。对于使用静脉留置针的情况，应在输液结束后立即拔除，避免不必要的留置。

# 第四篇　其他护理

# 第十四章 社区护理

## 第一节 社区护理的发展（包括基本概念的概述、发展）

### 一、社区

#### （一）概念

社区（community）一词源于拉丁语（Latin），原意是团体和共同。对社区的概念，不同的专家学者有各自的解释。我国著名社会学家费孝通给社区下的定义是："若干社会群体（家庭、氏族）或社会组织（机关、团体）聚集在某一地域里所形成的一个生活上相互关联的大集体。"社区不同于行政区域划分，更趋于一组共同生活、具有共同特征和共同需求的区域人群组成的社会群体，生活上相互关联，从事文化、经济、政治等社会实体活动。世界卫生组织（WHO）认为：社区是由共同地域，价值或利益体系所决定的社会群体。

社区是一种地域性有组织的社会实体，我国普遍倾向于根据社区结构和特点把社区分为城市社区，农村社区和集镇社区 3 种，前两者是最常见的分类，集镇社区是介于城、乡社区之间并具有一定特点的区域，城市社区一般是以街道、居委会为基本单元，农村社区一般是以村镇为基本单元。

#### （二）分类

社区分类的方式有很多，根据与社区卫生初衷的相关性，可分为地域性社区、共同利益性社区，健康问题解决性社区三类。

1.地域性社区（geographic community）

是根据地理界限和行政管理划分的区域，如一个市、区，街、县、乡镇。地域性社区在社区卫生服务实践中有着重要的作用，因为它可以作为一个明确的目标来分析当地的健康需求。例如，根据某一地区某一疾病的发病率和死亡率，扩大评估研究，获得的最终研究结果可作为该地区制订健康方案的基础和依据。此外在地域性社区中，媒体宣传和健康教育容易接触到目标人群，人们容易聚集起来共同实施某种干预措施和解决社区的一些特殊问题。

2.共同利益性社区（common-interest community）

是由有着共同兴趣、利益或者目标，但地域上分散的人群所构成的社区，如中华护理学会，抗癌协会、红十字会等。以健康问题为重点的共同利益性社区可以联合社区卫生机构，共同促进健康议程的实施。社区卫生实践中许多成功的预防和健康促进的例子，如卫生服务的改善，社区在特殊健康问题上的意识增强等都来自共同利益性社区的努力。

3.健康问题解决型社区（community of solution）

是由为解决健康问题的人们聚集起来而构成的社区。这类社区的大小取决于所面临的健康问题的严重程度、受影响的地域范围和解决问题需要的资源数量。例如，水污染可以波及周边几个区、县、市，为解决这一问题，必须在所受影响的区域组织相关机构、专家和工作人员共同商量如何控制水源问题、工业废弃水的排放和处理问题。

（三）特点与功能

1.特点

（1）人口要素：人是社区的核心，是构成社区最重要、最基本的要素。社区人口包括人口的数量，构成及分布。同一社区的人，有相似的风俗习惯、生活方式和行为模式，有社区归属感，可彼此分享价值观，同时个人的行为也影响社区的状态和角色。

（2）地域性：地域是社区存在和发展的前提，也是构成社区的重要条件，地域性特点决定社区的性质和未来发展。

（3）同质性：同一社区的成员一般具有相似的文化背景、行为背景和价值观念，容易产生相同的社会意识，行为规范、生活方式和文化氛围等，因此具有一定的同质性。这种同质性可影响社区人群，促使社区居民之间形成凝聚力和归属感。但是，随着社会的发展和追求生活居住环境的变化，这种同质性会逐渐减弱。

（4）管理机构和制度：管理机构和制度是社会秩序的基本保障。在我国，社区的基层机构为居委会和派出所，两者联合管理社区的户籍、治安、计划生育、环境卫生、生活福利等，规范社区人群的行为，协调人际关系，帮助解决困难或问题，满足社区居民的需要。

（5）生活服务设施：生活服务设施是社区人群生存的基本条件，也是联系社区人群的纽带。社区设施主要包括学校，医疗机构，娱乐场所，健身场所，商业设施、交通设施，通信设施、宗教设施等。

2.功能

（1）生产、消费、分配、协调与利用资源：社区居民需要消费物资，社区本身也可能生产和分配物资，以满足社区居民的需要。

（2）社会化：居民个体在社区生长发育成为社会化的人，在成长过程中相互影响，形成本社区特有的风土人情和价值观，这些特有的文化又反过来影响社区居民。

（3）社会控制：为保护社区居民而制定的各种行为规范和规章制度，如社区物业管理系统。

（4）社会参与：社区建立各种团体，组织和举办活动，如建立社区健身活动中心等，使居民之间互动，参与社会活动，凝聚社区力量，产生归属感。

（5）相互支援：社区居民遇到困难或生病时，社区可以给予支持和帮助。社区可根据居民需要与当地的民政部门或医疗机构联系，帮助解决困难。

## 二、社区卫生服务

### （一）概念

社区卫生服务（community health service）是社区建设的重要组成部分。随着社会生产的发展和医学的进步，人们对防病治病的认识逐步深化，医疗保健从个体向群体转变，寻求群体防治疾病的措施和方法，社区卫生服务正是适应这种需要而产生的。社区卫生服务指在一定社区中，由政府领导，社区参与、上级卫生机构指导下，以基层卫生机构为主体，全科医师为骨干，合理使用社区资源和适宜技术；以人的健康为中心，家庭为单位，社区为范围、需求为导向；以妇女、儿童、老年人，慢性病人，残疾人等为重点；以解决社区主要卫生问题、满足基本卫生服务需求为目的，融预防、医疗.保健、康复，健康教育、计划生育技术服务等为一体的有效、经济、方便、综合、连续的基层卫生服务。

### （二）体系

社区卫生服务体系是在城乡居民中设立社区卫生服务中心，再根据其社区覆盖面积及人口，在中心下设若干社区卫生服务站，或将原二、三级医院与新设的社区卫生中心联系起来，实施条块结合，以利于指导，提高服务质量。当前社区行政组织一般界定为城市的街道和农村的乡（镇）。一些城市街道在完善社区功能时，亦在社区设立服务中心，与附近的基层医院共同建设，或与当地民政机构联系，在社区卫生服务中心以照顾老年人，慢性病患者为主，同时发挥预防、保健，健康教育，康复、计划生育等功能。

（三）特征

1.实现初级卫生保健

世界卫生组织明确指出：“不分种族、宗教、政治信仰、经济和社会状况，达到尽可能的健康水平是每个人的基本权利。”要实现这一基本权利，须做到以下四个方面的工作：①政府承诺；②群众的主动参与和社会各方面力量的动员；③卫生部门和其他部门的合作；④适宜的、可提供的和负担得起的科学技术手段。社区卫生服务是真正实现人人享有卫生保健的途径。

2.综合性服务

社区卫生服务对象既包括病人，也包括非病人；服务内容涉及生理、心理和社会文化各个方面；服务范围包括个人、家族和社区；服务方式以预防、治疗和康复相结合。

3.持续性服务

社区卫生服务人员要主动关心社区内所有成员，从健康危险因素的监测，到社区成员疾病的发生、发展、演变，康复等各个阶段，包括病人住院、出院或请专科医师会诊等不同时期，提供连续性的服务。

4.协调性服务

社区卫生服务人员的职责是向病人提供广泛而综合性的初级医疗保健服务，但这种服务不是包罗万象，也不可能代替各类专科医疗机构。社区卫生服务人员应当掌握各级各类医疗机构和专家的情况，并建立相对固定的联系，以便协调各专科的服务，为居民提供全面、深入的医疗服务。

5.可及性服务

包括价格可及和地理位置可及。即医疗价格便宜，居民能在住所和工作场所附近得到社区卫生服务，有残疾人或老年人设施。

（四）任务

社区卫生服务具有公益性质，是社区发展的重要组成部分。社区卫生服务机构大多数由中央政府、地方政府，社会公共基金会，慈善组织，社区自治组织建立，少数由私人管理，通过法律的约束和社会健康保险制度的规范，形成一个有竞争的“内部市场”。因此，社区卫生服务的任务是以妇女、儿童、老年人，慢性病人，残疾人等为重点，以解决社区主要卫生问题，融预防、医疗，保健、康复，健康教育，计划生育技术指导为一体的基层卫生服务。

（五）内容

社区卫生服务以解决社区主要卫生问题，满足居民基本卫生保健需求为目的，主要开展预防，保健，健康教育、计划生育技术指导及常见病、多发病、诊断明确的慢性病的治疗和康复等综合性卫生保健服务。

1.预防

在社区卫生调查和社区诊断的基础上，针对社区主要慢性病、非传染性疾病实施干预措施；负责辖区内儿童计划免疫接种、传染病的预防和控制；提供心理咨询，精神卫生，合理营养、饮食卫生、居住和环境卫生等公共卫生技术指导与咨询服务。

社区预防包括传染病和多发病的预防、卫生监督和管理、慢性病控制。

2.保健

负责社区妇女儿童保健，生殖健康保健及优生优育工作；提供眼、口腔保健服务；对老年人群提供保健和急诊自救的指导。

3.康复

社区康复是指患者或残疾者经过临床治疗后，为促进其身心的进一步康复，由社区继续提供的医疗保健服务。社区康复不同于医疗康复，它体现了集医疗与预防保健于一体，身心全面兼顾，连续性、协调性的全科医疗服务的基本原则。社区康复的宗旨是充分利用社区资源，使患者或残疾者在社区或家庭通过康复训练，促使疾病好转或痊愈。

4.医疗

进行常见病、多发病及诊断明确的慢性病人的诊疗及护理，做好院前急救工作，为需要的病人安排会诊和转诊，提供医疗咨询服务。根据需要开设家庭病床及临终关怀服务。社区医疗应特别强调使用适宜技术、中医中药等，以适应社区群众的需求，减轻医疗负担。

5.健康教育

通过有组织、有计划、有系统的社会教育活动，如建立社区健康教育网络，编制健康教育宣传材料等多种形式，广泛开展以提高群体健康知晓率和卫生习惯形成率为目的的健康教育与健康促进，促使人们自觉地采纳有益于健康的行为和生活方式，消除或减轻影响健康的危害因素，预防疾病，促进健康，提高生活质量。社区健康教育需建立组织机构，由社区领导和社区卫生服务机构共同负责，组织有关部门和人民团体，社会有关人士参加。

6.计划生育技术指导

是我国的一项基本国策，社区卫生服务可为晚婚晚育，优生优育、计划生育提供方便、有效的技术指导和宣传教育。

7.其他

根据社区居民的需求，不断拓宽社区卫生服务范围，提供适宜的基层卫生服务。

（六）实施

社区卫生服务是有别于综合性医院、专科医院及专业预防保健机构的基层卫生服务。它的特点是贴近居民，就近就医、防治结合、综合服务，充分体现积极主动的服务模式。其主要服务模式有以下几种。

1.主动上门服务

在做好健康教育宣传的基础上，与居民订立健康保健合同；在社区卫生调查和社区诊断的基础上，对重点人群开展慢性病干预。对合同服务对象和慢性病干预对象定期上门巡诊，及时发现、及时处理健康问题。

2.开设家庭病床

根据居民的需求，选择适宜的病种，开设家庭病床，进行规范的管理和服务。

3.方便就近诊疗

为社区居民就近提供常见病、多发病的诊治服务。向社区居民公布联系电话，提供预约和家庭出诊服务，做到方便快捷。

4.医疗与预防结合

社区卫生服务机构除了为社区居民提供计划免疫接种、妇女保健、儿童保健等专项预防服务外，全科医生和社区护士等社区卫生服务专业人员还应当在诊治疾病中建立并充分发挥居民健康档案的作用，向居民提供家庭保健指导；向病人讲解疾病的转归和发展趋势，如何进行预防和日常的保健措施，耐心地接受居民的健康咨询，将健康教育和卫生保健知识的传播有机地融入医疗服务之中，帮助社区居民形成良好的卫生习惯和健康的生活方式。

5.实施双向转诊

与综合性医院和专科医院建立合作关系，及时把重症、疑难杂症病人转到合适的医院诊治，同时接受综合性医院和专科医院转出的慢性病和康复期病人，进行进一步的治疗和康复。

社区卫生服务机构应根据社区居民的需求变化，不断探索新的服务方式，以满足居民的卫生保健需要。

（七）模式

社区卫生服务是利用社区资源对社区人群进行预防，保健、治疗，康复和必要的社会服务的基层卫生服务。我国在计划经济时代就形成了比较健全的三级服务网络。1997年全国卫生工作会议提出的《中共中央，国务院关于卫生改革与发展的决定》，做出了改革城市卫生服务体系，积极发展社区卫生服务体系，开展社区卫生服务，逐步形成功能合理、方便群众的卫生服务网络的重要决策。不少城市积极试点探索，在实际操作中，各地区形成了不同的模式，主要有以下几种。

1.四级网络模式

四级网络模式是目前大城市社区卫生服务的主要模式，是指在三级医疗网络健全的城市，区医院成立医疗中心或社区卫生服务临床指导中心，一级医疗机构转型成为社区卫生服务中心，根据需要在居委会下设社区卫生服务站，通过站点进入家庭，形成“区医疗中心—街道社区卫生服务中心—居民委员会社区卫生服务站—家庭”的四级网络模式。

2.三级网络模式

三级网络模式又称医院派出式，是目前中等城市社区卫生服务的主要模式。该模式以二、三级医院或企业医院为主体，达到标准的卫生所为补充，进行合理设置。设置规模一般是一个卫生单位在所负责的范围内设置一个社区卫生服务中心，根据需要在若干个居委会设立服务站，形成“二、三级医院社区卫生服务科—社区卫生服务站—家庭”三级网络模式。该模式有利于居民得到更好的医疗服务（医院专家进入社区），更易于实现双向转诊。

3.二级网络模式

二级网络模式又称家庭病床式，是中国较早开展的卫生服务模式。该模式是由二、三级医疗机构开设家庭病床科，制订家庭病床病人准入标准和合同，由家庭医生建立家庭病床，制订治疗方案。家庭医生和护士定期看护家庭病床病人，根据需要制订医护方案。该模式也有利于病人得到更好的服务，顺利实现双向转诊，加强家庭保健。缺点是难以达到“六位一体”（预防、医疗，保健、康复、健康教育和计划生育指导）综合性服务的要求，对整个社区居民可及性差，可以作为一种补充模式。

4.资源互补模式

该模式主要是依托有条件的企事业单位卫生机构和地方卫生资源形成互补，共同承担区域内的社区卫生服务。市卫生局将企事业单位医疗机构纳入区域卫生规划，将企事业单位卫生资源与当地整合，成立社区卫生服务中心/站，为单位职工和当地居民提供服务。对于企事业卫生资源丰富的地区，可以实行该模式，避免重复建设。但要注意“六位一体”服务的到位，尤其是对非单位职工的居民。

5.联合服务模式

联合服务模式又称集团模式。在卫生资源丰富，机构种类繁多的地区成立医疗集团，以一家机构为中心，多家机构联合，组建社区卫生服务网络，共同承担区域内的社区卫生服务。集团成员可包括综合医院、专科医院、基层医院、急救中心，防保机构护理院、保健中心等，机构之间实行双向转诊、会诊、医师推荐、业务指导，按照各自特点，全方位提供社区卫生服务。

## 三、社区护理

### （一）概述

社区护理（community care）是社区卫生服务的一个重要组成部分，具有其特定的理论，概念、工作范围及方法。

社区护理由护理学和公共卫生学的理论综合而成，是用以促进和维护人群健康的应用学科，其含义为：①防止疾病或伤害的发生；②保护群众免受环境中有害物质的侵袭；③安排各种活动促进社区居民健康。它的实践范畴在于全科性质，不局限于某个年龄组或某种疾病，而是针对整个社区人群实施连续的，动态的健康照顾。社区护理的主要职责是将社区人群及生存环境视为一个整体，进行健康促进、健康维护和健康教育，并对社区群体的健康进行管理，协调和连续性照顾，直接对社区内的个体、家庭、群体和环境进行护理，使全民达到健康水平。社区护理与临床护理的区别见表 14-1。

表 14-1　社区护理与临床护理的区别

| 比较项目 | 社区护理 | 临床护理 |
|---|---|---|
| 工作地点 | 社区，家庭、居民家中 | 医院、门诊、其他医疗机构 |
| 护理对象 | 个人，家庭和社区 | 住院病人、门诊病人 |
| 护理工作 | 环境相对陌生<br>环境安全性需要判断<br>安排要考虑病人和家属意愿<br>经常独立工作<br>了解并适应病人家庭环境<br>病人对环境熟悉，经常有家属或朋友陪伴<br>病人可按自己的生活习惯生活 | 环境熟悉<br>环境相对安全计划时间进行工作<br>有其他医务人员支持和配合对病人家庭<br>了解不够深入<br>病人失去对环境的控制权，突然生活在陌<br>生环境中<br>要求病人遵守医院相关规定 |

（二）特点

1.以促进和维护健康为中心

社区护理的中心任务是提高社区人群的健康水平。通过运用公共卫生学及护理的专业理论、技术和方法，通过一级预防途径如卫生防疫、传染病管制、意外事故防范，健康教育等，以维护和促进人的健康。社区护理不是单纯对患者的治疗护理，更重要的是如何预防疾病、促进健康。

2 以整个社区群体为服务对象

社区护理的对象是社区全体人群，包括个人、家庭，团体及人群。其服务的重点倾向于人群，既有健康人群、亚健康人群、高危人群，也有重点保健人群及患病的人群。

3.具有高度的自主性和独立性

社区护士的工作范围广，经常需要单独面临解决问题和作出决策，需要有较好的认识问题、分析问题、解决问题和应急处理的能力。如社区护士运用流行病学的方法去发现社区人群中的健康问题及其危险因素，同时制订干预措施和组织相关人员实施干预等，这些工作完全有别于医院护士在医嘱指导下的工作，具有高度的自主性和独立性。

4.综合性的服务

影响健康的因素是多方面的，社区护理以家庭为单位，社区为范围，从卫生管理、社区支持、护理技术服务、健康教育等途径为社区人群提供全面综合的服务。

5.长期性的服务

社区护理针对社区整个人群实施连续的，动态的健康服务，涉及人的一生，是一项长期连续性的工作。同时，社区慢性病患者、残疾人、老年人等特定人群的特定护理需求也具有长期性。

6.多方面的协作性

社区护理工作，除与社区一般服务对象和医务人员密切配合外，还需要与当地行政部门，福利机构、教育部门、厂矿等多方面人员联系。因此，社区护理需要主动与各方面人员加强合作，才能做好社区卫生服务性工作。

（三）工作范围

1.社区保健护理

为社区各类人群提供不同年龄阶段的预防保健服务，以孕产妇，儿童、学生、老年人、厂矿业劳动者作为重点人群。根据领域及对象的不同，又可将此范畴的护理分为妇幼保健护理、社区儿童护理、学校卫生护理、职业护理。

2.社区慢性病人、传染病人，精神病人的护理与管理

主要面向社区的所有慢性病人，传染病病人，精神障碍病人提供他们所需要的护理及管理服务。采取的护理服务方式是家庭护理，服务内容主要包括各种基本护理操作，如静脉输液、手术伤口护理以及特殊的护理操作等。

3.社区急、重症病人的转诊服务

帮助那些在社区无法进行适当治疗的急、重症病人安全地转入适当的医疗机构，确保他们得到及时、必要的救治。

4.社区康复服务

为社区的伤、残者和慢性病人提供康复护理服务，帮助他们改善健康状况，恢复功能。主要服务形式包括长期护理、短期护理、日间护理、老年人福利中心的护理等。

5.社区临终服务

向社区的临终病人及其家属提供他们所需要的各类身心服务，帮助临终病人走完人生的最后一程，同时尽量减少对家庭成员的影响。

6.社区健康教育与健康促进

是指以促进和维护居民健康为目标，为社区各类人群提供有计划、有组织、有评价的健康教育活动，从而提高居民对健康的认识，养成健康的生活方式及行为，最终提高其健康水平。

（四）主要工作方法

社区护理工作方法是社区护士对社区中的个人、家庭和社区提供健康护理服务时采用的方法。常用的有护理程序、居家护理，家庭访视、健康教育，社区流行病学调查，健康普查，保健指导和组织社区活动等。

（五）社区护理服务常用护理技术

1.一般护理技术

主要包括生命体征的观察、测量和记录；静脉输液、各种注射法、物理降温，皮肤护理、饮食指导、口腔护理、雾化吸入，导尿、鼻饲和灌肠等基础护理操作。

2.专科护理技术

社区常见病，如冠心病等心血管疾病患者的家庭护理、糖尿病等内分泌疾病患者的家庭护理、慢性阻塞性肺疾病等呼吸系统疾病患者的家庭护理、脑卒中等神经系统疾病患者的家庭护理、慢性肾炎等泌尿系统疾病患者的家庭护理、肝硬化等消化系统患者的家庭护理、围生期妇女及儿科疾病患者的家庭护理，长期卧床患者的护理与功能锻炼，居家患者临终关怀等。

3.健康教育技术

针对不同文化，性格、年龄、民族、生活习惯的社区人群，采用不同的健康教育方式和方法。

4.家庭护理技术

开展家庭访视与居家护理，评估家庭结构与功能、家庭人员的关系与责任、明确服务对象、发现存在的护理问题、制订家庭护理计划、实施家庭护理措施与评价。

## 四、我国社区护理发展

1925 年，北京协和医学院在医、护校的课程中设有预防医学，为使学生能理论联系实际，该医学院与北京市卫生科联合，在北京创办“北京市第一卫生事务所”，目的是使医、护学生了解群众生活与预防疾病的关系。该所的工作范围有生命统计，环境卫生、妇幼卫生，传染病控制、结核病防治、学校卫生、工厂卫生、公共卫生护理等。学生实习内容有对孕妇的指导、家庭接生、对产妇、新生儿的访视指导、传染病患者家访及消毒隔离、学校及工厂卫生护理等。

1930 年，晏阳初先生在河北省定县提倡农村平民教育，其中也包括卫生教育，许多公共卫生护士亦参加了农村卫生工作。

1932 年，政府设立中央卫生实验处，训练公共卫生护士。1945 年，北京的卫生事务所增至 4 个。

中华人民共和国成立后，协和医学院停办，卫生事务所扩大为各城区卫生局，局内设防疫站、妇幼保健所、结核病防治所等，一部分医院开设地段保健科或家庭病床。但当时护校中未设公共卫生护理课程，虽然城市及农村都设有三级卫生保健网，但参加预防保健的护士寥寥无几。

1983 年，我国开始恢复高等护理教育，在高等护理教育课程安排中增强了护士预防保健意识和技能的训练，但大多没有设立社区护理专科。

1996 年 5 月，中华护理学会在北京召开了“全国首届社区护理学术会议”，会议倡导要发展及完善我国的社区护理，重点是社区中的老年人护理、母婴护理，慢性病护理及家庭护理等。

1997 年，《中共中央，国务院关于卫生改革与发展的决定》中指出：“积极发展社区卫生服务，逐渐形成功能合理、方便群众的卫生服务网络。”较好地推动了社区卫生服务工作的进程，社区护理逐渐成为一门独立的学科。

原卫生部于 2000 年及 2002 年相继印发了《社区护士岗位培训大纲（试行）》及《社区护理指导意见》，明确界定了社区护士的定义和基本条件。2006 年国务院发布了《发展城市社区卫生服务的指导意见》（以下简称《意见》），社区护理逐渐形成规范的人才培养模式，人力要求、服务内容和服务形式等。《意见》规定：社区护理人员要获得初级任职资格，必须通过参加全国卫生专业技术资格考试的护理学专业考试；全国卫生专业技术资格考试中，护理中级资格专业增设面向社区护理的专业；护理高级专业技术资格标准条件的有关政策规定中 ，进一步体现了社区护理的要求和特点。

# 第二节 社区护理的基本模式

## 一、三级预防

预防工作是社区护理工作的主要内容之一，是社区卫生服务中心通过承担社区内居民的初级卫生保健任务、三级预防工作，使整个社区人群达到健康状态的预防保健工作。“预防在先，治疗在后”，以预防为导向的护理，旨在促进以社区人群健康为中心，促使人们建立良好的行为和生活方式向有益于健康的方向发展，减少患病危险因素，预防各种疾病发生采取的各种护理措施。

（一）概念

三级预防（tertiary prevention）是针对健康与疾病的全过程，以全体居民为对象，以健康为目标，以预防疾病为中心的预防保健原则。目的是促进健康、预防疾病的发生和控制疾病的发展。三级预防是实施初级卫生保健的基本措施，是贯彻预防为主方针和整体健康观念的具体体现。社区卫生服务中心是将各种预防保健措施通过三个级别的预防，落实到所有服务对象，使得影响社区人群健康的危险因素得到有效干预（控制），达到社区整体的最佳健康状态。

（二）一级预防

1.定义

一级预防（primary prevention），又称病因预防，主要针对发病前期。它是在疾病发生的危险因素已存在的情况下，通过避免接触危险因素和提高抵抗疾病能力来预防疾病的发生。适用于社区内的健康人群，采取的主要手段是向群众进行不间断的健康教育，对不利于健康的生活方式进行干预，开展群众性的健康促进活动。

2.内容及具体措施

（1）针对政策与组织措施：包括各种与卫生保健事业相关的策略、方针、法律、规章，条例及相配套的卫生组织和措施等。如“人人享有卫生保健”的世界卫生策略；“以农村为重点，预防为主，中西医并重，依靠科技与教育，动员全社会参与，为人民健康服务，为社会主义现代化建设服务”的国家卫生工作方针；颁布《环境保护条例》

《食品卫生法》《突发公共卫生事件应急条例》等法规；根据“全面规划，合理布局、综合利用、化害为利、依靠群众，大家动手，保护环境、造福人民”的环境保护方针，建立环境质量卫生标准体系等。

（2）针对环境的措施：指直接消除或控制环境危险因素的措施，是预防疾病发生最积极的措施。主要是改善生活、生产环境，防止和减少环境中的生物、理化致病因素对人体的危害，包括保护空气，水、食物和土壤免受污染的措施；治理交通工具废气排放和噪声；发展高效、低毒、低残留农药等。运用卫生监督和治理措施，保障居民生活用水和食品的安全，通过健康教育提高居民环保意识提倡绿色消费等。

（3）针对机体的预防措施：保护机体减少接触危险因素或增强机体对抗危险因素能力，包括以下几方面。

①开展健康教育：增强自我保健意识，提高抗病能力。流行病学调查显示，人类疾病中 50%与人们不良的行为生活方式有关。因此，通过健康教育，增强自我保健意识，培养良好的健康生活方式和卫生习惯，是预防疾病发生中的一个极为重要的环节。

②预防接种：提高人群对传染病的免疫水平。主要针对七岁以下儿童采取“五苗防七病”。通过预防接种，少部分传染病已经消灭（如天花），大部分得到了有效控制（如白喉、破伤风、麻疹等）。

③做好婚前检查：婚前检查是实行优生优育的重要措施，加强优生优育和围生期保健工作，防止近亲或不恰当的婚配，以减少或避免遗传病的发生。

④重点人群保护：老、弱，妇、残、幼及某些职业人群，根据他们所处的环境和生理特点，使他们免受危险因素的侵袭。

⑤慎用医学检查和药物，以防医源性疾病的发生和滥用药物产生毒副作用。

通过上述这些措施的落实，从整体上提高群众的自我防病意识和自我防病能力。简而言之，一级预防就是通过各种可能的措施，最大限度地降低各种社区疾病的发病率，防患于未然，是三级预防的主干，是最积极有效的预防，也是防止疾病发生的第一道防线，是效益最高但工作量最大的预防措施。

### （三）二级预防

1.定义

二级预防（secondary prevention），也称临床前期预防。它是在疾病初期采取的预防措施。即当疾病已经发生，或是当机体生理代偿功能减弱、发生紊乱表现出症状时，早期发现疾病，及时采取治疗和防止传播的措施，预防其蔓延和严重后果。

2.内容及具体措施

二级预防是对各种社区疾病早期发现、早期诊断、早期治疗，防止并发症的发生。对于传染病，“三早”预防就是加强管理，严格执行疫情报告制度。除了及时发现传染病人外，还要密切注意病原携带者。对于慢性病，“三早”预防的根本办法是做好宣传和提高医务人员的诊断、治疗水平。通过普查，筛检和定期健康检查以及群众的自我监护，及早发现疾病初期（亚临床型）患者，并使之得到及时合理的治疗。由于慢性病常是经过致病因素长期作用后引起的，给“三早”预防带来一定困难。例如，许多人正处于高血压或糖尿病的初期，而自己尚未察觉，如果不进行早期诊断、早期治疗，势必会延误病情，进而发展成严重的并发症，如脑卒中、冠心病、心肌梗死、糖尿病引起的各种心脑血管病、失明、糖尿病足等。

二级预防是在不能完全实现一级预防或一级预防失效后很重要的弥补措施，是三级预防中的重要环节。

（四）三级预防

1.定义

三级预防（tertiary prevention），也称康复治疗或临床期预防，是为了预防疾病产生的严重后果而采取的措施。当疾病已产生后遗症，或机体代谢功能已处于不可逆转的阶段，开展康复治疗，以尽量减轻疾病带来的残疾等负担，缓解病痛和延长寿命。

2.内容及具体措施

三级预防主要是针对病人来说的，即通过积极正确的治疗护理措施，最大限度地延缓和减少慢性病并发症的发生和发展，减少残障的发生，促进康复，恢复生活和劳动能力，提高患者的生活质量，延长其健康寿命。三级预防是健康促进的首要有效手段，是现代医学为人们提供的健康保障。

总之，三级预防（三个级别）在疾病防治过程中是一个有机整体，其中一级预防主要以群体服务为主，二级、三级预防则以个体服务为主。不同类型疾病的干预级别主要取决于病因是否明确、病变是否可逆。

# 第三节　社区家庭护理与健康教育

## 一、家庭健康护理

### （一）家庭健康与家庭健康护理的概论

（1）家庭健康 WHO 认为家庭健康是指作为基本社会单元的家庭能正常行使其职责。特别强调的是，家庭健康不单纯指家庭中每个成员的健康状态，有时虽然家庭中每个成员都健康，但作为家庭仍然可能存在健康问题。健康家庭的特征包括：角色关系的规律性及弹性；个体在家庭中的自主性；个体参与家庭内外活动的能动性；开放以及坦诚的沟通；支持和关心的温馨氛围；促进成长的环境。

（2）家庭健康护理是以家庭为服务对象的护理，社区护士和家庭及家庭成员进行有目的的互动，帮助家庭充分发挥家庭的健康潜能，预防、应对和解决家庭在各个发展阶段中遇到的健康问题，以促进和维护家庭及家庭成员健康的活动。家庭健康护理是社区护理重要的组成部分，提供家庭健康护理的基本方法是家庭访视。

### （二）家庭健康护理的意义

1.可以早期发现家庭健康问题

生物遗传是影响人类健康与疾病的重要因素。一些疾病如先天愚型可直接通过家族遗传因素而来；高血压，糖尿病、癌症等疾病均与遗传因素有关。通过家庭健康护理，社区护士可以对具有遗传危险性的家庭成员进行健康教育、早期筛查，做到早防范、早发现、早治疗。

2.促进儿童的生长发育及社会化

家庭是儿童成长过程中重要的自然和社会环境，儿童躯体，心理和行为方面的异常均与家庭状况密切相关。良好的家庭健康护理，可以使儿童获得良好的教育、合理的喂养，从而更好地促进身心发育和社会化。

3.有效地控制疾病的传播、发生及发展

结核病、性病、肝炎等疾病在家庭中有很强的传播倾向。家庭成员往往具有相似的生活方式，而慢性病的发生往往与生活方式密切相关。社区护士通过家庭健康护理可以传播疾病的预防知识，改变家庭成员不良的生活方式，从而有效地控制疾病的传播、发生与发展。

4.促进疾病的康复

对大部分疾病来讲，丧偶、离婚、单亲家庭中成年人的疾病死亡率比结婚者高得多。家庭的支持对各种疾病尤其是慢性病和残疾的治疗与康复有很大的影响。社区护士通过家庭健康护理，可促进家庭对其患病成员的关心，照顾及支持，从而促进疾病的康复。

（三）家庭健康护理的工作特点及内容

1.工作特点

家庭健康护理的特点主要表现在以下几方面：

（1）家庭健康护理的地点具有多样性：可在不同场所进行，如在家里，社区护士的办公室，或家庭认为合适的地方。

（2）家庭健康护理的对象具有多重性：包括家庭中的个体、家庭单位和家庭群体。社区护士既可为有护理要求的家庭成员服务，也可为单个家庭和具有相同问题的家庭群体提供服务。

（3）家庭健康护理的主要目的是促进和保护家庭健康：帮助家庭获得高水平的健康，预防家庭成员患病，维持家庭正常的功能。

（4）家庭健康护理的内容具有多层次性：既包括个体层次的家庭成员护理，也包括家庭层次上的帮助家庭适应急，慢性疾病，以及各种原因所致的家庭结构和功能的改变。

（5）家庭健康护理性质的双重性：既可以是自愿的、独立的、无偿的福利性服务，也可是各专业合作的、有偿的商业服务。

（6）家庭健康护理的时间具有长期性：社区护士与家庭的关系通常持续较长时间。

（7）家庭健康护理的评估具有全面复杂性：不仅包括个人评估，还包括对整个家庭的结构和功能、发展任务，健康行为方式，健康状态、生活方式和心理社会变化等进行评估。

（8）社区护士与家庭关系为伙伴关系：在制订家庭干预计划和作出决定时，护士是家庭的伙伴。家庭应参与计划和决定过程，并与护士就家庭健康计划和决定达成一致意见。

2.工作内容

家庭健康护理是较复杂的，高级的护理实践活动，其服务内容广泛，涉及家庭生活的各个方面。总体上讲，家庭健康护理主要包括以下几个方面：

（1）与家庭及家庭成员建立良好的人际关系：良好的人际关系是家庭健康护理得以顺利开展的关键，因此是社区护士首要的工作内容。

（2）为居家患病成员提供医疗和护理服务：向居家患者及家属提供居家护理的知识，技能及相应的保健指导；协助家庭发现潜在健康问题，并指导家庭尽早明确诊断和接受治疗，促进疾病康复。

（3）协助家庭改善与建立健康的生活环境：生活环境是影响家庭与家庭成员健康的重要因素，因此社区护士应根据家庭成员的健康观念与健康行为，家庭现有的条件、家庭的经济状况等帮助家庭改善家庭生活环境，使之更有利于健康。

（4）协助家庭成员的心理与社会适应：家庭各阶段发展任务的顺利完成需要家庭成员有良好的心理与社会适应能力。因此，社区护士应了解家庭所处的发展阶段及其发展任务，及时发现各阶段潜在或现存的健康问题，及时给予指导，使家庭成员获得良好的心理与社会适应能力。

（5）协助家庭运用家庭资源：协助家庭成员充分认识家庭可利用的内外部资源及其作用，利用途径。家庭内部资源主要是指家庭或家庭成员提供的各种支持，如经济支持、维护支持、医疗处理、情感支持，结构支持等。家庭外部资源主要是指来自亲朋好友、社会支持性团体、宗教团体、社会福利机构等的社会、经济、文化、教育、医疗等资源。

（6）协助家庭参与社区和社会活动：及时向家庭提供在社区与社会中举行的健康活动的相关信息，并协助家庭积极参与活动，使家庭获得健康知识与保健技能，促进家庭与社区的联系，不断挖掘其健康潜能。

## 二、家庭健康护理的方法

家庭访视和居家护理是实施家庭健康护理的主要方法。

### （一）家庭访视

#### 1.概念

家庭访视是指在服务对象的家庭里，为了维持和促进个人、家庭和社区的健康而对访视对象及其家庭所提供的有目的的交往活动。

社区护士通过访视家庭，能了解和发现社区潜在或现存的健康问题，掌握和了解服务对象的家庭结构、家庭功能、家庭环境和家庭成员的健康状况，从而为服务对象及其家庭制订合理的护理计划并提供全面的护理服务，以维持和促进服务对象及其家庭的健康。

2.目的

（1）协助家庭及时发现健康问题：通过家庭访视，可收集到有关家庭以及家庭成员的健康状况，家庭结构、家庭功能等方面的真实资料，因此可作出准确的护理诊断。

（2）确认家庭健康的影响因素：确认阻碍家庭健康的相关因素，并逐步消除，从而促进家庭健康。

（3）寻求在家庭内解决问题的方法：通过收集与分析有关家庭的真实资料、直接与家庭及其成员合作，有利于社区护士更恰当地运用家庭的现有资源进行有针对性的家庭健康护理。

（4）直接提供个体化的护理服务：社区护士在家庭访视中还可以为居家的患者或残疾人直接提供个体化的护理服务。

（5）促进和完善家庭功能：通过对访视对象及其家庭成员提供有关疾病预防与护理，有效沟通、家庭角色的合理分配与调整等方面的健康教育，可有效促进和完善家庭功能，维持家庭健康。

（6）提供判断社区健康问题的线索；家庭是社区基本的组成单位，通过对具有共性健康问题的家庭进行分析，可以为判断社区健康问题提供线索。

（7）可促进家庭有效地建立并合理利用支持系统：家庭处于危机状态中并不一定能正确认识并合理利用家庭的内外部资源，社区护士可通过提供相关信息和指导来帮助家庭有效地建立并合理利用支持系统。

3.原则

（1）保密原则：家庭访视中，社区护士会收集到有关访视对象及其家庭的隐私信息，因此保守秘密是社区护士职业道德的基本要求。

（2）安全原则：在家庭访视过程中，社区护士与家庭都面临一些无法预知的安全问题，因此在家访中必须进行防范。

（3）协同原则：社区护士在家庭访视中主要承担协调、指导者的角色，家庭健康护理计划的制订、护理措施的实施均需要家庭的积极参与。因此，社区护士应注意调动家庭成员的主观能动性。

（4）资源共享原则；家庭健康问题的解决往往需要利用多种资源，这也是社区护理与医院护理的区别之一。因此，社区护士在家访中要学会利用家庭和社区的各种资源。

（5）规范服务原则：在家庭访视中，社区护士应遵守相关的规范与制度，严格按照社区护理的职责和要求来提供服务。

4.类型

（1）评估性家庭访视：是指以进行家庭健康评估从而发现家庭健康问题为目的的家庭访视。这是一种定性的评估方式，一般针对家庭的第一次访视均包括评估。评估性家庭访视常用于有家庭危机或健康问题的患者及年老体弱者或残疾人的家庭。

（2）预防与保健性家庭访视：主要进行疾病预防和健康促进方面的工作，常见于妇幼保健性家庭访视，如产后访视、新生儿家庭访视等。

（3）急诊性家庭访视：指以解决临时性的、紧急的情况或问题为目的家庭访视，如外伤、家庭暴力等。这是一种即时性家庭访视，随机性强，适用的范围广泛。

（4）连续照顾性家庭访视：指以为居家患者提供连续性照顾为目的家庭访视，如对慢性疾病患者、残疾患者、行动受限者，临终患者及其家属的家庭访视等。这是一种服务性的家庭访视，常有计划地定期进行。

5.家庭访视程序

家庭访视的整个过程包括访视前、访视中、访视后3个阶段的工作。

（1）访视前的准备工作。

①选择访视对象：从理论上讲，社区护士应对管辖范围内的所有家庭进行访视；但在实际工作中由于时间、人力等的限制往往很难做到。这就需要社区护士应明确重点访视对象。一般来讲，特困家庭、健康问题多发家庭、不完整家庭、具有遗传危险因素家庭，健康问题影响人数多的家庭，健康问题对生活有严重影响的家庭、易产生后遗症家庭、家庭功能不完善家庭、有慢性病患者且缺乏支持系统的家庭、残疾人家庭等为重点访视家庭。

②确定优先顺序：社区护士每天往往会对数个家庭进行访视，在有限的时间、人力情况下，应合理安排好访视顺序。排列优先顺序时一般应以群体为先、个体为后；急性病为先，慢性病为后；传染病为先，非传染病为后；有时间限制者为先；生活贫困，教育程度低者为先。同时还应考虑到访视对象的安全，家庭希望的访视时间、交通情况，援助内容等，如同一天需要对新生儿和传染病患者进行访视时，应新生儿在先，传染病患者在后。

③确定访视目的：社区护士在每次家庭访视前必须明确访视目的。访视分为初次访视和连续性访视。初次访视的主要目的是与家庭建立良好的关系，获取基本资料，确定主要健康问题；为达到此目的，访视前护士应通过家庭健康档案，家庭成员的医疗记录，

家庭要求访视时提出的问题或困难等途径了解家庭的相关情况，制订恰当的沟通方式，应变措施等。连续性访视的目的一般在上次访视结束后就已根据家庭目前的情况制订出来。

④准备访视用物：访视用物应根据访视目的和访视对象进行准备，一般包括基本物品，根据访视目的增设的物品、家用物品三大类。基本物品包括：①体格检查所需用物：如体温计、血压计、听诊器、手电筒、量尺等；②常用消毒物品和外科器械：如乙醇、棉球、纱布、剪刀、止血钳等；③隔离用物：如消毒手套，口罩，帽子、工作服等；④常用药物及注射器；⑤其他物品：如访视记录单、健康教育材料及联系工具（地图、电话本）等。增设的访视物品，如对新生儿访视时应增加体重秤，有关母乳喂养和预防接种的宣传材料等。家用物品，如一次性鞋套、卫生纸、床上洗头器等。

⑤联络被访家庭：访视时间原则上需要事先与访视家庭预约，一般是通过电话预约。如果为了避免因为预约使家庭有所准备而掩盖了真实情况，可以安排临时性突击访视。

⑥安排访视路线与访视备案：社区护士根据具体情况安排一天的家庭访视路线，并在访视机构留下访视备案，如访视目的、出发时间及结束时间，被访家庭的地址，路线和联络方式等，以便有特殊情况时，访视机构能尽早与访视护士取得联系。

（2）访视阶段的工作。

①建立良好的关系：与访视对象及家庭能否建立良好的关系会直接影响访视目标的实现。可以通过以下方式来建立信任、友好、合作的关系。①自我介绍：社区护士在初次访视前的预约电话中应向访视对象介绍所属单位的名称和本人的姓名，向访视对象确认住址和姓名，并在入户时再次介绍并出示相应的身份证明以及再次确认访视对象。通过自我介绍取得家庭的信任。②尊重服务对象，提供有关信息：社区护士应明确被访视家庭有拒绝访视，决定何时，何人进行访视等的权利，应予以尊重，必要时进行解释。如被拒绝，护士要分析拒绝的原因，并向访视对象解释访视的目的、必要性，所提供的服务，所需的时间等。在访视对象愿意接受的情况下提供服务和收集资料，必要时可签订家庭访视协议。

②评估计划与实施：a.评估：评估并不能于初次访视时完成，往往贯穿于整个访视期间，评估的内容包括访视对象、家庭、环境、社区资源等。通过评估可以掌握现存的健康问题或自上次访视后的变化。b.计划：根据评估结果与护理对象共同制订或调整护理计划。c.实施护理干预：护理干预措施包括健康教育，护理操作、转诊等。护理操作过程中要严格执行无菌技术操作原则、消毒隔离制度，避免交叉感染；排除其他干扰，

及时回答护理对象的提问；必要时向其介绍转诊机构或协助转诊。操作后还要妥善处理污染物，排除污染，整理用物并洗手。

③简要记录访视情况：简明扼要地记录收集到的主客观资料、提供的护理措施、健康教育指导的内容等，同时不要为了记录而忽略与访视对象的谈话。

④结束访视：与访视对象一起对本次访视进行小结，并在需要和同意的基础上共同决定是否需要下次访视。如果需要，应共同决定在下次访视前家庭应做的工作、预约下次访视的时间和内容。要告知家庭若有变化如何联系社区护士，并留下相关信息，如联系电话、工作单位地址等。

（3）访视后阶段的工作。

①消毒与物品的处理：社区护士访视结束后回到社区卫生服务中心要先洗手，对使用过的物品进行处理与消毒，并补充访视包内的物品。

②记录和总结：整理和补充家访记录，包括访视对象及家庭的反应，护理措施、潜在或现存的健康问题、协商内容和注意事项等，分析和评价护理效果和护理目标达成的情况，最好建立资料库或记录系统，建立家庭健康档案和病历。

③修改护理计划：根据收集的家庭健康资料和新出现的问题，修改并完善护理计划，如果访视对象的健康问题已解决，可停止访视。

④协调合作：与其他社区工作人员交流访视对象的情况，商讨解决办法，如个案讨论、汇报等。如果现有资源不能解决家庭的健康问题，而且该问题在社区范围内也不能得到解决时，应与其他服务机构、医师、设备供应商等取得联系，对访视对象进行转诊或提供帮助。

6.家庭访视的注意事项

（1）着装：着装应符合社区护士的身份，整洁，便于工作。穿舒适的鞋，便于行走。

（2）态度：合乎礼节，稳重大方，应表现出对访视对象及其家庭的关心和尊重；交流方式应符合家庭的文化背景，社会经历等，不要让家庭感觉被探听秘密；保守家庭的秘密。

（3）灵活机动：社区护士在家庭访视过程中随时可能会面临各种突发情况，应根据收集到的资料，作出判断并适当修改护理计划。

（4）访视时间：最好选择家庭成员都在的时候进行家访，但要避开家庭的吃饭和会客时间。一般控制在 1 h 内，访视时间低于 20 min ，最好将 2 次访视合并，但家庭要求的提供重要物品或信息的家访例外。

（5）服务项目与收费：护患双方要明确收费项目和免费项目，一般家访人员不参与收费。保持一定的界线：社区护士应注意不要让自己的人生观、态度等影响家庭成员作决策，与易受影响的家庭成员保持一定的界线。

7.安全问题及对策

（1）严格执行社区卫生服务机构的安全制度。

（2）不佩戴贵重首饰。随身带身份证、工作证和零钱。（3）入户途中遵守交通规则，注意交通安全。

（4）家访时如遇到一些有敌意、发怒，情绪反复无常的访视对象，或对周围的环境陌生而不能控制环境时，提供急需护理后立即离开。

（5）尽量要求访视对象的家属在场，访视家庭是单独的异性时，应考虑是否需要一个陪同者同行。

（6）入户途中会经过偏僻场所时，护士有权要求有陪同人员同行。

（7）在访视对象家中看到一些，如打架，酗酒、吸毒、有武器等不安全因素时，可立即离开，并与有关部门联系。

（8）在访视过程中，如果认为家庭成员中可能有危险，或正在受伤，必须立即给予适当处理，同时报警或通知急救中心，以保证家庭成员的安全。

（二）居家护理

1.概念

居家护理是在有医嘱的前提下，社区护士直接到患者家中，向居住在家庭的患者、残疾者、精神障碍者，提供连续、系统的基本医疗护理服务。

2.意义

（1）患者方面：可以得到连续性的治疗与护理，增进患者的安全感；方便患者的生活，增强自我照顾的意识与能力，提高生活质量；缩短患者的住院时间，降低医疗费用；控制并发症，降低疾病复发率及再住院率。

（2）家庭方面：增强家庭照顾患者的意识并获得护理患者的相关知识与技能；维持家庭的完整性；减少家庭经济负担。

（3）护理专业方面：扩展护理专业的工作领域；促进护理专业的发展；促进护理走向企业化。

3.形式

居家护理主要有三种形式，即家庭病床、社区卫生服务中心和家庭护理服务中心。

家庭病床和社区卫生服务中心是我国目前常用的居家护理服务形式，国外如美国和日本等国家常采用家庭护理服务中心的形式。

（1）家庭病床：是指在家庭设立病床作为治疗护理场所，选择适宜在家庭环境下进行的医疗或康复服务，由医院派遣病房或门诊的医师和护士到服务对象家中，使患者在熟悉的环境中接受医疗和护理，最大限度地满足社会医疗护理要求，是医院住院服务的院外补充形式。

（2）社区卫生服务中心：是由社区卫生服务中心的社区护士来为本社区居家患者提供相应的服务，是我国目前主要的居家护理服务形式。

（3）家庭护理服务中心：是为家庭中需要护理服务的人提供护理的机构。目前我国还没有，但在一些发达国家已有这种机构，美国称之为家庭服务中心，日本称之为访问护理中心。国际发达国家正积极推广和使用这种方式，是居家护理的发展方向。

①机构设置：由社会财团、医院或者民间组织等设置。其经费独立核算，经费主要来源于护理保险机构，少部分由服务对象承担。

②工作人员：其工作人员固定，由主任 1 名，副主任 1 名，医师 1～2 名，社区护士数十名，护理员和家政服务员数十名，康复医师数名，心理咨询师 1 名，营养师 1 名组成。中心主任和副主任多数是由社区护士担任，有的地方由医师担任。护士是护理服务中心的主体。

③服务方式：服务对象首先应到服务中心提出申请，服务中心接到申请后，由社区护士到申请者家中访视，进行评估。评估内容包括：需要的护理服务，是否需要医师的诊查，家庭环境，是否需要心理咨询医师、康复医师，是否需要护理员进行生活护理，是否需要家庭服务员等。

无论是哪种形式的居家护理都需要满足以下条件，才能得到良好发展：①患者家中必须有能担负照顾责任的人：社区护士只是定期到家中进行护理和指导，24 h 的照护主要依靠患者自己和家属。②护理费用纳入相关保险：这是居家护理的基本保证。③有明确的经营方向和资源管理方法：这样才能使居家护理得到发展。④建立健全相关制度：要有明确的制度规定，如居家患者病情变化需要住院时住院的方法，需要继续治疗和护理的患者出院后获得居家护理的方法。

4.服务项目

居家护理的服务项目主要包括健康照护和支持性服务两大类。健康照护的内容有注射、鼻饲护理、气管切开的护理、导尿、健康教育，尿管护理，灌肠、膀胱功能训练、膀胱冲洗、氧气疗法、体格检查、伤口护理、压疮护理，康复训练，体位引流、标本采集和送检等；支持性服务包括陪同患者看病购物、外出办事等。目前，国内的居家护理内容主要局限于健康照护方面。

## 三、社区健康教育

（一）概述

1.健康教育（health education）

健康教育是通过有计划、有组织，系统的教育活动和社会活动，帮助个体和群体掌握卫生保健知识，树立健康观念，促使人们自愿采纳有利于健康的行为和生活方式，消除或减轻影响健康的危险因素，预防疾病，促进健康和提高生活质量。

健康教育的根本目的是促使个体、群体改变不良的行为和生活方式，采纳有益于健康的生活方式。通过健康教育，使人们掌握卫生保健相关知识，提高认知水平，建立以健康为中心的价值观，采取健康的行为，促进健康和社会文明。信息传播、行为干预等是健康教育的主要手段。健康教育一方面是通过人们自我学习或相互学习取得经验和技能；另一方面是通过有计划、多部门、多学科的社会实践获得经验。

2.社区健康教育（community health education）

社区健康教育是以社区为基本单位，以社区人群为教育对象，以促进社区居民健康为目标，有目的、有计划、有组织、有评价的系统的健康教育活动。在护士伦理学国际法中，国际护士协会规定护士的基本职责包括保护生命，减轻病痛和促进健康 3 个方面。社区护理人员不仅要为患病的人群提供护理服务，还要为促进社区人群的健康提供服务。

（1）目的：开展社区健康教育的目的主要包括以下 5 个方面：①增进社区居民自我保健的知识和技能；②提高和促进社区人群健康和自我保护意识；③促使社区人群采取有利于健康的行为及生活方式；④合理利用社区的卫生保健资源；⑤消除或减少危险因素。

（2）意义：①合理利用、节约社会资源：随着社会的发展，生活条件的改善以及医疗卫生事业的发展，人类的疾病谱也在发生变化。慢性非传染性疾病已成为影响人群健康的主要威胁，而不良的行为及生活方式是导致这类疾病发生率、死亡率不断升高的主要原因。社区健康教育在改变不良的行为及生活方式上具有投资少、收效大的特点。②增加社区居民自我保健意识和自我保健能力，增强其健康责任感，为实现“人人享有卫生保健”的战略目标奠定基础。③广泛开展不同领域的护理健康教育实践及研究，有利于促进健康教育的理论发展，建立符合中国国情的护理健康教育学科体系。

（3）社区护士在健康教育中的角色：社区健康教育已成为社区护理的主要工作内容，也是社区护士必须具备的能力。社区护理实践活动离不开健康教育，而且通过健康教育，居民能够在社区护士的帮助下做出健康的决定，提高健康水平。因此，在社区健康教育活动中，社区护士扮演着健康教育活动的组织者和管理者，健康知识的教育者，健康行为的指导者，督促者、支持者和协助者，健康教育效果的评价者等角色。

（二）健康教育理论

人类的健康相关行为是一种复杂的活动，受到生理、心理、社会、文化、精神等诸多因素的影响。因此，健康相关行为的改变是一个相对复杂且漫长的过程。众多专家学者以医学、行为科学，社会学、心理学、传播学等学科为基础，提出多种行为改变理论，期望来说明和改变人群的健康相关行为，促进人类的健康。

1.知信行模式

“知信行”是知识、信念和行为的简称。知信行模式（knowledge , attitude,belief and practice,KABP）是行为改变较为成熟的模式，实质上是认知理论在健康教育领域中的应用。该模式主要阐述了对行为的改变，在了解卫生保健知识和正面信息的基础上，以积极、正确的信念与态度为动力，才有可能主动地采纳有益于健康的行为或改变危害健康的行为。知信行模式认为普及卫生保健知识是关键。

知识、信念和态度、行为之间存在着因果关系。知识和学习是基础，信念和态度是动力，行为改变是目的。知识、信念和态度是行为产生的必要条件，即在建立信念之后，如果没有坚定的态度，实现行为的改变也是不可能的。态度转变是行为转变的前奏，因此健康教育者应学会促进人们态度转变的方法，创造有利于行为改变的环境，最终达到行为改变的目标。健康教育者可以运用以下几种方法促进人们态度的转变：

（1）增强信息的权威性：信息的权威性越强，说服力就越强，人们态度转变的可能性就越大。

（2）增强传播的技能：传播的感染力越强，越能激发、唤起目标人群的情感，就越有利于态度的转变。

（3）适当使用“恐惧因素”：恐惧会让人感到事态的严重性，但恐惧因素使用不当会引起极端反应或逆反心理。

（4）行为效果和效益：不仅有利于强化自己的行为，同时常能促使信心不足者发生态度的转变。

2.健康信念模式

健康信念模式（health belief model ,HBM）是以心理学为基础，由刺激理论和认知理论共同组成。它是运用社会心理学的方法解释健康相关行为的重要模式，最早由美国公共卫生机构的社会心理学家 Hochbaum 于 20 世纪五六十年代提出。后经美国心理学家 Becker 和 Rosenstock 修订逐步完成。

健康信念模式遵循认知理论的原则，强调信念，期望对行为的主导作用，它认为主观心理是促使人们采纳有利于健康行为的基础。因此，当人们具有正确的健康信念时就会接受劝导，从而改变不良行为，采纳健康行为。

该模式分为 3 个主要部分，即个人认知、修正因素和行为的可能性（图 14-1）。其核心是感知威胁和知觉益处，前者包括对疾病易感性和疾病后果严重性的认识，后者包括对健康行为有效性的认识。

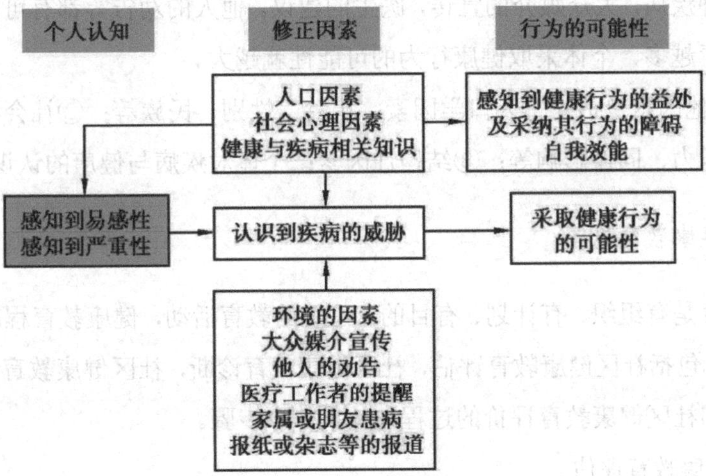


图 14-1　健康信念模式

在健康信念模式中阐述了以下促进健康信念形成的相关因素：

（1）感知疾病的威胁：对疾病易感性和严重性的感知。人们对疾病易感性、严重性的感知程度越高，对疾病威胁的感知程度就越高，产生行为动机的可能性就越大。

①对疾病易感性的感知（perceived susceptibility）：指个体对自身出现某种健康问题或患某种疾病可能性的判断。人们感到自己患某种疾病的可能性越大，采取行动避免疾病发生的可能性就越大。

②对疾病严重性的感知（perceived severity）：疾病的严重性包括疾病对身体健康的不良影响（如导致疼痛、伤残和死亡等）和对心理健康的影响（如意识到疾病会影响

家庭、工作及人际关系等）。人们感到其后果越严重，越有可能采纳健康的行为。

（2）感知健康行为的益处和采纳健康行为的障碍。

①感知健康行为的益处（perceived benefits of action）：指个体对采纳健康行为后可能产生益处的主观判断。当人们能够认识到采纳健康行为的益处，或认为益处很多，会更有可能主动采取健康行为。②感知健康行为的障碍（perceived barriers of action）：指个体对采纳健康行为将面临的障碍的主观判断，如行为的复杂性，花费的时间、经济负担等。当人们感觉到的障碍越多，采纳健康行为的阻碍就越大。

（3）自我效能（self-efficacy）：是指个体对自己是否有能力执行某一特定行为并达到预期结果的主观判断，即个体相信自己能够控制内外因素，执行健康行为并取得预期结果。自我效能是决定人们产生行为的动机，进而产生行为的重要因素。个体的自我效能越高，越有可能采纳有益于健康的行为。

（4）提示因素（cues to action）：是指诱发健康行为产生的因素，如家人，朋友或同事患有此种疾病，大众媒介的宣传，医生的建议，他人的劝告等都有可能作为提示因素。提示因素越多，个体采取健康行为的可能性就越大。

（5）其他因素包括：①人口学因素：年龄、性别、民族等；②社会心理学因素：人格特点，压力、同伴影响等；③结构性因素：个体对疾病与健康的认识。

## （三）健康教育程序

健康教育是有组织、有计划、有目的、系统的教育活动，健康教育程序的理论基础是护理程序，包括社区健康教育评估，社区健康教育诊断，社区健康教育计划，社区健康教育实施和社区健康教育评价的过程与效果5个步骤。

1.社区健康教育评估

社区健康教育评估是指收集有关健康教育对象和资源的信息并进行分析，了解教育对象的需求，为健康教育诊断提供依据。评估可通过直接评估和间接评估。直接评估包括观察与访谈，问卷调查、召开座谈会等；间接评估包括查阅档案、分析文献资料、开展流行病学调查等。资料的收集从以下4个方面进行。

（1）教育对象：最先要明确教育对象的健康教育需求。健康教育需求受到多种因素的影响，社区护士重点收集的资料包括：①基本资料：包括姓名、性别、年龄、健康状况、遗传因素等；②生活方式：包括吸烟，酗酒、饮食、睡眠、活动与锻炼等；③学习能力：包括学习经历、学习方式，文化程度、学习兴趣、态度等；④对健康知识的认识及掌握情况：包括不良生活方式对疾病影响，预防疾病，服用药物的注意事项，常见疾病相关知识等。

（2）教育环境：包括生活、学习及社会环境，如职业、经济收入，学习条件、交通工具等资料。

（3）医疗卫生服务资源：包括卫生政策，医疗卫生机构的数量与位置，享受基本医疗卫生服务的状况等。

（4）教育者：包括教育者的能力，教育水平和经验，对健康教育工作的态度等。

2.社区健康教育诊断

（1）确定健康教育诊断：整理与分析收集的资料，针对社区人群共同的健康教育需求，确定健康教育问题及健康教育诊断。具体步骤为：①分析资料，列出现存的，潜在的健康问题；②分析健康问题对教育对象的健康威胁的程度；③分析开展健康教育的可利用资源；④挑选出能够通过健康教育改善或解决的健康问题；⑤找出与健康问题相关的行为、环境和促进行为改变的因素。

（2）确定健康教育的优先项目：优先项目是指能够反映群众最迫切需要、最关心的问题，或反映社区中存在的最重要的卫生问题，通过干预能获得最佳效果的项目。社区护士应在尊重教育对象意愿的前提下，根据其健康教育需求的紧迫性及可利用的资源，根据其重要性、有效性及可行性来确定优先项目。

3.社区健康教育计划

科学地制订健康教育计划，是实施健康教育的基础和前提。制订健康教育计划时，要以教育对象为中心，遵循原则，明确健康教育的目标，确定内容，选择适当的教育方法，并确定健康教育的评价方式及评价指标。

（1）设计原则：计划应具有明确的目标、整体性，前瞻性、弹性、参与性、从实际出发。

（2）设置目标：包括制订远期目标和近期目标。健康教育的具体目标一般可分为教育目标、行为目标、健康目标及政策与环境目标。

（3）确定教育者和教育对象：教育者应是具有专业知识水平的卫生工作者，包括社区护士、全科医师，社区其他卫生服务工作人员及专业培训师。教育者应具备科学的、全面的、与时俱进的知识，良好的职业道德。不同的社区健康教育对象，健康教育的侧重点各异。

（4）确定内容：健康教育的内容应根据目标人群来选择，教育对象更容易接受与他们自身状况十分相关的信息。

（5）选择方法：健康教育的实施方法需要根据教育的内容、目标人群的文化水平及学习特点进行确定，还应联合使用多种方法。

4.社区健康教育实施

健康教育的实施是指将计划付诸行动，获取效果的过程。实施的过程包括组织、准备和质量控制。

（1）组织：社区健康教育活动涉及多部门、多学科、多手段，因此实施的首要任务是开发、动员多部门参与，从而建立一个支持性的政策环境。

（2）准备：此阶段需要制订实施工作表、进行人员培训配备必要物资。

（3）质量控制：目的是确保各项活动均按照目标完成并符合要求，主要内容包括对教育活动的内容监测、进度监测、经费使用监测，以及目标人群参与度和认知，行为变化的监测等。

5.社区健康教育评价的过程与效果

（1）过程评价：过程评价的内容包括针对执行者、组织、政策和环境的评价等。过程评价着重关注项目活动是否按照计划实施，同时还承担修正计划的责任，保障项目目标顺利实现。过程评价指标包括活动的执行率，覆盖率、教育对象的满意度、活动经费使用率等。

（2）近期效果评价：近期效果评价是评估目标人群健康相关行为及其影响因素的变化。评价包括以下内容：①倾向因素：在实施前后教育对象的卫生知识，健康价值观、态度、对疾病易感性与严重性的信念，采纳健康行为的动机、行为意向的转变等。②促成因素：人们实现行为改变所需的政策、环境、资源、技术等方面的变化。③强化因素：在实施前后教育对象个人感受、与教育对象关系密切的人、公众对教育对象采纳健康行为的支持度等方面的转变。④健康相关行为：实施前后教育对象健康相关行为的转变。

近期效果评价反映出健康教育后体现在目标人群方面的效果。常用指标包括：卫生知识知晓率、卫生知识合格率、行为改变率等。

（3）远期效果评价：远期效果评价内容包括目标人群的健康状况的改变、疾病与死亡指标（发病率、死亡率、平均期望寿命等）的变化，生活质量（如生活质量指数、生活满意度指数等）的变化。

# 第四节 社区康复护理

## 一、概述

社区康复是社区发展范畴内的一项战略性计划，是帮助残疾人、老年人、慢性病患者预防并发症和畸形的发生，进行日常生活活动能力的训练及提供心理护理，以协助患者重返家庭和社会。2006 年第二次全国残疾人抽样调查统计公报（第一号）显示，我国各类残疾人总数为 8 296 万，占全国总人口数的 6.34%。但现有康复机构数量有限、费用较高，而且大部分需要康复训练的患者居住在社区、家庭中，不能得到及时有效的康复服务。因此，社区康复以其方便，可行、灵活多样、社区及家庭主动参与，满足残疾人各种需要、费用低廉等优点成为大多数残疾人参与康复的最有效形式。

1.康复（rehabilitation）

是指综合协调地应用各种措施，最大限度地恢复和发展病、伤、残者的身体，心理，社会、职业，娱乐，教育和周围环境相适应方面的潜能。此定义对残疾者本人及其家属的权利给予了充分的尊重，也对全社会的参与提出了更高的要求。

2.社区康复（community-based rehabilitation，CBR）

是指依靠社区人力资源而采取的康复措施，这些人力资源包括残损、残疾、残障的人员本身以及他们的家庭和社会。1994 年，世界卫生组织、联合国教科文组织，国际劳工组织联合发表了一份关于社区康复的意见书，把社区康复工作解释为：“社区康复是社区发展范畴内的一项战略性计划，其目的是促进所有残，伤者得到康复，享受均等的机会，成为社会的平等一员。社区康复的实施，要依靠残、伤者自己和他们的家属、所在社区以及相应的卫生、教育、劳动就业和社会服务部门等的共同努力。”

结合我国国情及社区康复实践，我国对社区康复的定义是：“社区康复是社区建设的重要组成部分，是在政府领导下，相关部门密切配合，社会力量广泛支持，残疾人及其亲友积极参与，采取社会化方式，使广大残疾人得到全面康复服务，以实现机会均等充分参与社会生活的目标。”

3.康复护理（rehabilitation nursing）

是指在总体康复医疗计划下，为了达到全面康复的目标，与其他康复专业人员共同协作，对残疾者，慢性病且伴有功能障碍者进行适合康复医学要求的专门的护理和功能训练，预防残疾的发生、发展及继发性残疾，使患者最大限度达到康复并重返社会。

4.社区康复护理（community-based rehabilitation nursing）

是将现代整体护理融入社区康复，在康复医师的指导下，在社区层次上，以家庭为单位，以健康为中心，以人的生命为全过程，社区护士依靠社区内各种力量，即残疾者家属、义务工作者和所在社区的卫生教育劳动就业和社会服务等部门的合作，对社区伤残者进行的护理。社区康复护理使出院回家的患者能够在社区继续接受康复治疗，最大限度地恢复病、伤、残者的活动功能、劳动和工作能力、生活自理能力等，以便重新参加家庭和社会生活。

## 二、社区康复护理服务原则、对象与内容

### （一）社区康复护理服务原则

1.功能训练贯穿全程

功能训练是康复护理的基本内容。早期、长期功能训练，能有效预防残疾的发生、发展，最大限度地恢复患者的机体功能。

2.注重与实际生活结合

康复护理训练应注重实用性，训练内容与日常生活活动相结合，恢复自理能力，实现自我康复护理。

3.注重心理康复

应注意患者情绪、心理的变化，消除消极情绪，加强心理康复，最大限度地使患者适应社会、融入社会。

4.提倡协作精神

良好的协作关系是患者得到最佳康复疗效的关键。康复护理人员应积极与其他人员进行良好的沟通交流，保持良好的人际关系，促进患者康复。

### （二）社区康复护理服务对象

1.残疾人

残疾人是指在生理、心理、精神、解剖结构和功能异常或丧失，部分或全部失去以正常方式从事个人或社会生活能力的人。可分为肢体障碍、听力障碍、语言障碍、智力障碍、多重障碍、精神障碍和其他障碍的人。根据《国际残损、残疾、残障》（International

Classification oflmpairments，Disabilities & Handicap，ICIDH）分类，可将残疾分为以下3 种：

（1）残损（impairment）：由于各种原因导致身体结构、外形、器官或系统生理功能以及心理功能的损害，造成身体、精神或智力活动受到不同程度的限制，但个体仍能完成日常生活自理，是生物器官水平上的功能障碍。因此，又称结构功能缺损。

（2）残疾（disability）：现改称为“活动受限”，是指个人活动能力受限或缺乏，个体不能按正常的方式和范围进行活动，但可借助辅助设施解除活动受限，是个体水平上的功能障碍。因此，又称个体能力障碍。

（3）残障（handicap）：现改称为“参与限制”，是指由于残损或残疾限制或阻碍个体完成正常情况下（按年龄、性别、社会、文化等因素）的社会作用，是社会水平上的功能障碍。因此，残障也称社会能力障碍。

残损、残疾、残障是器官、个体和社会 3 个不同水平上的功能障碍。它们之间存在着紧密的联系，如果残损得不到合理的治疗可能发展为残疾甚至残障，而残障也可以通过康复的介入而转化为残疾或残损，三者之间没有绝对界限。

2.老年体弱者

人经历一个自然衰老的过程，一方面个体进入老年期后，会出现不同程度的功能减退，如耳目失聪，行动不便等；另一方面，由于疾病，特别是高血压、冠心病，慢性骨关节疾病引起的功能障碍而致残疾。因此，老年人特别是老年残疾人，在生活自理、经济收入、参与家庭和社会活动等方面存在着不同程度的康复需求，通过康复护理措施有利于延缓衰老的过程，提高年老体弱者的生活质量。

3.慢性病患者

随着康复医学的发展，康复范围不断扩大，已由原来的促进存在于疾病的发生、发展过程中的康复，扩大到促进智力残疾、精神残疾、感官残疾以及心肺疾病、癌症、慢性疼痛等的康复。这些病往往以慢性病的形式出现各种功能障碍，使原发病病情加重并形成恶性循环。慢性病患者多数时间在社区家庭中生活，需要长期医疗指导及康复训练，社区护士通过康复护理指导慢性病患者进行功能的恢复，防止原发病的恶化和并发症的发生。

（三）社区康复护理服务内容

社区康复护理的主要任务是预防慢性病、促进伤残者康复、纠正不良行为；预防并发症和伤残的发生，最大限度地发挥伤残者的自理、自立能力以及进一步加强伤残者生活应对能力和适应能力。社区护士在社区工作中，依靠社区的力量，与伤残者保持良好的沟通和交流，保证他们在社会和法律上得到帮助。

1.开展社区康复护理现状调查，预防残疾发生

社区护士应在社区范围进行调查，了解社区康复资源、康复护理对象数量、分布及康复护理需求，并做好登记，为社区康复计划的制订提供依据。同时要落实各项有关残疾预防的措施，如针对儿童的计划免疫接种，预防脊髓灰质炎等残疾性疾病的发生；开展社区健康教育，如健康生活方式指导、妇女保健及优生优育保健指导，开展环境卫生、营养卫生、精神卫生、安全防护等宣传教育工作。

2.开展社区康复护理服务

（1）给患者提供舒适的环境：为康复对象提供良好的康复环境，尤其是老年人，视力残疾者和肢体残疾者，因行动不便而需使用各种助行工具，这就要求为残疾者的居住环境进行无障碍设计，便于康复对象的起居，有利于康复目标的实现。

（2）预防并发症和畸形的发生：通过指导和协助患者进行康复训练，如体位转移技术、良好肢体位置的放置，关节活动能力，呼吸功能及排泄功能训练等技术，以预防压疮、呼吸道和泌尿系感染、关节畸形及肌肉萎缩等并发症和畸形的发生。

（3）训练患者自我康复护理能力：自我康复护理是鼓励患者自己参与某种活动，并在其中发挥主动性、创造性，使其更完美、更理想，以达到康复目的的一种方法。在病情允许的条件下，进行日常生活活动能力的训练，内容包括起床、洗脸、梳头、更衣、进食，家务劳动等，其训练目的是提高患者的生活自理能力，重新建立生活信心，为早日回归社会创造有利的条件。

（4）心理护理：针对残疾者复杂的心理特点，社区康复护士应以真诚、关心的态度对待患者，通过心理咨询、心理治疗，分析和掌握康复对象的心理动态，对已发生或可能发生的心理障碍和异常行为，进行耐心细致的心理护理，帮助其正视疾病与残疾，树立信心。鼓励康复对象参加各种治疗和活动，摆脱非健康心理的影响。

（5）辅助器材的使用指导及训练：指导及训练辅助器具的使用，为功能障碍者的康复提供物质和技术的支撑。社区康复护士一方面借助辅助器具对功能障碍者进行护理；另一方面应指导功能障碍者选用合适的支具和如何利用支具进行功能训练。同时注意观察患者的残疾情况以及康复训练过程中残疾程度的变化，与相关人员保持良好的联系，记录并提供各类康复的相关信息，做好协调工作，促进康复治疗的实施。

3.协助社区康复转介服务

在康复服务的过程中，一些康复技术由上级机构下传，而一些难以在社区解决的问

题则应向上级机构转送，这种上下转介系统是社区康复的重要内容。因此，社区护士应掌握社区转介服务的资源与信息，了解康复对象的需求，提供有针对性的转介服务。

## 三、社区常见病伤残患者的康复护理

### （一）脑血管意外患者的社区康复护理

1.脑血管意外（Cerebral Vascular Accident , CVA）

又称脑卒中，是各种原因造成急性脑血管循环障碍，导致持续性＞24 h 大脑半球或脑干局灶型神经功能缺损的一组疾病的总称。根据病因和临床表现的不同，可分为出血性脑血管意外和缺血性脑血管意外两类。

脑血管意外以其发病率高，致残率高，死亡率高及复发率高的“四高”特点成为当前严重威胁人类健康的一类重要疾病。我国 2010 年卫生统计年鉴显示，脑血管意外已成为继恶性肿瘤、心脏病之后导致我国城市居民死亡的第三大原因。因此，开展社区脑血管意外康复护理对改善患者的功能障碍、提高患者的自理能力、促使其最大限度地回归社会具有重要意义。

2.常见功能障碍

由于病变性质，部位、大小等不同，脑血管意外所导致的障碍及严重程度也有所区别。脑血管意外引起的障碍具有多样性和复杂性的特征，其中偏瘫和失语是最常见的功能障碍。

（1）运动功能障碍。

最常见功能障碍之一，大多数患者表现为病灶对侧上、下肢体的瘫痪即偏瘫，是致残的重要原因。其功能恢复一般经过软瘫期，痉挛期、相对恢复期和后遗症期。

（2）言语功能障碍。

40%～50%的脑血管意外患者会发生言语功能障碍，包括失语症、构音障碍和言语失语症。

（3）共济障碍。

四肢协调动作和行走时的身体平衡发生障碍，又称共济失调。表现为出坐、立位不稳，步行困难。

（4）感觉功能障碍。

约 65%的脑血管意外患者有不同程度的感觉功能障碍，主要有痛觉，温度觉、触觉、本体觉和图形觉的减退或消失。

（5）认知功能障碍。

患者对事物的感觉、知觉、记忆、注意、识别、理解和智能等出现障碍。约有 35% 的脑血管意外患者会发生认知功能障碍，主要表现为定向力，注意力、计算力，处理问题能力等水平下降。认知功能障碍损害的程度不仅对脑血管意外患者预后有明显的影响，而且还影响患者的康复训练过程。

（6）日常生活活动能力障碍。

脑血管意外患者由于运动功能、感觉功能、认知功能等多种功能障碍并存，导致日常活动能力下降或丧失。表现为患者不能独立完成个人日常生活活动，如洗碁、进食、穿衣、如厕、洗澡、家务劳动等。

（7）心理障碍。

脑血管意外患者由于脑组织受损，常导致情绪障碍，行为障碍、躯体化不适主诉增多、社会适应不良和日常生活无规律等问题。

（8）其他。

可因面神经功能障碍而出现额纹消失、口角歪斜及鼻唇沟变迁等表情肌运动障碍，可影响发音和饮食；还可能出现大小便功能障碍和自主神经功能障碍。

3.社区康复护理措施

脑血管意外患者回社区后，绝大多数患者存在不同程度的后遗症，如偏瘫、痉挛畸形、共济失调、肌力减退，姿势异常等，严重影响了患者的日常生活，给家庭，社会带来了负担。社区康复护理的目的是根据脑血管意外患者的障碍情况，充分利用社区资源，积极采取一些康复护理措施，预防残疾的发生，帮助和加快受损功能的恢复，减轻残疾的程度，训练患者适应周围环境，增强患者的活动能力和参与社会的能力，最大限度地提高生活质量。

（1）软瘫期的康复护理。

软瘫期是指发病 1～3 周内（脑出血 2～3 周，脑梗死 1 周左右），患者意识清楚或有轻度意识障碍，生命体征平稳，但患肢肌力，肌张力低下，腱反射减弱或消失。在不影响临床抢救、不造成患者病情恶化的前提下，应及时介入康复护理措施，以预防并发症以及继发性残疾的发生。

①良肢位：又称为抗痉挛体位。脑血管意外数日内，肢体的瘫痪为迟缓性瘫痪，之后随着肌张力的恢复很快出现痉挛性瘫痪，表现为上肢屈肌痉挛，下肢伸肌痉挛。良肢位是为防止或对抗痉挛模式的出现，保护肩关节以及早期诱发分离运动而设计的一种治

疗性体位。主要有健侧卧位、患侧卧位及仰卧位。

②被动运动：若患者病情稳定、生命体征平稳，在发病后3～4日，虽无主动肌力收缩，无法完成主动运动，但仍应由护士对其患肢所有的关节做全范围关节被动运动，以防关节挛缩。每日2～3次，运动时注意用力适中、动作轻柔、有节奏，活动顺序由肢体的近端到远端，活动幅度可由小逐渐至全范围缓慢进行，直至主动运动恢复。

③按摩：对患肢进行按摩可促进血液、淋巴回流，防止和减轻水肿，同时也是一种运动—感觉刺激，有利于运动功能恢复。按摩要轻柔、缓慢、有节律地进行，不使用强刺激性手法。对肌张力高的肌群用安抚性质的按摩使其放松，对肌张力低的肌群则予按摩和揉捏。

④主动运动：对于能完成主动运动的患者，应尽早指导其进行主动活动。此期所有主动训练都应在床上进行，要循序渐进，幅度从小到大，每次活动范围应在达到最大可能范围后再稍用力超出，以轻度疼痛作为终止信号，然后稍作停顿，再还原。

（2）痉挛期的康复护理。

在软瘫期2～3周，肢体开始出现痉挛并逐渐加重且常持续3个月左右。此期的康复护理目标是通过抗痉挛姿势的摆放来预防痉挛模式和控制异常的运动模式，促进分离运动恢复，加强偏瘫侧肢体的主动活动并与日常生活活动相结合。

①抗痉挛训练：大部分患者患侧上肢以屈肌痉挛占优势，下肢以伸肌痉挛占优势。a.针对上肢可采用卧位抗痉挛训练：采用Bobath式握手上举上肢，使患侧肩胛骨向前，患肘伸直；b.针对下肢可采用仰卧位双腿屈曲，Bobath式握手抱住双膝，将头抬起，前后摆动使下肢更屈曲。此外桥式运动也有利于抵制下肢伸肌痉挛。

②患肢的功能训练：a.被动活动肩胛带和肩关节：患者仰卧，以Bobath式握手用健手带动患手上举，伸直和加压患臂；b.下肢控制能力训练：髋、膝屈曲训练，踝背屈训练及下肢内收，外展控制训练。

（3）恢复期康复护理。

此期一般是指发病后4～6个月。此期肢体肌肉痉挛基本消失，分离运动平衡，协调性良好，但速度较慢。因此，此期的康复护理目标是进一步进行选择性主动运动和运动速度的恢复，掌握日常生活活动技能，提高生活质量。

①上肢和手功能训练；进一步加大痉挛阶段中各种训练的难度，抑制共同运动，提高运动速度，促进手的精细动作。可通过作业性功能训练，如绘画、编织等训练手的协调能力；通过打字拧螺丝等训练手的精细动作。

②下肢功能训练：抑制痉挛，促进下肢运动的协调性，进一步增加下肢的负重能力，

提高步行效率。

（4）后遗症期康复。

护理脑损害导致的功能障碍，受损的功能在相当长的时间内不会有明显的改善，此时进入后遗症期，一般在发病后1～2年。主要表现为偏瘫侧上肢运动控制能力差和手功能障碍、失语、构音障碍、运动姿势异常等。此期康复护理目标为指导患者继续训练和利用残余功能，使用健侧肢体代偿部分患侧肢体的能力，同时指导家属尽可能改善患者周围环境，以实现最大程度的生活自理。包括：①继续维持各功能的训练，防止异常肌张力和挛缩的进一步加重。②进行各种代偿性功能训练，包括矫形器、轮椅等的应用，以补偿患肢功能。③对家庭环境进行必要的改造，如台阶改成斜坡，浴室、走廊加扶手等。

（5）其他康复护理。

①饮食营养护理：由于患者常有血压、血脂、血糖过高的现象，因此在饮食指导过程中，应注意控制总能量摄入，保持理想体重；严格控制脂肪，胆固醇等的摄入量；保证充足的维生素和膳食纤维摄入；提高植物蛋白的摄入，少食甜食；做到低盐饮食，少饮酒；多摄入谷类，水果、蔬菜，菌类食物等。

②心理支持：脑血管意外患者常出现抑郁、焦虑，恐惧和悲观情绪，社区康复护士在实施康复护理措施时，应注意观察患者的心理活动，给予患者正确的心理疏导，帮助他们建立起与疾病斗争的信心。

（二）脊髓损伤患者的社区康复护理

1.概述

脊髓损伤（Spinal Cord Injury ,SCI）是由于各种不同致病因素引起的脊髓结构和功能的损害，导致损伤水平以下运动、感觉和自主神经功能障碍。

脊髓损伤按病因可分为两类。一类为非外伤性脊髓损伤，包括先天性病因及获得性病因。先天性病因，如脊柱裂、脊柱侧弯等；获得性病因，如感染，肿瘤等。另一类为外伤性脊髓损伤，如车祸，高处坠落、意外损伤等。随着医学科学的进步，康复护理不仅在急性期及早介入，更成为患者恢复期的主要医疗手段。

2.常见功能障碍

脊髓损伤部位及损伤程度的不同，可导致不同的功能障碍。

（1）运动功能障碍。

主要表现为肌力、肌张力和反射的改变。①肌力改变：主要表现为脊髓损伤平面以下肌力减退或消失，造成自主运动功能障碍。通常把涉及双下肢部分或全部躯干的损伤称为截瘫（paraplegia），涉及四肢、躯干部分或全部的损伤称为四肢瘫（tetraplegia）。②肌张力改变：主要表现为脊髓损伤平面以下肌张力的增高或降低，影响运动功能。③反射功能改变：主要表现为脊髓损伤平面以下反射消失、减弱或亢进，出现病理反射。

（2）括约肌功能障碍。

主要表现为膀胱括约肌和肛门括约肌功能障碍，出现尿潴留、尿失禁、便秘或大便失禁。

（3）感觉功能障碍。

感觉功能障碍主要表现为脊髓损伤平面以下感觉（痛温觉、触压觉及本体觉）的减弱、消失或感觉异常。感觉障碍呈不完全性丧失，病变范围和部位差异明显称为不完全性损伤；损伤平面以上可有痛觉过敏，损伤平面以下感觉完全丧失，包括肛门周围的黏膜感觉也丧失，称为完全性损伤。

（4）自主神经功能障碍。

表现为排汗功能和血管运动功能障碍，出现高热，心动过缓、直立性低血压，皮肤脱屑及水肿、角化过度等。

（5）并发症。

泌尿系统感染、异位骨化、深静脉血栓、关节痉挛、压疮及疼痛等。

3.社区康复护理措施

脊髓损伤患者一旦生命体征稳定，神经损害稳定或压迫症状缓解、呼吸平稳后，即可进入恢复期。社区康复护理的介入主要是在这个时期进行。此期康复护理目的是让患者适应新的生活，提高患者的生活自理能力，使其最大限度地恢复独立生活能力，提高生活质量，回归社会。

（1）急性期康复护理。

急性期指患者伤后住院期间，临床抢救告一段落，生命体征和病情基本平稳，脊柱稳定的一段时间，此时即可在医院开始康复训练。康复训练以床边训练为主，目的是及时处理并发症，预防肌肉萎缩、骨质疏松等失用综合征的发生，为以后的康复治疗提供条件。主要有：①良肢位训练：患者卧床时应保持肢体处于功能位置。②关节被动运动：对患肢进行关节被动运动训练，每天 1～2 次，每次每个关节在各轴向活动 15～20 次，防止关节挛缩和畸形的发生。③体位变换：一般每 2h 翻身 1 次，以防止压疮发生。④呼吸及排痰训练：对脊髓损伤、呼吸肌麻痹的患者应协助并指导其进行腹式呼吸运动及咳嗽、咳痰，并进行体位排痰训练，预防肺部感染，促进呼吸功能。⑤排泄处理：脊髓损伤后1～2周多采用留置导尿，定期开放尿管，训练患者排尿动作并记录出入量。便秘可用润滑剂，缓泻剂与灌肠等方法处理。

（2）恢复期康复护理社区护士应配合治疗师，指导患者独立完成功能训练。

①功能训练的护理：根据脊髓损伤患者损伤及恢复水平的不同，可逐步开展功能训练。应协助患者排空大小便，若有尿管应妥善固定，护士应解释、讲解、演示并协助患者完成训练；训练后，应及时评价，如发现患者有不适，应及时与医师联系，调整训练计划。a.肌力训练：脊髓损伤患者使用轮椅，拐杖等辅助器具，要进行上肢支持力量训练、肱二头肌和肱三头肌训练及握力训练；b.转移训练：训练患者床上横向或纵向转移、床与轮椅间转移；c.站立训练：在经过早期坐位训练且无直立性低血压等不良反应后，可进行站立训练。要注意保持脊柱的稳定性，可佩戴腰围进行站立训练；d.步行训练：在完成上述训练后，可借助平行杠进行训练。先在平行杠内站立，然后可进行行走训练。平衡后可移至杠外训练，用双拐代替平行杠。

②ADL 训练的护理：指导和协助患者进行床上活动、进餐、洗漱、更衣、排泄等日常生活活动。

③使用义肢、矫形器和辅助器具的护理：社区护士在治疗师指导下，应熟悉或掌握其性能、使用方法和注意事项，监督和保护患者完成特定动作，发现问题及时处理和纠正。

（3）并发症的护理。

①下肢深静脉血栓；发生率为40%～100%，但有肢体局部温度升高等典型表现的只占15%左右，为预防下肢深静脉血栓的发生，应指导患者：a.每天进行下肢被动运动，如以踝关节为中心，做足的上下运动，上下不超过30°。若血栓已形成则应禁止剧烈活动，以防止血栓脱落引起肺栓塞而猝死。b.起床活动时，应使用弹力绷带或穿弹力袜，适度压迫浅静脉，促进血液回流。c.经常测量肢体周径，观察有无肿胀及皮肤温度升高。

②异位骨化：指在软组织中形成骨组织，发生率为16%～58%。好发于髋、膝、肩、肘关节及脊柱。一般于伤后1～4个月后发生于损伤水平以下，常有局部炎症反应和全身低热。护理时应注意在关节被动运动时，不宜过度用力、过度屈伸和按压。

（三）精神障碍患者的社区康复护理

精神障碍（mental disorder）又称精神疾病，是指在各种因素的作用下（包括各种生物学因素、社会心理因素等）造成大脑功能失调，而出现感知，思维、情感、行为，意志以及智力等精神运动方面的异常，需要用医学方法进行治疗的一类疾病。随着社会竞争不断加剧，劳动力的重新组合，人口和家庭结构的变化等因素，致使精神卫生问题日益突出。

精神障碍者的社区康复是精神医学的重要组成部分，它是以社区为单位，研究精神疾病的预防、治疗，康复以及社会适应的统筹安排和管理。通过组织管理，有效实施精神卫生保健工作，管理社会上散在的精神障碍者，延缓疾病的复发，从而促进与维护社会秩序。

1.概述

（1）精神分裂症（schizophrenia）。

精神分裂症是一种病因不明的常见精神病，以思维、情感，行为的分裂，整个精神活动与周围环境分裂（不协调）为主要特征的一类最常见的重性精神疾病。在我国城市患病率为 7.11%，农村为 4.26%，且复发率高。一般无智能障碍和意识障碍，病程可迁延数年，缓慢持续进展，导致社会适应能力下降甚至精神衰退。若能早期发现，早期给予充分合理的治疗，多数患者可取得不同程度的疗效。因此，开展社区康复护理对精神分裂症患者的康复有重要意义。

（2）临床表现。

精神分裂症的临床分型有偏执型、青春型、单纯型、紧张型和其他类型。不同阶段、不同类型疾病间的临床表现差异较大，按其精神特点可分为特征性症状和阴性症状。特征性症状包括思维障碍、情感障碍、意志行为障碍及内向性；除以上特征症状外，部分精神分类患者还可以出现情感倒错、意向倒错等瓦解症状和情感迟钝、意志减退等阴性症状。

2.康复护理管理

（1）社区护理管理。

做好精神障碍者的治疗和康复工作，仅依靠医院或机构化管理是远远不够的，应建立以社区为依托的社区精神卫生管理保健体系，定期对精神障碍者进行随访，掌握患者的康复状况，及早发现精神障碍者的早期征象，积极采取治疗措施，促进早日康复。当前，社区组织管理方法为市级、区县级和基层三级管理制，包括市精神卫生保健所（中心）、区县精神卫生保健所、基层街道医院或乡镇卫生院设置的精神科。随着社会机构的不断健全，社区卫生服务人员将依靠社会有关方面的力量，对精神障碍者开展药物治疗、生活技能训练，社会适应能力训练、职业技能训练、心理护理和健康教育相结合的综合治疗，并在服务设施及生活条件上为精神分裂症患者提供必要的支持，促进患者康复以适应社会环境。

（2）家庭护理管理。

家庭护理管理是精神障碍患者社区康复护理的主要形式，是在社区护士的指导下，由家属完成家庭治疗与护理。患者可享受到家庭的温暖，参加力所能及的家务劳动或手工艺活动等，还可接触社会和现实生活，从而改善精神状态，避免长期住院与社会隔绝而引起精神衰退。社区护士应定期随访，掌握患者情况，引起家属对患者防治疾病的重视，可收到巩固治疗、预防复发的效果。

3.社区康复护理措施

（1）基础护理。

对患者进行全面的评估，协助患者做好生活基础护理。

①饮食护理：注意维持营养均衡。对于不愿意进食的患者，应根据不同的原因，诱导其进食；而对于暴食.抢食的患者，应安排其单独进食并控制食量。

②排泄护理：患者因疾病可能发生排尿或排便障碍，应指导家属经常观察患者的排泄情况，如有异常，应及时寻找原因进行处理。

③睡眠护理：为患者创造良好的睡眠环境，房间布置简单、光线柔和，温度适宜，床铺整洁、舒适；制订适宜的作息时间；睡前忌服兴奋性饮料（浓茶、酒），尽量避免参加容易引起兴奋的谈话或活动；有失眠现象发生时，应寻找原因，及时给予安慰和帮助。

（2）安全护理。

患者受疾病的影响会产生幻觉、妄想等，可能出现伤害自己或他人的行为。因此应特别注意创造一个安全的社区、家庭环境。尽量减少外界环境的刺激，避免让患者单独留在家中，避免让其接触危险物品。病情严重时，建议并协助亲属将患者送医院治疗。

（3）用药的护理。

与家属合作做好患者的用药管理。对患者家属进行健康教育，使其了解药物不良反应，通过家庭访视，了解患者服药情况、治疗效果，及时给予合理化建议。如患者拒绝服药，指导家属应耐心劝说，药物由家属保管，口服药应由专人监督检查，确保患者把药服下，必要时检查患者口腔（舌下或牙缝），以防患者藏药。

（4）社会功能康复训练。

营造良好的社区氛围，理解、接纳和支持患者，鼓励患者多与他人交往，适当参加社会活动，防止社会功能的退化，促进患者早日回归社会。

（5）心理支持。

与患者及其家属建立良好的护患关系，通过电话随访、家庭访视等方式，根据家庭成员的文化程度及心理状态进行有针对性的心理疏导，使家庭成员适应角色转变，建立正确的应对方式。

# 第十五章　儿科基础护理

## 第一节　小儿疼痛管理

疼痛是小儿常见的临床症状之一，是一种极不愉快的感受和情绪体验，且伴有一系列生理变化及心理行为反应。疼痛是多种疾病都可出现的诸多症状，也是病人就诊的重要原因和最多的主诉，持续的疼痛会造成患儿生理和心理上的伤害。不管处于何种年龄段，患儿都有可能经历疼痛，获得与成人相同的疼痛体验，但年龄较小的患儿在经历疼痛时无法用语言表达疼痛的部位，程度，患儿的疼痛易被忽略，低估，疼痛缺乏有效的控制，儿科护士应与患儿父母及其他医务人员协作帮助患儿控制疼痛。

### 一、疼痛评估

评估儿童疼痛的关键在于选用适合患儿年龄和发育水平的评估方式，通过结合患儿的病史资料，询问、观察和测定患儿的各项反应进行评估。

（一）各年龄阶段患儿对疼痛的语言表达和行为反应

各年龄阶段患儿对疼痛的语言表达和行为反应，见表 15-1。

表 15-1　各年龄阶段患儿对疼痛的语言表达和行为反应

| 年龄分期 | 语言表达 | 行为反应 |
|---|---|---|
| 婴儿期 | 持续的哭闹，哭声可较日常的哭泣尖锐 | 患儿面部表情痛苦，闭眼，眉毛、前额紧缩，嘴巴张开。间断的睡眠，易激怒，不安宁 |
| 幼儿期 | 哭闹，尖叫，不能描述疼痛的强度及类型 | 退缩，全身抵抗。感到疼痛时，用手推开他人，表现出抗拒行为。间断的睡眠 |

续表

| 年龄分期 | 语言表达 | 行为反应 |
| --- | --- | --- |
| 学龄前期 | 能描述疼痛的位置及强度，但不具有测量、判断和排序的能力，不能对疼痛的感觉量化。患儿为了避免注射和其他侵入性操作，甚至会否认疾病导致的疼痛 | 身体反抗活跃，有攻击的行为，当受伤害时，用身体或语言进行攻击。有挫折感 |
| 学龄期 | 患儿能描述疼痛位置及程度，逐渐能量化疼痛的程度 | 消极抵抗，控制自己，感情退化。患儿会为表现勇敢，控制自己忍受疼痛不予表达，甚至不期望他人发现他们的疼痛。在疼痛时患儿会表现得安静、沉默 |
| 青春期 | 因既往经验的积累，青少年对疼痛的描述更熟练准确 | 能用社会所接受的方式来表现疼痛，但出于自尊和对个人隐私的保护，在面对家人和朋友时，青少年会控制自己的表情和行为，否认疼痛的存在 |

（二）小儿疼痛评估的内容

小儿对疼痛感受的差异性较大，受影响因素较多，且对疼痛的描述方法也不尽相同，因此，护士应以整体的观点看待患儿的疼痛，从生理，心理等多方面对患儿进行综合评估。

为了全面搜集患儿疼痛的资料，在评估疼痛的病因、部位、时间、性质、程度、病程，伴随症状，影响因素和缓解措施后，还要注意评估患儿疼痛的表达方式和行为表现、患儿既往疼痛的经历和行为表现，以及患儿父母对疼痛的反应。对于年幼的患儿，大部分信息需要父母提供，护士应积极地与患儿父母沟通，并鼓励患儿父母参与。

1.疼痛的病程及程度分类

（1）疼痛的病程分类：急性疼痛、慢性疼痛、短暂性疼痛。（2）疼痛的程度分类：微痛、轻痛、甚痛、剧痛。

2.疼痛的性质及形式分类

（1）疼痛的性质分类：钝痛、酸痛、胀痛、锐痛、刺痛、绞痛、灼痛、闷痛、切割痛。

（2）疼痛的形式分类：钻顶样痛，爆裂样痛、跳动样痛、撕裂样痛、牵拉样痛，压榨样痛。

## 二、小儿疼痛的护理

（一）疼痛处理原则

A 询问及评估（ask and assess）；B 相信（believe）；C 选择（choose），选择合适的疼痛控制方法；D 给予（delieve），及时给予减轻疼痛的方法；E 鼓舞及促进（empower and enable）。

（二）药物性干预

（1）遵医嘱给止痛药，根据患儿的体重计算药量。针对不同情况，可选择不同止痛药。轻度疼痛可用非甾体类抗炎药，如对乙酰氨基酚、阿司匹林、布洛芬等。术后镇痛常用阿片类药物，也可局部涂抹镇痛剂，如 25%利多卡因，能最大限度地减轻患儿静脉置管静脉抽血等造成的疼痛，可直接涂抹于皮肤，60～90 min 产生麻醉效果。

（2）注意监测患儿的生命体征及阿片类药物的反应，如呼吸抑制，并观察止痛药的其他副作用，如镇静、恶心、呕吐、瘙痒、便秘等。

（3）经常评估患儿的疼痛水平，判断止痛药是否有效。

（三）非药物性干预

除药物镇痛外，非药物性干预也有很好的镇痛效果，可联合镇痛药物使用或单独使用。

1.环境的作用

病房中的噪声不仅能使患儿脉搏减慢、呼吸节律改变、血压及血氧饱和度改变、睡眠受到侵扰，还与疼痛刺激有协同作用。因此病房中应尽量减少噪声，避免加重患儿对疼痛刺激的感知。

2.体位治疗

主要是保持屈曲体位和襁褓包裹（用柔软的毯子将新生儿和婴儿包裹起来）。

3.袋鼠式护理

袋鼠式护理是指将新生儿直立式贴在父母亲的胸口，提供他们所需的温暖及安全感。

4.抚触诱导性治疗

主要有按摩、摇晃、拥抱、肌肤接触等，可增加新生儿的安全感，可与袋鼠式护理协同应用。

5.非营养性吸吮（non-nutrition sucking,NNS）

非营养性吸吮是指婴儿口中仅放置安抚奶嘴让患儿进行吸吮动作，但并无母乳或者配方奶吸入。实施时，一般于疼痛性操作前 2～5 min 将安抚奶嘴放入患儿口中，增加吸吮动作，操作过程中保持安抚奶嘴在患儿口中，操作结束后 5 min 左右将安抚奶嘴取下。非营养性吸吮不但可使疼痛减轻，还能增加新生儿的体重，降低心率，使呼吸和胃肠功能改善，减轻烦躁，减少能量的消耗，提高氧饱和度。

6.冷热疗法

热疗可促进血液循环，使肌肉放松；冷疗可减轻水肿，缓解急性软组织损伤的疼痛。

7.口服糖水

经口给予甜溶液可减轻小儿疼痛，可用于新生儿镇痛。手术或疼痛性操作前 2 min ，口服 12%～24%蔗糖溶液 2 mL，早产儿根据孕周适当降低口服量，一般不低于 0.5 mL。此外，葡萄糖溶液也有镇痛作用。每次在新生儿被刺痛前 2 min，经口喷洒 0.5 mL30% 葡萄糖溶液，是一种简单、实用且容易被新生儿接受的方法。

## 第二节　小儿用药的护理

药物治疗是小儿综合治疗的重要组成部分，合理、正确的用药在治疗中起到关键作用。但不同年龄阶段的小儿生理、病理和心理特点各异，在发病原因、疾病过程和转归等方面与成人更有不同之处，且小儿病情多变，因此，对小儿用药必须慎重、准确、针对性强，做到合理用药。

### 一、小儿用药特点

（1）小儿肝肾功能及某些酶系发育不完善，对药物的代谢及解毒功能较差，如氯霉素中毒可致灰婴综合征。

（2）小儿血脑屏障不完善，药物容易通过血脑屏障到达神经中枢，如小儿用吗啡类药物（可待因等）易产生呼吸中枢抑制，用山梗菜碱可引起婴儿运动性烦躁、不安及一时性呼吸暂停等。

（3）小儿年龄不同，对药物反应不同，药物的毒副作用有所差别，如 3 个月以内的婴儿用退烧药可出现虚脱，8 岁以内小儿服用四环素易引起黄斑牙，滴鼻净治疗婴儿鼻炎可引起昏迷、呼吸暂停。

（4）胎儿，乳儿易受母亲用药的影响。孕妇用药时，药物通过胎盘屏障可进入胎儿体内，对胎儿产生影响。此外部分药物可经母乳作用于乳儿，引起乳儿的毒性反应。如苯巴比妥、阿托品、水杨酸盐、地西泮等应慎用；放射性药物、抗癌药、抗甲状腺激素等药物，在母亲哺乳期应禁用。

（5）小儿易发生电解质紊乱。小儿体液占体重的比例较大，对水、电解质的调节功能较差，因此，小儿对于影响水，盐代谢和酸碱代谢的药物特别敏感，如小儿应用利尿剂后易发生低钠或低钾血症，应用利尿剂后应严密观察病情变化。

## 二、药物的选择

小儿用药应慎重选择，要根据小儿年龄、病种，病情及一般情况，有针对性地选用药物，不能随便滥用，合并使用药物不宜过多，注意药物配伍禁忌。

### （一）抗感染药物

抗生素主要对由细菌引起的感染性疾病有较好的效果。要掌握适应证，针对不同的细菌、不同的感染部位，正确选择用药，保证适当的用量，足够的疗程、不可滥用。在使用过程中要注意抗生素的毒、副作用。如婴儿长期滥用广谱抗生素容易发生鹅口疮，肠道菌群失调和细菌出现耐药性；卡那、庆大霉素可引起听神经和肾损害；氯霉素可抑制造血功能，使白细胞降低，对新生儿、早产儿还可导致“灰婴综合征”；磺胺药物易在泌尿道内形成结晶，引起血尿、尿痛、尿闭等，还可抑制造血系统，引起白细胞减少等。

### （二）退热药

小儿急性感染时多伴发热，高热易引起惊厥，故儿科常用退热药。首选对乙酰氨基酚和布洛芬制剂，但剂量不宜过大，必要时可重复使用，一般每日不超过 4 次。用药后注意观察患儿的体温和出汗情况，及时补充液体。婴儿不宜使用阿司匹林，以免发生 Reye 综合征。6 个月以下的小婴儿退热药要慎用，尽量采用物理降温，如需用药物降温时，剂量应相应减少，以免大量出汗导致虚脱或体温不升。

### （三）镇静止惊药

患儿发生高热、烦躁不安，剧咳不止、频繁呕吐及惊厥等症状可用镇静止惊药。

常用的药物有水合氯醛、苯巴比妥、地西泮、氯丙嗪、异丙嗪等，使用中要特别注意观察呼吸情况，以免发生呼吸抑制。婴幼儿一般禁用吗啡，因可抑制呼吸。

（四）祛痰、镇咳、止喘药

婴幼儿支气管较窄，又不会咳痰，炎症时易发生阻塞，引起呼吸困难。故婴幼儿一般不用镇咳药，多用祛痰药或雾化吸入稀释分泌物，配合体位引流排痰，使之易于咳出。哮喘患儿使用平喘药时应注意观察有无精神兴奋，惊厥等；新生儿、小婴儿应慎用茶碱类药物。

因镇咳药抑制咳嗽不利排痰，尤其是可待因、吗啡等强镇咳药抑制呼吸中枢，一般不主张使用。

（五）止泻药与泻药

小儿对脱水的耐受力差，6 岁以下的小儿便秘时应先以饮食调节为主，多吃水果、蜂蜜、蔬菜等，或使用开塞露、甘油栓及清洁灌肠等通便方法，尽量不用口服泻药，以免引起水和电解质紊乱。小儿腹泻时不主张用止泻药，多采用调整饮食和补充液体等方法，因止泻药减少肠蠕动，加重了肠道内毒素吸收，使毒素无法排出，甚至发生全身中毒现象。

（六）肾上腺皮质激素的应用

严格掌握适应证，在诊断未明确时尽量避免滥用，以免掩盖病情。短疗程常用于过敏性疾病、重症感染性疾病；长疗程则用于治疗血液病、肾病综合征及自身免疫性疾病。在使用中不可随意减量或停药，防止出现反跳现象，并注意观察激素的副作用。水痘患儿禁用激素，以防疾病扩散加重病情。

## 三、药物的剂量计算

（一）按体重计算

此方法是最常用、最基本的计算方法。

剂量（每日或每次）=患儿体重（kg）×每日（次）每千克体重所需药量

体重应以实际测值为准。年长儿按体重计算如已超过成人剂量则以成人剂量为限。

若为注射药物，护士还须准确、熟练地将医嘱的药量换算为抽取注射用的药液量。如某患儿需肌内注射地西泮（安定）2 mg，其针剂规格为每支 10 mg/2 mL，该小儿注射该药液量应为 2 mg/10 mg×2 mL=0.4 mL。若注射药物为瓶装粉剂，护士应先计算好恰当的液量冲化粉剂，以便于计算抽液量。如头孢拉定针剂每瓶 0.5 g，可用 5 mL 注射用水冲化，使其溶液每 1 mL 内含头孢拉定 100 mg，若医嘱为某小儿应注射该药 150 mg，护士应抽取注射量为 1.5 mL。

（二）按体表面积计算

此方法更为准确，但较复杂。一般用于计算抗代谢药、抗肿瘤药和免疫抑制剂等药物的计算。

小儿体表面积可按“小儿体表面积图或表”查得，也可按公式计算如下：

$$<30\ kg\quad 小儿体表面积（m^2）= 体重（kg）\times 0.035+0.1$$

$$>30\ kg\quad 小儿体表面积（m^2）=[体重（kg）-30]\times 0.02+1.05$$

（每日或每次）剂量=（每日或每次）每平方米体表面积需要剂量×体表面积（$m^2$）

（三）按年龄计算

用于剂量幅度大，不需要很精确计算剂量的药物，如止咳药、营养药等。（四）按成人剂量折算

仅用于未提供小儿剂量的药物，所得剂量一般都偏小，故不常用，方法如下：

小儿剂量=成人剂量×小儿体重（kg）/50

## 四、给药方法

根据患儿年龄，疾病种类，病情轻重，选择给药剂型、给药次数及给药途径，保证用药效果。

（一）口服法

口服法是最常用的给药方法，对患儿身心的不良影响小。婴幼儿通常选用糖浆、水剂及冲剂，如是片剂应研成粉状，不要与其他食物混合。喂药时最好将患儿抱起或头略抬高，垫上手帕，用拇指按压其下颏，使之张口，用小勺或用滴管（去掉针头的注射器

也可以）滴入，一次不能太多，待咽下后再继续喂，以免呛咳将药吐出。喂药应在喂奶前或两次喂奶间进行，以免因服药时呕吐而将奶吐出引起误吸。年长儿可训练或鼓励其自己服药，应在其服药后再离去，以免误服或不服。

（二）注射法

注射法比口服法奏效快，但对小儿刺激大，适用于急重症及不宜口服的患儿。常用的注射法有肌内注射、静脉推注及静脉滴注。肌内注射时，一般选择臀大肌外上方，对不合作、哭闹挣扎的婴幼儿，可采取“三快”的特殊注射技术，即进针、注药及拔针均快，缩短哭闹挣扎时间，以免发生断针等意外。静脉推注时速度宜慢，注意观察患儿反应，切忌药液外渗。静脉滴注时应注意保持静脉通畅，防止药液外渗皮下，并根据年龄大小、病种、病情严重程度控制滴速，避免短时间内进液过多。

（三）外用法

以软膏为多，也可采用水剂，混悬剂，粉剂等。可对患儿手进行适当约束，避免患儿用手抓摸药物，误入眼、口引起意外。

（四）蒸气及气雾吸入法

用蒸气吸入器或气雾吸入器，使水蒸气或气雾由患儿口鼻吸入，常用于治疗咳嗽、哮喘等。吸入时可将蒸气对准口鼻，或将管口含于口中，通常每次吸入 20 min 左右。

（五）其他方法

如患儿神志不清、昏迷不能吞咽药物时，可通过鼻饲将药物注入。有些药物如水合氯醛等可通过直肠给药，一般保留灌肠 1 次不超过 30 mL。

# 第十六章　儿科常见疾病护理

## 第一节　急性上呼吸道感染护理

急性上呼吸道感染简称上感。主要是鼻、鼻咽和咽喉部的急性感染。

### 一、护理评估

（1）了解患儿既往史、现病史及用药情况。

（2）观察患儿生命体征，是否有呼吸困难、咳嗽、咳痰、发热等症状。

（3）了解患儿辅助检查结果。

### 二、护理措施

（1）按儿科疾病患儿一般护理常规。

（2）休息：高热患儿应卧床休息。

（3）饮食护理：给予易消化、富含维生素的清淡饮食，多饮水。

（4）病情观察及护理。

①密切观察体温变化，体温超过 38.5 时给予物理降温或遵医嘱给予药物降温。

②抗病毒：给予抗病毒药物治疗，如病情重，有继发细菌感染或有并发症者可选用抗生素治疗。

### 三、健康教育

1.知识宣教

指导家长掌握疾病的预防知识和护理要点。在流行季节，尽量减少去公共场所，并根据气温的变化，及时增减衣物。

2.活动锻炼

加强体格锻炼，多进行户外活动，增强机体抵抗力。

## 第二节 急性感染性喉炎护理

喉炎是指喉部黏膜的病菌感染或用声不当所引起的慢性炎症。

### 一、护理评估

（1）评估患儿是否有上呼吸道感染史。

（2）评估患儿的病情、意识状态、自理能力、合作程度及心理状态。

（3）评估患儿是否有发热，犬吠样咳嗽、呼吸困难等症状；是否继发支气管肺炎，心衰、呼衰、肺炎、窒息、呼吸骤停、心内膜炎等并发症。

（4）了解患儿血常规、胸片等辅助检查结果。

### 二、护理措施

1.按儿科疾病患儿一般护理常规

2.环境

保持温湿度适宜，以减少对喉部的刺激，减轻呼吸困难。

3.体位护理

置患儿于舒适体位，及时吸氧，保持安静。

4.饮食护理

补充足量的水分和营养，进食和喝水时避免患儿发生呛咳。

5.病情观察

（1）体温超过38.5℃时给予物理降温或遵医嘱给予药物降温，防止发生惊厥。

（2）缺氧情况：密切观察患儿病情变化，根据患儿三凹征、喉鸣，发绀与烦躁等表现判断缺氧程度，做好气管切开准备，避免因吸气性呼吸困难导致窒息。

6.药物应用

（1）氢化可的松喉部喷雾，可减轻喉部黏膜充血水肿，解除梗阻症状。

（2）遵医嘱给予抗生素，激素治疗，以控制感染，减轻喉头水肿。

（3）必要时按医嘱给予镇静药，但避免使用氯丙嗪，以免喉头肌松弛，加重呼吸困难。

## 三、健康教育

（1）增强小儿体质，提高抗病能力，做好预防。

（2）对家属进行本病的健康教育，注意预防上呼吸道感染。

# 第三节　急性支气管炎护理

急性支气管炎是指各种病原体引起的支气管黏膜感染，因气管常同时受累，故又称急性气管支气管炎。

## 一、护理评估

（1）了解患儿既往史，现病史及用药情况。

（2）观察患儿生命体征，是否有呼吸困难、咳嗽、咳痰、发热等症状。

（3）了解患儿辅助检查结果。

## 二、护理措施

1.按儿科疾病患儿一般护理常规

2.保持呼吸道通畅

（1）经常更换体位，定时排背，利于痰液排出。

（2）指导鼓励患儿有效咳嗽，清除鼻腔分泌物，痰液黏稠者可在雾化后吸痰。

3.饮食护理

供给足够营养和水分，少食多餐，勿进食太快和太饱，以免引起呛咳或呕吐。

4.病情观察

（1）体温超过38.5℃时给予物理降温或遵医嘱给予药物降温，防止发生惊厥。

（2）缺氧情况：喘息性支气管炎患儿常在夜间或清晨时频繁咳嗽，并伴喘息，应密切观察患儿有无缺氧症状，必要时给予氧气吸入。

5.药物应用

遵医嘱给予抗生素，镇咳祛痰药、平喘药，密切观察药物疗效及不良反应。

## 三、健康教育

（1）预防感染：呼吸道疾病流行期间，避免到人多拥挤的公共场所，以防交叉感染。

（2）活动锻炼：适当进行户外活动，增强机体对气温变化的适应能力，及时增减衣服，避免过凉或过热。

# 第四节　支气管哮喘护理

支气管哮喘简称哮喘，是由嗜酸性粒细胞，肥大细胞和 T 淋巴细胞等多种细胞参与的气道慢性炎症性疾病。

## 一、护理评估

（1）了解患儿的年龄，病情、意识状态，自理能力，合作程度、用药情况、心理状态。

（2）评估患儿过敏史及是否有哮喘发作史；观察患儿是否有喘憋、发绀、紫绀等呼吸困难表现。

（3）评估患儿是否有支气管肺炎、呼吸骤停、呼衰、气胸、纵膈气肿，心律失常、休克、胸廓畸形、发育迟缓等并发症。

（4）检测患儿过敏原情况。

## 二、护理措施

1.按儿科疾病患儿一般护理常规

2.体位护理

取坐位或半卧位，以利于呼吸，保证充分休息。

3.保持呼吸道通畅

痰多者给予雾化吸入，及时吸痰，给予鼻导管或面罩吸氧。

4.饮食护理

给予高维生素、高热量饮食，多饮水，忌食牛奶、蛋、虾、鱼等易过敏食物。

5.病情观察：

（1）生命体征变化：监测生命体征，密切观察呼吸困难的表现及变化，若出现意识障碍、呼吸衰竭时应及时给予机械通气。

（2）缺氧情况：如患儿出现发绀、大汗淋漓、心律增快、血压下降、呼吸音减弱等表现，应及时报告医生并积极抢救。

6.药物应用

遵医嘱给予支气管扩张药和肾上腺皮质激素，密切观察药物疗效和不良反应。

7.心理护理：哮喘发作时，守护并安抚患儿，解除其恐惧，烦躁心理，尽量使患儿安静。

## 三、健康教育

1.知识宣教

指导家长及患儿确认哮喘发作的诱因，去除各种诱发因素，有婴儿湿疹、变应性鼻炎.食物或药物过敏史或家族史者应防止接触诱发疾病的过敏原。

2.用药指导

介绍用药知识，正确、安全用药。

3.预防感染

预防呼吸道感染，及时就医，以控制哮喘严重发作。

# 第五节　肺炎护理

肺炎是指不同病原菌及其他因素（如吸入羊水，过敏等）所引起的肺部炎症。

## 一、护理评估

（1）评估患儿病史。

（2）评估咳嗽性质及痰液的性状，观察有无败血症、感染性休克、急性呼吸窘迫综合征及神经症状，如皮肤，黏膜小出血点、巩膜黄染、神志模糊、烦躁，呼吸困难、嗜睡、儋妄、昏迷等。

（3）了解实验室检查如血常规、X 线检查、细菌学检查等结果。

（4）评估患儿及家属的心理状况。

## 二、护理措施

（1）按儿科疾病患儿一般护理常规。

（2）保持病室环境舒适，空气流通，不同病原体肺炎患儿应分室居住，防止交叉感染。

（3）保持呼吸道通畅。及时清除分泌物，分泌物多者可轻拍患儿背部以协助排痰，痰液黏稠时可行雾化吸入，必要时给予吸痰。

（4）体位护理。置患儿于有利于肺扩张的体位，经常更换体位或抱起婴儿，以减少肺部淤血和防止肺不张。

（5）饮食护理。给予易消化、营养丰富的流质、半流质饮食，少食多餐，避免过饱影响呼吸，喂哺应耐心，防止呛咳。

（6）病情观察。

①维持正常体温，高热者按高热护理，注意口腔，皮肤清洁，警惕高热惊厥的发生。

②做好并发症的观察及处理。

（7）药物应用。

①抗生素：根据不同病原体遵医嘱使用抗生素，原则为早期，联合，足量、足

疗程；重症者宜静脉给药，控制输液总量及输液速度，合并充血性心力衰竭时速度宜更慢。

②祛痰药：遵医嘱给予祛痰药，对严重喘憋者给予支气管解痉药。

## 三、健康教育

1.知识宣教

向患儿家长讲解疾病相关知识和护理措施，指导家长合理喂养，按时预防接种，加强锻炼，避免受凉。

2．预防感染

积极预防和治疗上呼吸道感染，以免继发肺炎。

# 第六节　小儿腹泻护理

婴幼儿腹泻或称腹泻病：是指由多种病原、多种因素引起的，以大便次数增多和大便性状改变为特点的消化道综合征，严重者可引起水，电解质和酸碱平衡紊乱。

## 一、护理评估

（1）评估喂养方式及营养状况，了解人工喂养患儿用何种乳品，冲调方法、喂养次数及量，了解添加辅食及断奶的情况。

（2）注意腹泻开始的时间，观察大便次数、颜色，性状、量、气味等。评估有无发热、呕吐、腹胀、腹痛、里急后重等症状。

（3）评估肛门周围皮肤有无发红、发炎和破损。

（4）了解实验室检查结果如大便常规、血常规等。

## 二、护理措施

（1）按儿科疾病患儿一般护理常规。

（2）防止交叉感染：严格执行消毒隔离措施，预防交叉感染。

（3）皮肤护理：保持会阴及肛周皮肤清洁、干燥。

（4）饮食护理。

①腹泻患儿除严重呕吐者暂禁饮食4～6 h外，一般不需要严格禁食。

②母乳喂养者继续哺乳，暂停辅食；人工喂养者可喂以等量米汤，稀释的牛奶或其他代乳品，腹泻次数减少后，给予半流质饮食，由少量多餐逐渐到正常饮食。

③病毒性肠炎患儿改用无乳糖奶粉或豆制代用品，以减轻腹泻，缩短病程。

（5）观察病情。

①生命体征观察：严密监测生命体征变化，体温过高时应给患儿多饮水或行物理降温，注意及时擦干汗液和更换衣服。

②排便情况：观察和记录排便次数、粪便颜色、气味、性质及量的变化。

③并发症的观察：观察有无脱水，代谢性酸中毒，低血钾等临床表现，发现异常及时通知医生并处理。

（6）药物应用。

静脉用药应遵守先快后慢、先盐后糖、先浓后淡、见尿补钾、抽搐补钙的补液原则。

## 三、健康教育

1.合理喂养

提倡母乳喂养，添加辅食循序渐进。

2.卫生宣教

保持食物新鲜、清洁，培养儿童良好的卫生习惯。

3.预防感染

感染性腹泻应注意消毒隔离，做好食具，尿布、玩具的消毒，防止交叉感染。

# 第十七章　新生儿疾病护理

## 第一节　新生儿一般护理

从脐带结扎至生后满 28 d 称为新生儿期，期间的小儿称为新生儿。

### 一、护理评估

评估患儿出生周数、评分、面色、呼吸，吸吮情况等。

### 二、护理措施

（1）应用护理程序对患者实施整体护理。根据患儿的临床症状和体征对患儿进行护理评估，提出护理问题，采取有效的护理措施并及时评价护理效果。

（2）环境适宜。病室必须光线充足，空气流通，避免对流；室内最好备有空调和空气净化设备，保持室温在 22℃～24℃，相对湿度在 55%～65%之间。

（3）严格执行消毒隔离制度及探视制度，工作人员入室前更衣，换鞋，接触新生儿前后洗手；注意个人卫生，患腹泻，皮肤病和传染病者均不得进入新生儿室，避免交叉感染发生。室内采用湿式清扫，每日空气消毒，每月进行空气细菌培养 1 次。

（4）根据病情，按医嘱给予分级护理。

（5）按医嘱给予母乳喂养或人工喂养。哺乳后应将小儿竖抱，轻拍背部，助胃内误咽的空气排除；哺乳后宜取右侧卧位，以防溢奶引起窒息及吸入性肺炎。不能吸吮者，用滴管喂养或鼻饲，必要时按医嘱给予静脉营养。奶具每次用后经消毒液浸泡、刷洗，再灭菌后备用。

（6）准确执行医嘱，及时留取标本送检，观察药物治疗效果及副作用。

（7）新生儿入室后尽快进行全面的体格检查，发现异常及时报告医生及家长，以便及时进行处理，亦可避免发生纠纷。及时给患儿戴上写有姓名、性别等身份识别标志的双腕带，以防弄错婴儿。

（8）NICU 患儿每日测量体温 6 次，每 4h 测体温 1 次，维持体温在正常范围。

（9）使用婴儿暖箱时，注意消毒隔离。暖箱内用清水擦拭，暖箱外表用含氯消毒液擦拭后，再用清水擦拭。暖箱湿化液用灭菌注射用水每日清晨更换 1 次。

（10）患儿皮肤保持清洁干燥，纸尿裤 2h 更换一次，必要时做臀部护理，防止臀红发生。

（11）根据病情轻重每日给予沐浴或床上擦浴，沐浴时观察皮肤有无皮疹、痂肿、糜烂等，发现异常及时报告医生处理，暂时停止沐浴。

（12）新生儿脐部未愈合前注意保持局部干燥，每日用 0.5%安尔碘消毒 2～3 次，以防发生感染。

（13）密切观察患儿生命体征、面色、皮肤颜色、哭声，精神反应等，观察大小便及饮食情况，如有异常及时报告医生。及时准确地填写各项护理记录单。

（14）严格控制输液速度，使用微量泵输液，防止输液过快引起心衰。

（15）患儿每日测体重 1 次，特殊患儿遵医嘱，并作好记录。

（16）患儿出院时，仔细核对床号、姓名、性别，并向家长作好出院指导，如预防接种、保健检查、哺育及护理新生儿的有关知识。

## 三、健康教育

（1）指导科学育儿知识，鼓励母乳喂养，按需哺乳。

（2）指导家长监测体温的方法并注意保暖。

# 第二节　早产儿护理

早产儿指胎龄≤37周或≥28周的活产新生儿，即出生体重≤2500克。

## 一、护理评估

（1）评估患儿生命体征。

（2）评估患儿瞳孔，前囟张力、肌张力、体重、皮肤、口唇颜色等。

（3）评估患儿拥抱、吸吮能力，体温调节能力等。

## 二、护理措施

（1）按新生儿疾病一般护理常规。

（2）室温应在 24℃～26℃，相对湿度 55%～65%。晨间护理时，室温应提高到27℃～28℃，以防受凉。

（3）根据早产儿的体重、出生胎龄、成熟度及病情，给予不同的保暖措施。体重＜2000 g 者，应置暖箱中保暖，并注意选择适中温度，如需执行采血等必要操作，应尽量在远红外线辐射保暖台下进行。

（4）有缺氧症状者遵医嘱给予氧气吸入。一般主张间歇低流量吸氧，吸氧浓度及时间根据缺氧程度而定，尽量避免高浓度或长时间吸氧，以预防氧疗并发症。呼吸暂停者给予弹足底、拍背，以刺激呼吸，或行复苏囊面罩加压给氧，必要时用氨茶碱静滴或机械正压通气。

（5）执行保护性隔离措施。注意患儿用品、仪器设备的消毒，防止发生交叉感染。

（6）实行母乳喂养，必要时采用配方奶喂养，喂奶量根据早产儿耐受力而定，以不发生胃潴留及呕吐，腹胀为原则。吸吮或吞咽差者可予鼻饲或静脉营养。准确记录每日出入水量、体重，以便及时调整喂养方案，加强营养。

（7）加强巡视，积极观察患儿的生命体征、精神反应、哭声、面色，皮肤颜色、肢体末梢温度、反射、进食，有无腹胀及大小便等情况，注意观察有无呼吸暂停发生，监测血糖。

## 三、健康教育

（1）指导科学育儿知识，鼓励母乳喂养，按需哺乳。

（2）指导家长监测体温的方法并注意保暖。

# 第三节　新生儿窒息与缺氧缺血性脑病护理

新生儿窒息是胎儿因缺氧发生宫内窘迫或娩出过程中引起的呼吸、循环障碍，以致出生后 1 min 内无自主呼吸或未能建立规律性呼吸，而导致低氧血症和混合性酸中毒。

新生儿缺血缺氧性脑病是由于各种围生期因素引起的缺氧和脑血流减少或暂停而导致胎儿和新生儿的脑损伤，是新生儿窒息后的严重并发症，病情重，病死率高，少数幸存者可产生永久性神经功能缺陷如智力障碍、癫痫、脑性瘫痪等。

## 一、护理评估

（1）评估患儿的分娩史，了解 Apgar 评分及有无胎儿窘迫等病史。

（2）评估患儿意识状态，观察有无兴奋或嗜睡、昏迷，皮肤有无发绀。

（3）评估心率、呼吸，肌张力，观察有无前囟张力增高、惊厥、呼吸暂停，检查原始反射是否存在，有无瞳孔对光反射消失等。

## 二、护理措施

（1）将患儿置远红外线辐射床或暖箱中，取侧卧位；及时清除口、鼻分泌物，防止乳汁及口鼻分泌物吸入引起的窒息。

（2）窒息患儿应首先保持气道通畅，建立呼吸、吸氧，根据缺氧程度选择适当的给氧方式，必要时给予气管插管、呼吸机辅助通气。

（3）恢复循环，建立有效静脉通路，遵医嘱予扩容，纠酸等处理。保证药物及时准确地应用。

（4）观察并记录患儿的精神反应、面色，哭声，皮肤颜色，生命体征、血氧饱和度、肢体末梢温度、尿量；观察患儿有无惊厥及惊厥的次数、持续时间，是否伴有前囟张力和肌张力改变等情况。

（5）保持安静，遵医嘱给予镇静、脱水剂及改善脑代谢的药物，以减少神经系统的损害。

（6）遵医嘱进行喂养。试喂过程中要特别注意观察患儿有无胃潴留、呕吐、腹胀等不耐受情况。

（7）观察药物的治疗效果和副作用。应用多巴胺维持循环时应定时测量血压，检查有无血压升高，心率增快等副作用，防止药物外渗致皮肤坏死；应用脱水剂，利尿剂时，观察有无水、电解质失衡等副作用。

（8）加强康复及随访。动态观察新生儿行为神经测定及 CT 检查结果，对可能有神经系统后遗症者，早期进行干预治疗，包括应用胞二磷胆碱、脑活素、纳洛酮等药物促进脑细胞恢复、婴儿抚触等治疗，以促进神经系统功能恢复。

## 三、健康教育

（1）向家长解释本病的有关知识，以取得合作。

（2）对可能有后遗症的患儿，要给家长讲解康复治疗方法及其重要性，以尽可能减轻后遗症。

# 第四节　新生儿肺透明膜病护理

新生儿肺透明膜病又称新生儿呼吸窘迫综合征。多见于早产儿，由于缺乏肺表面活性物质所致，是新生儿期重要的呼吸系统疾病。临床表现为出生后不久出现进行性加重的呼吸窘迫和呼吸衰竭。肺病理特征为外观暗红，肺泡壁至终末细支气管壁上附有嗜伊红透明膜和肺不张。

## 一、护理评估

（1）评估患儿的孕周，是否为早产儿。

（2）评估患儿的临床表现如神志、精神状态、呼吸情况，观察有无鼻翼扇动、三凹征及呼吸暂停，注意呼吸困难是否呈进行性加重；观察发绀程度，听诊双肺呼吸音有无改变。

（3）了解实验室检查结果。

（4）评估患儿家长的心理状态、经济状况及对病情的认知程度。

## 二、护理措施

（1）将患儿置远红外线辐射床或温箱中，以便保暖，观察及抢救。

（2）及时清除口、鼻分泌物，保持呼吸道通畅；根据病情及血气分析结果采用不同的供氧方法，调节氧流量使 PaO 维持在 6.7～9,3 kPa（50～70 mmHg），避免长期高浓度吸氧，预防氧中毒的发生。

（3）严密观察病情变化，监测呼吸、心率、体温、神志，精神状态等情况，观察呼吸困难及发绀的程度，出现异常及时报告医生处理。

（4）对气管插管行机械通气的患儿，要特别注意做好呼吸管理，严格无菌操作，预防并发肺部感染。

（5）遵医嘱气管内滴入肺泡表面活性物质。

①头稍后仰，使气道伸直，在喉镜指引下，插入气管导管。

②滴入前彻底吸尽气道内分泌物。

③抽取药液，从气管内缓慢滴入（根据需要患儿可选择平卧，左侧、右侧位），然后用复苏囊加压给氧，有利药液更好地弥散。用药后 4～6 h 禁止气道内吸引。

（6）注意喂养，保证营养供给。不能吸乳、吞咽者可用鼻饲或静脉补充营养液；准确记录 24h 出入水量。

## 三、健康教育

（1）做好家属接待与解释工作，让家属了解病情及治疗过程，取得家属配合。

（2）注意做好孕期保健，避免早产。

## 第五节　新生儿黄疸护理

新生儿黄疸是胆红素（大部分为未结合胆红素）在体内积聚而引起，其原因很多，有生理性和病理性之分；重者可导致中枢神经系统受损，产生胆红素脑病，引起死亡或严重后遗症，故应该加强对新生儿黄疸的临床观察，尽快找出原因，及时治疗，加强护理。

### 一、护理评估

（1）评估患儿的病史，了解是否有母婴血型不合等诱因。

（2）评估患儿的临床表现，检查皮肤及脐带有无感染，了解肝脏的大小及硬度。根据患儿皮肤黄染的部位，范围和血清胆红素浓度，评估患儿黄疸的程度；了解患儿的精神状况、食奶情况、肌张力、大便颜色等。

（3）了解实验室检查如肝功能、血常规等结果。

（4）评估患儿家长的心理及社会支持状况。

### 二、护理措施

（1）护理人员应按需调整喂养方式，少量多餐，耐心喂养，保证热量摄入。

（2）光照疗法的护理按光照疗法护理常规。

（3）严密观察病情。

①观察体温、脉搏、呼吸及有无出血倾向。尤其在光疗时，加强监测，及时发现体温及呼吸异常并及时处理。

②观察患儿精神反应，哭声，吮吸力，肌张力，有无惊厥等，从而判断有无核黄疸发生。

③观察大便颜色、性质、量。如胎粪排出延迟，应予灌肠处理，促进胆红素及大便的排出。

（4）遵医嘱给予药物治疗，从而降低核黄疸的发生。

（5）必要时做好换血治疗的准备。

（6）做好患儿家长的心理护理，向家长讲解疾病知识及预后，减轻患儿家长的焦虑、担忧。

## 三、健康教育

（1）向家长介绍黄疸的有关知识，使家长了解病情。指导家长对黄疸的观察，以便早期发现问题、早就诊。及时给予康复治疗及出院后的康复指导。

（2）若为红细胞 G-6-PD 缺乏者，需忌食蚕豆及其制品，衣物保管时切勿放樟脑丸，并注意药物选用，以免诱发溶血。

（3）若为母乳性黄疸，可继续母乳喂养，如全母乳喂养后仍出现黄疸，可改为隔次母乳喂养，严重者暂停母乳喂养，待黄疸消退后再恢复母乳喂养。

# 第六节　新生儿寒冷损伤综合征护理

新生儿寒冷损伤综合征简称新生儿冷伤，主要由受寒引起，其临床特征是低体温和多器官功能损伤，严重者出现皮肤和皮下脂肪变硬和水肿，此时又称新生儿硬肿症。

## 一、护理评估

（1）评估患儿的病史，了解患病的诱因。

（2）检查患儿反映情况，评估皮肤颜色、全身硬肿范围及程度；监测体温，呼吸，心率、血压变化，注意有无休克、心力衰竭、DIC、肾衰竭等多器官功能损伤情况。

（3）了解实验室检查如血常规、凝血时间、肝肾功能等结果。

（4）评估患儿家长的心理及社会支持状况。

## 二、护理措施

（1）根据体温情况决定给予保温或复温。体温正常者置温箱或远红外线辐射床上保温，每 2h 监测体温 1 次，保持体温于正常范围。

（2）对于体温低于正常者给予复温，其复温方法如下：

①对于肛温大于 30℃的轻中度患儿，置于 30℃的温箱中，每小时监测体温 1 次，并提高温箱温度 0.5℃～1℃，使患儿 6～12h 恢复正常体温，再将温箱温度调至该患儿的适中温度。

②对于肛温小于 30℃的重症患儿，先将患儿置于比体温高 1℃～2℃的温箱中开始复温，每小时监测肛温 1 次，并提高温箱温度 0.5℃～1℃，使患儿于 12～24 h 恢复正常体温。也可用远红外线辐射床复温，方法是：先将床温调至 30℃，患儿置于远红外线辐射床上并用保温性较好的无色透明塑料薄膜罩好，以减少对流散热。每小时监测肛温 1 次，随着体温的逐渐升高及时提高床温，每次提高 0.5℃～1℃，但床温一般不超过 34℃。恢复正常体温后，患儿可置于预热至适中温度的温箱中。

（3）合理喂养，保证热量供给。

（4）加强消毒隔离，每日用消毒水擦拭温箱。温箱湿化水每日更换 1 次。

（5）保持臀部干燥，及时更换尿布。会阴及阴囊水肿明显者，适当用纱布托起阴囊，以减轻水肿，保持皮肤完整性。

（6）预防 DIC 发生。

①密切观察病情，如体温、呼吸、心率、硬肿范围及程度、尿量、有无出血症状等。如患儿出现面色青灰、呼吸增快，肺部啰音增加，要考虑肺出血；如穿刺部位出血不止，要警惕 DIC。

②备好必要的抢救药物和设备（如多巴胺、酚磺乙胺、肝素等药物及复苏气囊、吸引器、气管插管用物、呼吸机等仪器），以便及时有效地组织抢救。

③做好患儿家长的心理护理，减轻其焦虑，紧张情绪。

## 三、健康教育

（1）向患儿家长介绍有关保暖、喂养、防感染等育儿知识。

（2）鼓励母乳喂养，母乳不足时适当添加配方奶，以保证热量供给。

# 第七节　新生儿肺炎护理

新生儿肺炎是指不同病原体及其他因素（如吸入羊水、过敏等）所引起的肺部炎症。临床上以发热，咳嗽、气促，呼吸困难和肺部固定湿啰音为主要表现。严重者可出现循环、神经、消化系统的相应症状。

## 一、护理评估

（1）评估生命体征。

（2）评估呼吸形态及缺氧程度。

（3）了解实验室检查如血常规，X 线检查、细菌学检查等结果。

（4）评估家属的心理状况。

## 二、护理措施

1.保持呼吸道通畅

及时有效清除呼吸道分泌物，分泌物黏稠者应采用雾化吸入，以湿化气道，促进分泌物排出。加强呼吸道管理，定时翻身、拍背，体位引流。

2.合理用氧，改善呼吸功能

根据病情和血样检测情况采用鼻导管、面罩，头罩等方法给氧，使 PaO。维持在 60～80 mmHg（8.0～10.7 kPa）；重症并发呼吸衰竭者，给予正压通气。保持室内空气新鲜，温湿度适宜。

3.维持正常体温

体温过高时予降温，体温过低时予保暖。遵医嘱应用抗生素、抗病毒药物，并密切观察药物的作用。

4.供给足够的能量及水分

少量多餐，细心喂养，喂奶时防止窒息。重者予以鼻饲或由静脉补充营养物质及液体。

5.密切观察病情

注意患儿的反应、呼吸、心率等的变化，做好急救准备。

## 三、健康教育

（1）保持房间空气流通与温湿度适宜。避免吸烟。

（2）新生儿衣着适中，穿着盖被是否适中以成人感觉到小儿手足温暖为宜。

（3）形成良好的生活习惯，避免受凉等诱发因素。母亲感冒后宜戴口罩，其他感冒人员不宜接触小儿，避免抱小儿到人多的公共场所；定期预防接种。

# 第十八章 儿科常见症状的护理

## 第一节 发热护理

机体在致热源作用下，使体温调节中枢的调定点上移而引起的调节性体温升高。

### 一、护理评估

（1）评估发热的时间、程度及诱因、伴随症状等

（2）评估意识状态、生命体征的变化

（3）了解相关检查结果

### 二、护理措施

（1）按儿科疾病一般护理常规护理。

（2）卧床休息，室内环境安静、通风良好，室温保持在20℃～22℃，衣被不可过厚，以免影响机体散热。

（3）给高热量，高维生素、清淡、易消化的流质或半流质饮食，鼓励患儿多饮水，必要时静脉补液。

（4）密切观察病情，随时监控体温变化并记录，观察有无伴随症状，如皮疹、呕吐，腹泻、淋巴结肿大、神志的改变等，以协助医生寻找病因。

（5）高热时先用物理降温，必要时遵医嘱给解热剂并观察疗效，记录给药时间。热退出汗时，应给予适当保暖勿使患儿受凉，也可用干毛巾擦净汗液。体温骤降，大量出汗，易出现虚脱现象嘱其多饮水并通知医生必要时补液。

（6）发热伴寒战，四肢发凉，应给热水袋保暖，以改善全身循环，但应防止烫伤。

（7）注意口腔、皮肤的清洁，防止感染。

（8）有高热惊厥病史者，应及时降温，同时遵医嘱给镇静剂并密切观察。一旦高热引起惊厥，及时通知医生并执行惊厥护理常规。

（9）对持续高热者，在未明确诊断前，应给予适当隔离，并随时观察其有无新的症状。

### 三、健康教育

（1）指导家属正确采用降温措施。对于退热药的使用应该按照医嘱或者说明书，不可以自行增减次数和剂量。

（2）合理喂养，给予易消化的食物。

（3）保持房间空气流通，并注意保暖。

（4）能够发现病情变化，有问题及时就诊。

## 第二节　呕吐护理

### 一、护理评估

（1）呕吐物的量、气味，颜色及伴随的症状。

（2）评估患儿的生命体征、神志、营养状况，有无脱水及腹部症状。

（3）了解呕吐严重者是否有酸碱平衡失调及水电解质紊乱等。

（4）了解患儿呕吐物细菌培养、生化结果。

### 二、护理措施

（1）执行儿科一般护理常规。

（2）取头高右侧卧位，以防呕吐物吸入呼吸道。

（3）反复呕吐者禁食 4～6 h，以减少胃肠道负担。呕吐停止 1 h 后，根据病情给予牛奶、米汁等流质饮食，宜少食多餐。呕吐停止 24 h 后应逐渐恢复正常饮食。呕吐严重者应静脉补液。

（4）呕吐后及时清洁口腔，更换被呕吐物污染的被服。

（5）不同年龄阶段有不同的病因及临床表现。

①婴儿期呕吐，若无异常病情发现，应考虑是否喂养技术不得当所致，应查明原因，改进喂养方法。

②婴儿期若突然出现频繁呕吐、腹痛，阵发性剧烈哭闹，同时触及腹部包块，伴有血便等，为肠套叠表现；若呕吐物中伴有胆汁，应考虑十二指肠以下发生梗阻，应细致观察病情，及时做出诊断。

③呕吐伴腹痛、腹泻时，应考虑肠道感染；呕吐伴发热，腹胀等感染中毒症状时，应考虑全身感染；呕吐为喷射性伴头痛、嗜睡、惊厥、昏迷等，应考虑神经系统疾病。应密切观察，协助做出诊断。

（6）呕吐严重时，按医嘱给予止吐剂如氯丙嗪、爱茂尔等。剂量不宜过大，以免掩盖神经系统症状。出现水，电解质紊乱，及时通知医师给予静脉补液。

## 三、健康教育

（1）指导患儿家长调整好患儿的饮食，以减轻胃肠道的负担，进食易消化的食物。

（2）指导父母注意饮食卫生，把好“病从口入”关，注意食物新鲜、清洁和食具的消毒，避免肠道感染。

（3）注意气候变化，防止受凉和过热，特别做好腹部保暖。

# 第三节　咳嗽护理

咳嗽是因咳嗽感受器受刺激引起的一种呈突然，爆发性的呼气运动，以清除气道分泌物。

## 一、护理评估

（1）了解患儿现病情及用药情况。

（2）观察咳嗽的性质及伴随症状。

（3）评估患儿血常规、痰培养等检查结果。

## 二、护理措施

（1）环境。空气新鲜，温度湿度适宜，病室整洁明亮。

（2）休息。保持病室安静，使患儿得到充足的休息。

（3）病情观察。观察咳嗽的性质，时间、频次、音色及伴随症状，同时观察患儿咳嗽时面色及呼吸心率的变化，有痰时，观察痰液的性状，颜色及量。

（4）饮食。多饮水，给予合适的饮食。

（5）保持呼吸道通畅。指导患儿有效咳嗽排痰，并给予侧卧位或抬高头部。

（6）吸氧。有咳喘症状时给予吸氧。

（7）用药护理。掌握咳嗽常用药的作用副作用，药物的用法，服用时间及注意事项，并向家长解释。

（8）安全护理。年幼儿避免呛咳、引起窒息。

（9）做好伴随症状的相关护理。

## 三、健康教育

（1）知识宣教。向患儿家长讲解疾病的相关知识和护理要点，指导家长合理喂养，增加患儿抵抗力。

（2）加强体格锻炼，多晒太阳，进行户外活动，增强小儿的呼吸功能。

（3）定期进行健康检查。

# 第十九章　重症监护病人护理

## 第一节　ICU 住院病人一般护理

（1）护士应了解自己所护理病人的所有病情，参与医师查房，依据查房意见确定当日护理重点，及时、准确、客观地记录病人的病情变化。

（2）保持环境安静、舒适，空气清新、流通，调节室温在 22～24 ℃，湿度在 50%～60%；定期消毒环境，减少环境对病人的不良刺激。

（3）保持床单位整洁，做到“三短”“六洁”，做到病人全身无异味，无血、痰、便、胶布痕迹；戴腹带或胸带的病人每日要打开胸腹带，擦拭并观察皮肤情况，若有污染及时更换。

（4）无特殊体位要求需保持床头 30°～45°，每 2 h 为病人翻身 I 次，使病人卧位舒适，严防发生压疮。定时帮助长期卧床、无法自主活动的病人活动肢体。长期卧床、有下肢静脉血栓高危因素的病人可穿弹力袜进行预防。

（5）对烦躁、襜妄、昏迷等意识不清或有障碍的病人应根据医嘱使用保护性约束，松紧适宜，并向家属告知。护士应注意给予肢体约束病人约束部位的皮肤护理和被约束肢体的活动。

（6）正确处理医嘱，认真核对医嘱。注意药物的配伍禁忌，注意用药效果及药物副作用的观察并准确记录，对特殊药物剂量和浓度要精确计算，双人核对。

（7）严格做好护理记录，对于需要作出相应护理措施或影响护理效果的实验室检查指标应记录，如白蛋白 2.8 mgldL。所有护理表格书写要清晰，描述客观准确，记录及时。

（8）24h 持续心电监护，密切观察和记录病人的病情变化，包括意识、体温、心律、心率、血压、呼吸、Sp0，等体征；监测血气、电解质、血糖等化验指标，若出现异常，及时通知医生。格拉斯评分低于 8 分、有脑出血危险、应用大剂量镇静剂及脑外伤病人应注意瞳孔变化并记录。

（9）保持呼吸道通畅，及时清除呼吸道分泌物，给予气道湿化和适当氧疗，对人工气道病人，按气管插管和气管切开护理常规执行。

（10）保持各种输液管路及引流管的通畅，给予妥善合理固定、标识明确，观察并记录引流液的颜色、量及性状；若无特殊要求，按要求更换引流袋并准确记录引流量，如遇出血等情况要每小时记录引流量，并及时报告医生。

（11）合理、正确地使用静脉通路，注意静脉通路处皮肤和血管的观察和保护，静脉输液应根据病人病情及医嘱每小时均匀输入。

（12）严格执行预防导管相关血流感染、留置尿管导致尿路感染、呼吸机相关性肺炎等护理措施，减少并发症的发生。

（13）对持续床旁血液滤过病人，严格执行相关护理常规。

（14）正确进行标本采集并及时送检。

（15）不同病人根据所患疾病执行相应疾病护理常规。

（16）护士要熟悉常规仪器及抢救仪器的使用，注意维护保养及消毒，出现报警及时查找原因并处理。新仪器临床使用前，应做好医护人员的培训工作，发现问题及时处理。

（17）做好病人心理护理，及时准确判断病人所表达的意图，给予解答，减轻病人精神负担和疾病痛苦。重视病人的各种情况变化，及时与病人家属沟通，满足病人及家属合理需求。

（18）严格床边交接班，交班时要严肃、认真，重点突出，对于特殊病人的特殊情况要文字交接。

（19）新病人床单元准备，备心电监护仪（电极片）、吸氧装置 1 套（必要时呼吸机 1 套）、吸痰装置、输液泵、注射泵、降温仪（心肺复苏后）；手术病人另备输液架、呼吸囊、氧气瓶。

## 第二节　中心静脉导管护理

中心静脉置管已成为进行血流动力学监测、安全输液及静脉营养支持的主要途径。然而机械性损伤、感染、血栓形成等并发症延长了病人住院时间，增加了死亡率，因此，标准化和规范性的操作、严格管理与预防措施体系的建立对降低血管内导管感染率至关重要。

## 一、目的

（1）测定中心静脉压力，判断是否存在血容量不足或心功能不全。

（2）作为大量输血、补液的输注通道，同时监测大手术或危重手术血容量的动态变化，防止发生循环负荷超重的危险。

（3）作为输注化疗药物、血管活性药物、全静脉营养液及高浓度电解质溶液的静脉通道。

（4）血液透析（CRRT）用。

## 二、护理措施

（1）严格各项无菌操作技术。穿刺处皮肤清洁并按需备皮。

（2）妥善固定中心静脉插管，应用无菌透明贴膜，贴膜面积大于 $10\times10\ cm^2$，贴膜无张力粘贴，膜下无气泡。穿刺后 24 h 更换 1 次，观察渗血、渗液情况，透明贴膜每周更换 1 次，纱布 48 h 更换一次，敷料出现松动、脱落、污染、潮湿，有渗血、渗液等情况需及时更换。

（3）床头严格交接班。

①检查导管外露刻度和固定情况，发现敷料松动应及时更换。

②搬动病人时，专人看护。

③随时检查导管是否在可视范围内，避免导管受压、打折，尤其病人自主活动时。

（4）保持导管通畅。

①每日检查导管回血情况，无回血时应在确定导管长度未发生移位前提下，进行负压通管，通过无效立即通知医生重新置管。

②脉冲式冲管：每 4 h 用 20 mL 生理盐水脉冲式冲管 I 次，包括输注血制品、黏滞性液体、TPN、测 CVP 后；病人因咳嗽、躁动出现回血时。液体速度减慢时应增加冲洗次数。

③使用正压封管和正压接头。

④持续监测 CVP 时应保持测压系统密闭，压力传感器置于与心房同一水平处（第

四肋与腋中线交点），测压前要校准压力零点，且保持压力在300 mmHg，以 3 mL/h 的速度维持管路通畅。

（5）预防感染，严格执行手卫生，无菌换药。

以穿刺点为中心，用75%乙醇棉球环形消毒穿刺点1 cm以外皮肤，连续3次，方向为顺时针一逆时针—顺时针，待干；碘伏棉球按压穿刺点3s后再以穿刺点为中心环形消毒皮肤3次（方法同上），消毒面积大于敷料面积，消毒时要使用机械力。若病人出现高热、寒战及穿刺点炎症等表现，应立即拔除导管并留取导管尖端培养及血培养。

（6）输液接头每周更换I次，输液器、三通每日更换I次，接头或三通内有血迹随时更换。除紧急情况（如抢救）外，中心静脉导管尽可能不输血制品，减少血液残留增加导管感染概率。

（7）输入化疗药物、氨基酸、脂肪乳等高渗、强刺激性药物或输血前后，应及时冲管。静脉导管暂不使用时，使用12.5 U/mL肝素盐水5 mL脉冲正压封管。接口处用肝素帽旋紧，并用无菌纱布妥善包好固定。

（8）拔管后护理。

①遵医嘱留取导管培养及血培养。

②拔管后按压穿刺点5 min以上至不出血，有出血倾向者、导管留置时间长或存在其他出血可能者延长按压时间，防止出血及血肿形成。

③停止按压后，局部覆盖无菌纱布敷料24 h，继续关注局部出血情况，次日无异常情况揭除敷料，做记录。

## 三、病情观察

（1）密切观察局部穿刺点有无红肿、脓点等情况，监测病人体温，发现异常及时通知医生。

（2）密切观察病人，如有不明原因的发热、寒战，伴或不伴有白细胞计数升高，且除导管外无其他明确的血行感染源，应考虑发生了导管相关血流感染，须拔除管道做相关培养。

## 四．护理质量评价标准

（1）导管通畅，冲管、封管手法正确。

（2）中心静脉换药规范。

（3）严格无菌操作，无护理并发症发生。

## 第三节　人工气道护理

人工气道是将导管经鼻/口插入气管或气管切开所建立的通道。人工气道分类包括经口气管插管、经鼻气管插管、气管切开。完善的人工气道管理是预防呼吸系统并发症的重要护理手段。护理人员必须熟练掌握人工气道病人的护理，才能最大限度减少人工气道创口感染和管路堵塞、肺部感染等并发症，防止人工气道意外情况的出现，保障呼吸治疗疗效，提高抢救成功率。

### 一、护理措施

（1）妥善固定人工气道，预防意外拔管。

①正确固定气管插管和气管切开导管，松紧度以容一手指为宜，禁忌使用绷带固定，每日检查并按时更换固定胶布和固定带。

②气管插管固定方法。第一根胶布固定在病人面颊，第二根胶布与气管插管固定在一起，另用一根固定带经病人枕后固定于面部气管插管处。

③气管切开导管固定方法。固定带系死结并系紧，固定时酌情在系带处垫纱布或减压贴，避免局部皮肤损伤，在气管切开后前 3 d 可适当加强固定带的紧度，但要随时检查局部皮肤血运情况。

（2）保持病人面部清洁，以防汗水、分泌物或面部动作降低胶布附着度。

（3）每班检查气管插管深度及气囊压力，气囊压力的正常范围是 20～30 $cmH_2O$，班交接记录。

（4）气管插管清醒合作者，可不放牙垫，但意识不清、牙关紧闭或烦躁不安病人以及婴幼儿均应使用牙垫，避免病人咬紧插管，影响通气。

（5）必要时使用约束带和镇静剂。

（6）搬动病人或为病人变换体位时，应将呼吸回路从臂力架取下，严防管路牵拉致使插管脱出。

（7）预防下呼吸道细菌污染。

①在进行与人工气道有关的各项护理操作前后，要按六步洗手法。

②吸痰时严格无菌操作，戴无菌手套，吸痰管一次性使用。

③认真做好口腔护理，每日 2 次。气管插管机械通气病人每日口腔护理至少 4 次，选择洗必泰漱口液。

④气管切开病人换药用无菌纱布或泡沫敷料，每日更换 I 次，如气管切开处渗血、渗液或分泌物较多时及时更换。

⑤为防止气道分泌物潴留，可采取胸部叩击、震动拍痰、刺激咳嗽等物理治疗方法。

⑥留置胃管病人，定期检查胃管深度，抬高床头大于 30°，防止胃管反流引起误吸。

（8）加强人工气道的温、湿化管理。

①机械通气时，应将呼吸机的湿化器打开，使吸入的气体温度保持在 36～37℃相对湿度 100%，及时查看补充灭菌注射用水。

②遵医嘱定时为病人行雾化吸入，根据病情加入治疗性药物，利于排痰和降低气道阻力。

③如痰液过于黏稠、位置较深、吸引困难，且病人咳嗽良好，可在吸痰前病人吸气时沿人工气道管壁注入 2.5%碳酸氢钠溶液 2～5 mL，稀化痰液，利于吸出。

（9）护士应经常关心询问病人，以及时了解病人的不适。

（10）采取有效的交流方式和示意方法，如写字板、认字板、图示，了解病人想法和需求。

（11）人工气道操作前后严格无菌技术。

（12）保持呼吸道通畅，注意检查管路有无扭曲、打折或堵塞情况。

（13）烦躁不安、不能耐受者应遵医嘱适当应用镇静剂；未完全清醒病人应适当约束。

## 二、护理质量评价标准

（1）气管插管、气管切开固定方法正确，松紧适宜。

（2）吸痰有效，呼吸道通畅。

（3）气管插管深度、气囊压力每班检查记录。

（4）病人口腔清洁、无异味，无口腔炎等护理并发症。

# 第四节　无创机械通气护理

无创通气是指无需建立人工气道（如气管插管等）的机械通气方法，包括气道内正压通气和胸外负压通气等。本节主要介绍气道内正压通气，又称无创正压通气（NPPV），包括双水平正压通气（BiPAP）和持续气道内正压（CPAP）。

## 一、一般护理

（1）心理护理在行无创呼吸前要与病人进行充分的交流，减轻病人心理的不安，增加对治疗的信心。向病人详细说明应用无创呼吸的目的、重要性、优点，并指导病人进行有效的呼吸，调节自己的呼吸与机器同步，开始的4～8 h可予专人负责治疗和监护，提高病人的依从性。

（2）评估：评估病人的一般情况，根据病情需要应用无创呼吸，选择合适的监护环境，病房保持安静。

（3）指导病人有效排痰；治疗前教会病人进行有效排痰，必要时用吸痰器帮助排痰。

（4）治疗前进行血生化、血气分析测定，根据pH多少调节无创呼吸使用参数及通气压力。

（5）签署知情同意书。

（6）备好各种急救器材，包括气管切开包、吸痰装置等，以备急救使用。

（7）每次使用无创呼吸机前，先检查呼吸机的管道是否正确连接，有无破损漏气，呼气口是否通畅；检查湿化器里的水位是否合适，并且将湿化器放置在低于病人的位置，防止冷凝水倒流入面罩。检查机器的电源线有无破损，一旦发现有破损，必须立即更换。检查氧气装置是否放置稳妥，注意防热、防震，远离明火，禁止在使用氧气的时候吸烟。

（8）按医嘱及病人的病情需要调节无创呼吸中的各种参数。经常检查呼吸机的各种管道是否有漏气。

（9）佩带头带固定面罩，要求头带松紧适度，避免固定带的张力过高，以头带下能插入1～2根手指为宜，防止过紧引起的不适及局部皮肤损伤。

（10）保持呼吸道通畅，在治疗前及治疗过程中协助病人翻身拍背。鼓励病人做有效的咳嗽、咳痰，适量间歇饮水。病情较重不能自行饮水者，可留置胃管，定时经胃管内注水。

（11）注意气道的湿化，湿化的温度在 32～35 ℃。

（12）严密监测病人的一般情况、神志、呼吸、排痰情况、血氧饱和度、呼吸机参数和人机同步等。如有异常，及时通知医生处理，并做好记录。

（13）加强呼吸机管道和鼻面罩的清洁消毒。鼻面罩专人专用。病人撤机后，呼吸机管道用含有 1 000 mg/L 有效氯的消毒液浸泡 30 min，以保证呼吸管道的清洁。

## 二、并发症预防及护理

1.口咽干燥

多见于用鼻罩又有经口漏气时，寒冷季节尤为明显。注意要选择合适的连接器以避免漏气，在用 NPPV 治疗过程中要协助病人定时饮水，严重者可使用加温湿化器。

2.罩压迫和鼻梁皮肤损伤

在开始进行 NPPV 通气时即在鼻梁上贴保护膜和使用额垫以减少鼻梁皮肤损伤的风险；注意罩的形状和大小要合适，位置放置良好、固定松紧度适中，以头带下可插入 1～2 根手指为宜。在 NPPV 治疗过程中可间歇松开罩让病人休息或轮换使用不同的罩，以避免同一部位长时间受压，可减轻压迫感和避免皮肤受损。

3.胃胀气

主要是由于反复吞气或上气道内压力超过食管贲门括约肌的张力，使气体直接进入胃内所致。昏迷和一般状态差的病人由于贲门括约肌的张力降低，更容易并发胃胀气。因此，在保证疗效的前提下应尽量避免吸气压力过高（在保持吸气压力＜25 $cmH_2O$）。如病人出现明显胃胀气时，可留置胃管进行持续开放式或负压吸引进行胃肠减压。

4.误吸

误吸可以造成吸入性肺炎和窒息，尽管发生率较低，但后果严重，因此，对于反流和误吸的高危病人应避免使用 NPPV。另外，NPPV 治疗时应避免饱餐后使用，治疗过程中协助病人取半卧位并按医嘱使用促进胃动力的药物。

5.排痰障碍

多见于咳嗽排痰能力较差的病人，应鼓励病人定时主动咳嗽排痰，必要时经鼻导管吸痰或用纤维支气管镜吸痰后再进行 NPPV 治疗。

6.漏气

漏气可以导致触发困难、人机不同步和气流过大，并使病人感觉不舒服和影响治疗效果，是NPPV的常见问题，发生率在20%～25%。在治疗过程中应经常检查是否存在漏气并及时调整罩的位置和固定带的张力，用鼻罩时使用下颌托协助口腔的封闭，可以避免明显漏气。

7.幽闭恐惧

部分病人对戴罩，尤其是口鼻面罩有恐惧心理，表现为恐惧、焦虑、情绪紧张、人机配合不好。

处理：使用呼吸机前，护理人员应耐心宣教，介绍同种成功病例，使病人有安全感，从而取得病人的配合，提高依从性。有效的病人教育和合适的解释通常能减轻或消除恐惧，也可请病人观察其他病人成功应用NPPV治疗的案例。

8.不耐受

是指病人自觉NPPV治疗造成了不适，并无法耐受治疗的现象。预防措施包括：准备多个连接器让病人试戴以选择合适的连接方式；规范操作程序，使病人有一个逐渐适应的过程；采用同步触发性能较好的呼吸机（如流量触发、容量触发、流量自动追踪等）、应用同步性能较好的模式（如PSV，PRVC等）、合理使用PEEP。

9.睡眠性上气道阻塞

由于睡眠时上气道肌肉松弛所致，应注意观察病人入睡后的呼吸情况，如出现上气道肌肉阻塞，可采用侧卧位或在睡眠时增加PEEP的方法防止发生睡眠性上气道阻塞。

## 三、健康教育

（1）向病人及家属详细讲解NPPV的目的、方法、可能出现的不适及如何避免，提高病人的依从性。鼓励病人在家也应坚持治疗。

（2）教会病人正确使用头带，固定松紧适宜。

（3）注意保暖，避免感冒致呼吸道分泌物增多，影响呼吸机的使用。

（4）鼓励病人加强营养，少量多餐，摄入足够的食物，避免在饱餐后使用呼吸机。

（5）若使用后出现不适，如出现异常的胸闷、气短、剧烈头痛等应停用呼吸机，及时到医院就诊。

## 四、护理质量评价标准

（1）病人对 NPPV 依从性提高。

（2）向病人及家属做好宣教，避免并发症的发生。

（3）针对病人 NPPV 使用过程中出现的问题能做出正确的处理。

（4）无护理并发症发生。

（5）健康指导落实到位。

# 第五节　有创机械通气护理

机械通气是危重病人重要的生命支持手段，是借助呼吸机建立气道口与肺泡间的压力差，给呼吸功能不全的病人以呼吸支持，即利用机械装置来代替、控制或改变自主呼吸运动的一种通气方式。机械通气可以维持呼吸机的正常工作状态，从而改善病人的氧合和二氧化碳潴留状态，以减少并发症，降低死亡率。

## 一、一般护理

1.环境

室温控制在（24±1.5）℃，湿度控制在 55%～65%，保持空气清新，为病人提供安静、安全、整洁、舒适的住院环境。

2.体位

无禁忌症者一般抬高床头 30°～45°，可减少回心血量，减轻肺淤血，增加肺活量，改善心功能。

3.口腔护理

做好病人的口腔护理和口腔吸引，一般情况下口腔护理每日 4 次以上。

4.翻身拍背

若病情许可，每 2 h 翻身 l 次，翻身时配合拍背，促进肺部分泌物排出。

5.固定呼吸回路

妥善固定呼吸回路，避免牵拉，积水杯处于回路最低点，及时清除呼吸回路和积水杯内冷凝水；翻身、活动时先固定呼吸回路，避免压闭呼吸回路或牵拉引起人工气道异位，呼吸管路破损或污染时及时更换。

6.运动与活动

病情稳定后尽早进行被动或主动运动，改善呼吸肌肌力，降低僧妄、肌肉萎缩、深静脉血栓、压疮等发生率。

7.压疮预防

对卧床不能自行翻身的病人使用气垫床或凝胶垫、减压敷料等措施，预防压疮的发生。

8.营养

根据病人营养状况、病情需要给予肠内或肠外营养支持，提高机体抵抗力，改善呼吸肌肌力。

9.安全护理对烦躁、昏迷病人采取约束、使用床栏等保护性措施，防止坠床和意外拔管发生。

10.加强呼吸功能锻炼

上机期间鼓励病人做深呼吸、腹式呼吸及缩唇呼吸锻炼。避免病人产生呼吸机依赖，增强脱机信心。

11.心理护理

由于对机械通气的不理解、沟通交流障碍、担心呼吸机出现故障、担心痰液堵塞气道、担心医护人员不能及时发现病情变化、担心管道脱落和撤机困难等原因，病人容易出现焦虑、恐惧、缺乏安全感等，应根据原因给予相应的心理护理。

12.预防呼吸机相关性肺炎

给予病人半卧位（抬高床头 30°～45°），鼻饲前检查胃管的位置，少量多次地注入食物，防止胃潴留；鼻饲后 30 min 内避免翻身、吸痰等操作，防止反流和误吸。接触病人前后洗手，防止交叉感染。各种呼吸治疗器具应严格消毒，避免污染。准确留取痰标本，遵医嘱按时应用抗生素。

## 二、病情观察

1.呼吸功能

观察呼吸节律、深度，评估有无呼吸困难、人机对抗等。机械通气病人缺氧时可出现脉搏、呼吸增快，需严密观察。注意气道压力、呼出潮气量、评估通气和氧合情况。观察病人皮肤黏膜、口唇和甲床。加强营养支持可以增强或改善呼吸肌功能。

2.循环功能

机械通气可使胸腔内压升高，静脉回流减少，心脏前负荷降低和后负荷增加，出现心排血量降低，组织器官灌注不足，表现出低血压、心律失常、末梢循环灌注不良、尿量减少等。

3.意识

缺氧和（或）二氧化碳潴留所致意识障碍病人，呼吸机支持是否适当直接影响病人意识的改变，应严密观察病人意识状况，出现异常及时通知医生处理。

4.血气分析

机械通气 30 min 后应做血气分析，以评估通气效果和是否需要调整呼吸机模式及参数。机械通气治疗过程中，需根据病人病情严密监测动脉血气状况。

5.体温

观察气道分泌物的量、色、性状、气味，评估肺部感染变化情况。若发生相关感染，可出现体温异常改变，应严密监测，及时报告医生。

6.严密观察病情变化

观察病人的神志、体温、脉搏、呼吸、血压、尿量的变化，观察自主呼吸是否与呼吸机同步，有无人机对抗等。观察呼吸机的运转情况，出现呼吸机报警，迅速正确处理。保持呼吸机管道固定及通畅，管道位置低于插管口，避免冷凝水逆流，做好详细的记录。

7.其他

观察有无消化道出血、腹胀，评估肠鸣音变化情况；严密监测尿量，准确记录出入量；观察有无水肿、黄疸，监测肝脏转氨酶有无异常。评估心理状态，有无紧张、焦虑或儋妄等。

## 三、人工气道护理

1.人工气道固定

（1）气管插管可使用胶布或棉带固定，每班记录导管固定情况、深度，及时发现导管移位、器械相关压疮和医用黏胶相关性皮肤损伤等并发症，保持固定装置清洁、干燥，定时或及时进行更换。

（2）气管切开。使用带有衬垫的棉带进行固定，固定松紧度以一指为宜，密切观察气管切开口皮肤情况，评估有无红、肿和分泌物表现。观察导管固定带与颈部皮肤的接触处，评估有无压疮、浸渍发生。保持固定装置清洁、干燥，及时更换。

2.气管内吸引

掌握吸痰指征，按需吸痰，选择合适的吸痰管及适宜的吸痰负压（150～200 mmHg），吸引时有氧合明显降低者吸引前应充分氧合，每次吸痰不超过15 s，颅脑损伤病人吸痰间隔在10 min 以上。

3.人工气道湿化

对吸入气体进行温化和湿化补充治疗是维持气道黏膜完整、纤毛正常运动及气道分泌物的排出，降低呼吸道感染发生的重要手段之一。常见的温化和湿化方法包括加热湿化器、雾化、热湿交换器和气管内滴注或输注加湿等方法。理想吸入气体温度为 36～37℃，湿度 100%。

4.气囊护理

使用高容量低张力气囊导管，维持气囊压力在20～30 $cmH_2O$，每4 h监测1次气囊压力，及时调整，脱机状态下气囊充分放气，利于咳嗽排痰。

## 四、拔管时护理

（1）向病人介绍拔管的目的和必要性，拔管时守候在病人床旁，给予心理支持。

（2）做好现场急救准备。

备好各种急救药品、器材，做好重新气管插管的准备，严密观察病人神志、生命体征、血氧饱和度的变化并及时记录。

（3）正确拔管。

拔管前充分湿化气道，叩背排痰，采用“四步拔管法”，即撤离呼吸机—气囊放气—拔管（气管切开除外）—吸氧，避免口咽分泌物逆流入气道。

## 五、拔管后护理

（1）给予氧气2～3 L/min，观察病人神志、呼吸、心率（律）、血氧饱和度等的变化，鼓励病人进行呼吸功能锻炼，有效咳痰。

（2）必要时行NPPV。

## 六、护理质量评价标准

（1）机械通气过程中随时观察，及时正确处理报警，遵医嘱调整呼吸机参数。

（2）心理护理有效，病人恐惧感减轻，积极配合治疗和护理。

（3）病人口腔清洁，无护理并发症发生。

（4）做到有效吸痰和湿化气道，呼吸道通畅。

# 第六节　心肺脑复苏后护理

心肺复苏术（cardio pulmonary resuscitation）简称 CPR，是针对心脏、呼吸停止所采取的抢救措施，即应用胸外按压形成暂时的人工循环并恢复心脏自主搏动和血液循环，用人工通气代替自主呼吸并恢复自主呼吸，达到促进苏醒和挽救生命的目的。脑复苏时心肺功能恢复后，主要针对保护和恢复中枢神经系统的治疗，其目的是在心肺复苏的基础上，加强对脑细胞损伤的防治和促进脑功能恢复，这个过程决定病人生存质量。

## 一、一般护理

（1）自主循环恢复后，应促进自主呼吸，及时监测动脉血气分析结果和二氧化碳波形图。

（2）维持血氧饱和度在 94%或以上，$PaCO_2$ 在正常高值（40～45 mmHg）。

（3）维持有效循环，建立或维持有效的静脉通路。

（4）持续心电监护，密切监测生命体征，及时纠正心律失常。

（5）进行血流动力学监测。

（6）遵医嘱使用血管活性药。

（7）监测呼吸功能及血气变化，及时调整呼吸机参数。

（8）加强气道管理，保持呼吸道通畅。

（9）防止肾功能衰竭，保证肾脏灌注，监测尿量，定时监测肾功能。

（10）预防感染、DVT、压疮、应激性溃疡的发生。

## 二、脑复苏护理

1.维持血压

如果发生低血压应立即纠正，以保证良好的脑灌注。

2.温度管理

成年病人采用目标温度管理，目标温度选定在 32～36 ℃，并至少维持 24 h。常用物理降温法，如冰袋、冰毯、冰帽降温，或诱导性低温治疗。

3.防治脑缺氧和脑水肿

（1）应用渗透性利尿药脱水，以免造成血容量不足，难以维持血压的稳定。

（2）促进早期脑血流灌注。

（3）高压氧治疗，通过增加血氧含量及其弥散性功能，提高脑组织氧分压，改善脑缺氧，降低颅内压。

## 三、护理质量评价标准

（1）基础护理落实到位，无护理并发症。

（2）熟练、正确使用呼吸机且人工气道的护理符合要求，无并发症的发生。

（3）病情观察细致，配合医生做好各项处理。

（4）护理记录认真、客观、及时、完整，能动态反映病情、治疗、护理的变化情况。

# 第七节　呼吸机相关性肺炎护理

呼吸机相关性肺炎（ventilator-associated pneumonia，VAP）是指气管插管或气管切开病人在接受机械通气 48 h 后发生的肺炎。呼吸机撤机、拔管 48 h 内出现的肺炎亦属于 VAP。

（1）遵照卫生行政管理部门规定对呼吸机整个气路系统及机器表面的消毒。

（2）及时清除呼吸机管路的冷凝水。呼吸回路管路破损或污染时需及时更换。

（3）机械通气病人应用无菌蒸馏水进行气道湿化，应进行气体温化和湿化，理想温度 36～37 ℃，湿度 100%，可采用恒温湿化器或含加热导丝的加温湿化器。

（4）及时清除声门下分泌物。开放式吸痰管应每次更换，使用密闭式吸痰管时除非破损或污染，否则吸痰管无需每次更换。定时给病人翻身拍背，协助痰液排出。

（5）机械通气病人通常取半坐卧位（抬高床头 30°～45°），减少相关并发症。

（6）每班监测气管内导管的套管囊压力，应控制压力在 20～30 $cmH_2O$，可有效降低 VAP 发病率。

（7）控制外源性感染，严格手卫生、对医护人员进行宣教、加强环境卫生及保护性隔离均可在一定程度上切断外源性感染途径，降低呼吸机相关性肺炎的发病率。

（8）严格有效的口腔护理是对机械通气病人气道的重要保护。使用有创呼吸机病人应使用有消毒作用的口腔含漱液，每 6 h 口腔护理 1 次，呼吸回路一人一用，污染时随时更换。

（9）雾化吸入可使呼吸道局部达到较高的抗菌药物浓度，理论上可作为预防 VAP 的措施。

# 参考文献

[1]丁淑贞，姜秋红.心内科护理学[M].北京：中国协和医科大学出版社，2015.
[2]孙淑娟，张志清.心血管系统疾病[M].北京：人民卫生出版社，2012.
[3]汪道文，曾和松.心血管内科疾病诊疗指南[M].北京：科学出版社，2013.
[4]卫生部医政司，心血管内科临床路径[M].北京：人民卫生出版社，2012.
[5]杨艳杰.护理心理学[M].北京：人民卫生出版社，2012.
[6]尤黎明.内科护理学[M].北京：人民卫生出版社，2012.
[7]赵爱萍，吴冬洁，张凤芹.心内科临床护理[M].北京：军事医学科学出版社，2014.
[8]孙桂芝.心外科疾病围术期护理指南[M].北京：人民卫生出版社，2013.
[9]魏燕.实用临床护理实践[M].长春：吉林科学技术出版社，2019.
[10]李文锦.新编护理理论与临床实践[M].长春：吉林科学技术出版社，2019.
[11]迟琨.新编临床护理学理论与操作实践[M].长春：吉林科学技术出版社，2019.
[12]刘丽娜.临床护理管理与操作[M].长春：吉林科学技术出版社，2019.
[13]孙彩琴.当代临床护理新实践[M].长春：吉林科学技术出版社，2019.
[14]黄霞，魏丽丽，冷敏.心血管内科专科护士手册[M].北京：科学出版社，2019.
[15]石会乔，魏静.外科疾病观察与护理技能[M].北京：中国医药科技出版社，2019.
[16]毛艳春，苏洁.重症医学科疾病观察与护理技能[M].北京：中国医药科技出版社，2019.
[17]元志玲.心胸外科疾病诊疗思维[M].长春：吉林科学技术出版社，2019.
[18]姜永杰.常见疾病临床护理[M].长春：吉林科学技术出版社，2019.
[19]陈瑜.现代心胸外科治疗学[M].长春：吉林科学技术出版社，2019.
[20] 马菁华，卢艳丽，李玉平.常见疾病诊疗与康复[M].长春：吉林科学技术出版社，2019.
[21]王绍利.临床护理新进展[M].长春：吉林科学技术出版社，2019.

[22]郑修霞.妇产科护理学.第 5 版.北京：人民卫生出版社，2012
[23]谢幸，苟文丽.妇产科学.第 9 版.北京：人民卫生出版社，2018
[24]葛均波，徐永健，王辰.内科学[M].第 9 版.北京：人民卫生出版社，2018
[25]秦自荣.社区护理[M].北京：北京出版社，2010.
[26]马小琴，蔡恩丽.社区护理学[M].第 2 版.长沙：湖南科学技术出版社，2013.
[27]崔明辰，王振敏．儿科学[M]．西安：第四军医大学出版社，2015.
[28]赵祥文，肖政辉．儿科急诊医学手册[M]．北京：人民卫生出版社，2015.
[29]赵春，孙正芸.临床儿科重症疾病诊断与治疗[M]. 北京：北京大学医学出版社，2015.
[30]王惠珍.急危重护理学（第 3 版）.北京：人民卫生出版社，2014.
[31]王为民，来和平.急救护理技术（第 3 版）.北京：人民卫生出版社，2015.
[32]李文志.危重病症的诊断与治疗.北京：人民卫生出版社，2013.